健康评估高级实践

主　编：蒋玉宇

副主编：周鸣鸣　　刘凤兰　　顾丹凤
　　　　滕丽萍　　王姗姗　　黄　薇

编　者：高　静　　南　江　　孙　郡
　　　　邹雪琼　　周　州

东南大学出版社
SOUTHEAST UNIVERSITY PRESS
·南京·

图书在版编目(CIP)数据

健康评估高级实践 / 蒋玉宇主编. — 南京：
东南大学出版社，2022.12

ISBN 978 - 7 - 5766 - 0573 - 0

Ⅰ. ①健… Ⅱ. ①蒋… Ⅲ. ①健康-评估
Ⅳ. ①R471

中国版本图书馆 CIP 数据核字(2022)第 254781 号

责任编辑:胡中正　责任校对:周　菊　封面设计:毕　真　责任印制:周荣虎

健康评估高级实践

主　　编	蒋玉宇
出版发行	东南大学出版社
社　　址	南京四牌楼 2 号　邮编:210096　电话:025 - 83793330
网　　址	http://www.seupress.com
电子邮件	press@seupress.com
经　　销	全国各地新华书店
印　　刷	南京玉河印刷厂
开　　本	787 mm×1092 mm　1/16
印　　张	16
字　　数	400 千字
版　　次	2022 年 12 月第 1 版
印　　次	2022 年 12 月第 1 次印刷
书　　号	ISBN 978 - 7 - 5766 - 0573 - 0
定　　价	50.00 元

＊ 本社图书若有印装质量问题,请直接与营销部调换。电话(传真):025 - 83791830。

前　言

　　随着大健康理念的推出及社会老龄化的发展,社会对高级护理人员的需求日益增长,人们对护理人员的专业素养也有了更高的期望。在慢病成为重大公共卫生问题的当代,护理人员的工作范围也从医院拓展到社区、家庭、机构、健康产业等。健康评估作为护理程序中的重要环节,在日常护理和高级护理实践过程中,护理人员进行健康评估的能力水平决定了护理质量。为适应复杂多变的临床实践工作环境,针对实际护理过程中的实践性和未知性,进一步提高护理质量,使得护理人员的培养更具灵活性,我们编写了本书。

　　本书的编写思路将从定位、内容和目标三个方面进行阐述。第一,在本书自身定位上,基于基本知识的教学,增加案例、知识拓展等内容,在教学的同时兼具实践,力求符合国家对于高等护理学专业人才培养的目标及需求。第二,在内容选择上,突出护理学专业特色,以人的健康为中心,以护理程序为框架,将实际典型案例作为引子,由浅入深,循序渐进地培养护理人员发现和解决实际临床护理问题以及评判性评估思维的能力。第三,在新冠病毒爆发之后,人们的生活方式发生了巨大变化,这对护理人员实际能力也提出了更高的要求。本书的编写亦符合我国社会经济高速发展及人们对健康的需求日益增长的趋势。

　　本书的主要内容共分为两篇,涵盖了健康评估的基础和高级实践。第一篇是模块训练。根据护理临床工作中对患者开展健康评估的顺序,以简单案例引导的方式,分章阐述对患者开展身体评估、心理社会评估、实验室检查、辅助检查的内容和评估方法。整篇以帮助学习者掌握健康评估实践的知识和方法,并训练学习者的评判性思维和实施护理程序的习惯为目的。第二篇是综合训练。按呼吸、循环、消化、泌尿系统设置复杂的临床案例,同时设计案例进展的不同情景。通过案例阐明了面对呼吸、循环、消化、泌尿系统中常见的症状、场景时,护理人员在临床实战中是如何预判异常情况发生的,并用医学基础知识、健康评估理论知识分析异常情况出现和没有出现的原因,以及应该实施哪些评估项目印证预判。通过上述思维和操作综合性训练,引导学习者逐步建立评判性临床思维。整篇将片段化的知识进行了整合,让学习者更快地适应临床工作场景。

　　和健康评估类相关书籍比较,本书的优势在于以下几点:

　　第一,本书应用案例以及案例进展过程中的病情改变,引出健康评估实践中的操作,并对可能出现的异常情况进行了预判,同时对异常情况发生的原因、机制进行了分析。在整个分析过程中,以临床护士的视角详细阐明了临床思维的过程,即描述了整个评判性思考的过程。本书把评判性思维训练和健康评估的技能操作进行了有机结合,更便于读者理解和学习;也可用于护理教育过程中教师、学生开展思维、实操的共训,是一本指导学生如何做中思、思中做的书。

第二，本书完整地阐明了实操方面的流程和操作事项，并对实操中的规范动作进行了原理分析，以帮助读者更好地理解规范动作的要求。本书利用案例使平面化的知识更加富有逻辑，促进学生的知识综合，符合临床工作对知识综合应用的需求。

第三，本书对相关知识点的国内外进展进行了阐述，拓展了护理专业学生和临床护理工作者的视野。

目前，尚无既阐明整个临床思维过程又详述操作的健康评估实践类书籍。因此，本书在上述三个方面具有明显的优势。为了促进护理人员整体护理思维的形成，本书以较少的篇幅提及基础护理操作，起到了知识综合的作用。

本书得到省级一流本科专业项目支持，主要供护理本科生、护理专业硕士生和临床工作者使用。本书全体编者都以高度负责的态度认真参与了编写工作，但因时间仓促、水平有限，不足之处在所难免。各位读者如发现问题请提出宝贵的意见及建议，以期使得本书更加完善。最后，在编写过程中，我们得到了有关各方的大力支持，在此一并致以最诚挚的感谢。

蒋玉宇

2022 年 10 月

目　录

第1篇：模块训练

第2篇：综合训练

第1篇:模块训练

训练一　体格检查(一般检查)

学习目标

知识要求:

　　1. 掌握　一般检查的内容、顺序及方法。

　　2. 熟悉　一般检查的正常表现及异常体征。

　　3. 了解　一般检查中异常体征的发生机理。

技能要求:

　　1. 能运用一般检查的顺序和方法对被检查者进行完整、正确的检查,检查时能够注意保护被检查者的隐私。

　　2. 能初步应用检查的技巧和相关的知识辨别常见的异常体征,主动地应用评判性思维对异常体征进行分析。

训练流程

　　1. 问诊思维训练。

　　2. 一般体格检查。

　　3. 一般体格检查结果的书写范例。

　　4. 健康评估思维训练。

　　5. 护理思维训练。

一、导入案例和问诊思维训练

　　患者,女性,25岁,因"面色苍白、头晕、乏力1年余,症状加重1个月"就诊。既往体健,无胃病等消化系统疾病史,无药物过敏史。近两年月经量多,半年来更明显,门诊以"贫血待查"收治入院。责任护士小张对该患者进行入院评估,体格检查结果如下:T 36 ℃,P 88次/分,R 18次/分,Bp 120/70 mmHg。发育良好,营养较差,神志清楚,表情淡漠,面色苍白,自动体位,查体合作。皮肤苍白,浅表淋巴结未触及;头颅五官无畸形,睑结膜苍白,巩膜无黄染,口唇苍白,其余检查未见明显异常。

　　问诊思维训练

　　1. 询问患者的一般资料,包括性别、年龄、职业等。

　　2. 重点询问患者"头晕、乏力"症状。包括发病时间,症状发生的诱因、持续时间,症状加重或缓解的因素等,以及有无营养不良等伴随症状;病程中主要症状的变化与发展情况;有无服用药物或接受诊疗,若有则询问具体内容,如药物的名称、剂量、用法等。

3. 询问病人的月经史以及生活史等情况。询问病人的月经周期、经期天数、经血的量和颜色、经期症状及有无痛经等。慢性失血、营养不足、先天或后天疾病等原因都会导致贫血,要仔细询问病人病史,以确定贫血的具体相关病因。

4. 询问患者的日常饮食、排泄、休息等情况以及患病以来对日常生活的影响,注意患者心理和社会状况的评估。

二、训练准备

(一)用物准备

体温计、血压计、听诊器、手电筒、压舌板、叩诊锤、直尺、软尺、标记笔、消毒棉签、洗手液等。

(二)环境准备

光线明亮,环境安静,暴露部位检查时有屏风或床帘遮掩。

(三)被检查者准备

被检查者情绪稳定,知晓本次检查的内容和目的,明确知道检查部位,可以向检查者提出保护隐私的具体要求。在检查时能够配合检查,了解检查过程中如感到不适,能及时告知检查者。被检查者可根据个体的耐受度取卧位、坐位及站立位。

(四)检查者准备

衣帽整齐清洁,仪表大方。检查前需检查听诊器等用具及各种配件是否完好干净。检查前需清洁双手,保持双手温暖,双手没有饰物,指甲修剪整洁。检查者需向被检查者告知自己的姓名,解释本次检查的内容和目的以及暴露检查部位皮肤的原因,告诫被检查者需及时表达不适等主观感受,询问被检查者对保护隐私的具体要求。

三、一般体格检查内容

(一)全身状态检查

全身状态检查是对患者一般状况的概括性观察,检查方法主要以视诊为主,检查的内容主要包括性别、年龄、生命体征、发育与体型、营养状态、意识状态、面容与表情、体位、步态等。

1. 性别 生殖器与第二性征的发育是判断性别的主要依据。

2. 年龄 可经问诊获知,在某些情况下,如昏迷、死亡或隐瞒真实年龄时则需要通过观察皮肤的弹性与光泽、肌肉状态、毛发的颜色与分布、面部与颈部皮肤的皱纹,以及牙齿的状态粗略估计。

3. 生命体征 体温、脉搏、呼吸、血压的测量。

口测法、肛测法和腋测法是临床常用的体温测量方法。通常是通过触诊桡动脉搏动的频率、节律、强弱以及呼吸对其的影响评估脉搏的情况。在计数脉搏的同时,视诊病人胸廓或腹部随呼吸而出现的活动情况,以观察呼吸的类型、频率、深度、节律及有无其他异常。临床多借助血压计测量动脉血压，因血压易受到周围动脉舒张、收缩及其他因素的影响，检查时要规范操作。

4. 发育与体型

（1）发育：发育状态通常以年龄、智力和体格成长状态（身高、体重及第二性征）之间的关系来综合判断。判断结果记录为"正常"或"不正常"（包括超前或迟缓）。成人发育正常的指标包括：① 头部的长度为身高的 1/8～1/7；② 胸围为身高的 1/2；③ 双上肢展开后，左右指端的距离约等于身高；④ 坐高等于下肢的长度。

（2）体型：身体各部发育的外观表现，包括骨骼、肌肉的生长与脂肪分布的状态等。临床上将成人的体型分为三种类型：① 无力型（瘦长型），腹上角小于 90°；② 正力型（匀称型），腹上角等于 90°；③ 超力型（矮胖型），腹上角大于 90°。

5. 营养状态　根据皮肤、毛发、皮下脂肪和肌肉的发育情况，结合年龄、身高和体重进行综合判断。

（1）评估方法

① 观察皮肤弹性光泽、黏膜颜色、指甲和毛发的光泽、肌肉是否结实，以及肋间隙和锁骨上窝凹陷程度等。

② 体重测量：理想体重可用公式粗略估算，理想体重（kg）＝身高（cm）－105。一般认为理想体重±10% 范围内为正常；超过正常的 10%～20% 为超重，超过正常的 20% 以上为肥胖；低于正常的 10%～20% 为消瘦，低于正常的 20% 以上为明显消瘦，极度消瘦称恶病质。

③ 体重指数（Body Mass Index，BMI）：由于体重受身高影响较大，目前常用体重指数来衡量体重是否正常。计算方法为：$BMI＝体重（kg）/身高^2（m^2）$。我国成人 BMI 的正常范围为 18.5～23.9，BMI＜18.5 为消瘦，BMI 24.0～27.9 为超重，BMI≥28 为肥胖。

④ 皮褶厚度（图 1-1）：常用的测量部位有肱三头肌、肩胛下和脐部等，临床上以肱三头肌皮褶厚度测量最常用。具体测量方法是：患者取立位，两上肢自然下垂，护士站于背后，以拇指和示指在肩峰至尺骨鹰嘴突连线中点的上方 2 cm 处捏起皮褶，应避免捏起肌肉、肌腱，并使捏起的两边皮肤对称，然后用重量压力为 10 g/mm² 的皮褶计进行测量。一般应测量三次取其均值。正常范围为男性青年 13.1±6.6 mm，女性为 21.5±6.9 mm。

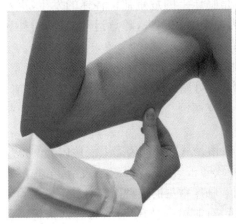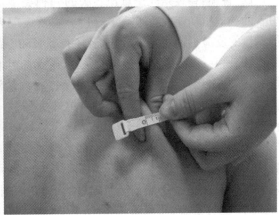

图 1-1　皮褶厚度测量

（2）营养状态的分级：判断结果描述为"良好""中等""不良"三个等级。

① 良好：黏膜红润、皮肤光泽、弹性良好，皮下脂肪丰满而有弹性，肌肉结实，指甲、毛发润泽，肋间隙及锁骨上窝深浅适中，肩胛部和股部肌肉丰满；

② 不良：皮肤黏膜干燥、弹性降低，皮下脂肪菲薄，肌肉松弛无力，指甲粗糙无光泽、毛发稀疏，肋间隙、锁骨上窝凹陷，肩胛骨和骨骼嶙峋突出；

③ 中等：介于良好与不良之间。

（3）营养状态异常

① 营养不良：消瘦、恶病质。

② 营养过度：肥胖。

6. 意识状态　大脑功能活动的综合表现，即对环境的知觉状态。

（1）评估方法：一般采用问诊，通过交流了解患者的思维、反应、情感、计算力及定向力等情况。对病情严重者，应进行痛觉检查、角膜反射、瞳孔对光反射等评估。也可使用格拉斯哥昏迷量表（Glasgow Coma Scale，GCS）对意识障碍的程度进行评估。

（2）意识状态的分类

① 意识清楚：正常人意识清晰，反应敏捷精确，思维活动正常，语言流畅、准确，言能达意。

② 意识障碍

A. 嗜睡：嗜睡是一种神经性疾病，它能引起不可抑制性睡眠的发生。嗜睡是一种过度的白天睡眠或睡眠发作。这些睡眠阶段会经常发生，且易发生的时间不合时宜，例如说话、吃饭或驾车时。尽管睡眠可以发生在任何时间，但最常发生的是在不活动或单调、重复性活动阶段。

B. 意识模糊：意识障碍的程度比嗜睡深，是一种以意识内容改变为主的意识障碍，表现为注意力减退，情感反应淡漠，定向力障碍，活动减少，语言缺乏连贯性，对周围环境的理解和判断低于正常水平，可有错觉、幻觉、躁动、精神错乱等，常见于急性重症感染的高热期。

C. 昏睡：指意识障碍比意识模糊更重，环境意识及自我意识均丧失，以过度睡眠为主要临床表现。患者处于熟睡状态，只有强刺激才可被唤醒，醒后答非所问，停止刺激后即进入熟睡状态。此为意识障碍的一种表现。此外，昏睡病是指一种特殊的疾病，由非洲血吸虫侵入人体所致。

D. 昏迷：昏迷是完全意识丧失的一种类型，是临床上的危重症。昏迷的发生，提示患者的脑皮质功能发生了严重障碍。主要表现为完全意识丧失，随意运动消失，对外界的刺激的反应迟钝或丧失，但患者还有呼吸和心跳。

E. 谵妄：谵妄是指一组综合征，又称为急性脑综合征。表现为意识障碍，行为无章，没有目的，注意力无法集中。通常起病急，病情波动明显。该综合征常见于老年患者。患者的认知功能下降，觉醒度改变，感知觉异常，日夜颠倒。谵妄并不是一种疾病，而是由多种原因导致的临床综合征。

7. 面容与表情　面容是指面部呈现的状态，表情是从面部或姿态上表达内心的思想感情。正常人表情自然、神态安怡，情绪与疾病可致痛苦、忧虑等面容与表情，某些疾病发展到一定程度会出现一些特征性的面容与表情。临床常见的典型面容有如下几种：

（1）急性病容：面色潮红、躁动不安，表情痛苦，有时可有鼻翼扇动、口唇疱疹等。多见于急性发热性疾病，如肺炎球菌肺炎、疟疾、流行性脑脊髓膜炎等。

(2) 慢性病容:面容憔悴,面色目光暗淡。见于慢性消耗性疾病,如恶性肿瘤、肝硬化、严重结核病等。

(3) 贫血面容:面色苍白,唇舌色淡,表情疲惫。见于各种原因所致的贫血。

(4) 肝病面容:面色晦暗,额部、鼻背、双颊有褐色色素沉着。见于慢性肝脏疾病。

(5) 肾病面容:面色苍白,眼睑、颜面浮肿,舌色淡,舌缘有齿痕。见于慢性肾脏疾病。

(6) 甲状腺功能亢进面容:表情惊愕,眼裂增宽,眼球突出,目光炯炯,兴奋不安,烦躁易怒。见于甲状腺功能亢进症。

(7) 黏液性水肿面容:面色苍黄,颜面浮肿,睑厚面宽,目光呆滞,反应迟钝,眉毛、头发稀疏,舌色淡肥大。见于甲状腺功能减退症。

(8) 二尖瓣面容:面色晦暗,双颊紫红,口唇轻度发绀。见于风湿性心瓣膜病二尖瓣狭窄。

(9) 肢端肥大症面容:头颅增大,面部变长,下颌增大、向前突出,眉弓及两颧隆起,唇舌肥厚,耳鼻增大。见于肢端肥大症。

(10) 伤寒面容:表情淡漠,反应迟钝呈无欲状态。见于肠伤寒、脑脊髓膜炎、脑炎等高热衰竭患者。

(11) 苦笑面容:牙关紧闭,面肌痉挛,呈苦笑状。见于破伤风。

(12) 满月笑容:面圆如满月,皮肤发红,常伴痤疮和胡须生长。见于 Cushing 综合征及长期应用糖皮质激素者。

(13) 面具面容:面部呆板、无表情,似面具样。见于震颤性麻痹、脑炎等。

(14) 病危面容:面部瘦削,面色铅灰或苍白,目光晦暗,表情淡漠,眼眶凹陷,颧骨峭耸。见于大出血、脱水、严重休克、急性腹膜炎等。

8. 体位

(1) 自动体位:身体活动自如,不受限制。见于正常人、轻症和疾病早期患者。

(2) 被动体位:患者不能自己调整或变换身体的位置。见于极度衰弱或意识丧失者。

(3) 强迫体位:患者为减轻痛苦而被迫采取某种特殊的体位。

① 强迫仰卧位:患者仰卧,双腿蜷曲,借以减轻腹部肌肉的紧张程度。见于急性腹膜炎等。

② 强迫俯卧位:俯卧位可减轻脊背肌肉的紧张程度。见于脊柱疾病。

③ 强迫侧卧位:有胸膜疾病的患者多采取患侧卧位,可限制患侧胸廓活动而减轻疼痛和有利于健侧代偿呼吸。见于一侧胸膜炎和大量胸腔积液的患者。

④ 强迫坐位:亦称端坐呼吸,患者坐于床沿上,以两手置于膝盖或扶持床边。该体位有助于辅助呼吸肌参与呼吸活动,加大膈肌活动度,增加肺通气量,并减少回心血量和减轻心脏负担。见于心肺功能不全者。

⑤ 强迫蹲位:患者在活动过程中,因呼吸困难和心悸而停止活动并采用蹲踞位或膝胸位以缓解症状。见于先天性发绀型心脏病。

⑥ 强迫停立位:在步行时心前区疼痛突然发作,患者常被迫立刻站住,并以手按抚心前区,待症状稍缓解后,才继续行走。见于心绞痛。

⑦ 辗转体位:患者辗转反侧,坐卧不安。见于胆石症、胆道蛔虫症、肾绞痛等。

⑧ 角弓反张位:患者颈及脊背肌肉强直,出现头向后仰,胸腹前凸,背过伸,躯干呈弓形。见于破伤风及小儿脑膜炎。

9. 步态　指走动时表现的姿态。某些疾病可致步态发生改变,并具有一定的特征性。常见的异常步态有如下几种。

(1)蹒跚步态:走路时身体左右摇摆似鸭行。见于佝偻病、大骨节病进行性肌营养不良或先天性双侧髋关节脱位等。

(2)醉酒步态:行走时躯干重心不稳,步态紊乱不准确如醉酒状。见于小脑疾病、酒精及巴比妥中毒。

(3)共济失调步态:起步时一脚抬高,骤然垂落,且双目向下注视,两脚间距很宽,以防身体斜侧,闭目时则不能保持平衡。见于脊髓疾病。

(4)慌张步态:起步后小步急速趋行,身体前倾,有难以止步之势。见于震颤性麻痹。

(5)跨阈步态:由于踝部肌腱、肌肉迟缓,患足下垂,行走时必须抬高下肢才能起步。见于腓总神经麻痹。

(6)剪刀步态:由于双下肢肌张力增高,尤以伸肌和内收肌张力增高明显,移步时下肢内收过度,两腿交叉呈剪刀状。见于脑性瘫痪与截瘫患者。

(7)间歇性跛行:步行中,因下肢突发性酸痛乏力,患者被迫停止行进,需稍休息后方能继续行进。见于高血压、动脉硬化患者。

(二)皮肤检查

皮肤检查的主要方法为视诊,有时需要配合触诊。检查的内容主要包括皮肤颜色、湿度、温度、弹性、水肿、皮疹、压疮、皮下出血、蜘蛛痣、皮下结节等。

1. 颜色　苍白、发红、发绀、黄染、色素沉着、色素脱落。

2. 湿度　主要与汗腺排泄功能、气温和湿度的变化有关,在气温高、湿度大的环境中,出汗增多为正常的生理调节反应。一般出汗多者皮肤较湿润,出汗少者皮肤较干燥。

3. 温度　通常以手背触摸皮肤表面评估皮肤的温度。

4. 弹性(图 1-2)　与年龄、营养状态、皮下脂肪及组织间隙所含液体量有关。

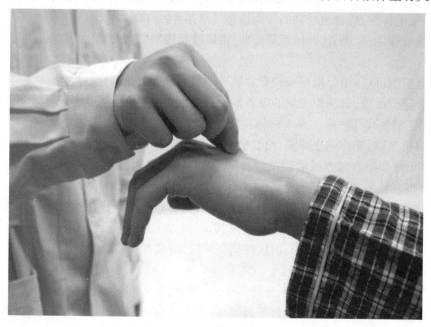

图 1-2　皮肤弹性

5. 水肿　皮下组织的细胞内及组织间隙内液体聚集过多称为水肿。

(1)分类:凹陷性水肿、非凹陷性水肿(如黏液性水肿、象皮肿)

(2)分度

① 轻度:仅见于眼睑、眶下软组织、胫骨前、踝部、皮下组织,指压后可见组织轻度下陷,平复较快。

② 中度:全身组织均见明显水肿,指压后可出现明显的或较深的组织下陷,平复缓慢。

③ 重度:全身组织严重水肿。身体低位皮肤张紧发亮,甚至有液体渗出。此外,胸腔、腹腔等浆膜腔内可见积液。

6. 皮疹　为原发性皮肤损害,多为全身性疾病的征象之一,常见于传染病、皮肤病、药物及其他物质的过敏反应。发现皮疹时,应详细观察其出现与消失的时间、发展顺序、分布部位、形状大小、颜色,是平坦还是隆起,压之是否褪色以及有无瘙痒及脱屑。常见的皮疹有斑疹、玫瑰疹、丘疹、斑丘疹、荨麻疹等。

(1)斑疹:表现为局部皮肤发红,一般不凸出皮肤表面。见于斑疹伤寒、丹毒、风湿性多形性红斑等。

(2)玫瑰疹:为一种鲜红色原形斑疹,直径 2～3 mm,为病灶周围血管扩张所致。检查时拉紧附近皮肤或以手指按压可使皮疹消退,松开时又复出现,多出现于胸腹部;为伤寒和服伤寒的特征性皮疹。

(3)丘疹:除局部颜色改变外,病灶凸出皮肤表面。见于药物疹、麻疹及湿疹等。

(4)斑丘疹:在丘疹周围有皮肤发红的底盘称为斑丘疹。见于风疹、猩红热和药物疹等。

(5)荨麻疹:为稍隆起皮肤表面的苍白色或红色的局限性水肿,为速发性皮肤变态反应所致。见于各种过敏反应。

7. 压疮　又称压力性溃疡,为局部组织长期受压,持续缺血、缺氧所致的继发性皮肤损害。多见于枕部、耳郭、肩胛部、肘部、髋部、骶尾部、膝关节内外侧、内外踝和足跟等身体易受压的部位。对已发生的压疮,临床上多根据组织损伤的程度将其分为 4 期。Ⅰ期:皮肤完整,有不变色的红斑形成及其他皮肤溃疡的先兆损害,在不同个体可表现为皮肤发黑、变色和皮肤温度改变,水肿或硬化。Ⅱ期:表皮或(和)真皮缺失,出现表层水疱、破皮或浅表溃疡。Ⅲ期:皮肤破溃扩展,通过真皮层达脂肪组织,溃疡表面出现较深凹陷,可继发感染。Ⅳ期:皮肤全层广泛坏死,累及肌肉、骨骼和其他支撑组织,形成窦道或坏死。

8. 皮下出血　根据直径大小及伴随情况分为以下几种:小于 2 mm 称为瘀点;3～5 mm 称为紫癜;大于 5 mm 称为瘀斑;片状出血并伴有皮肤显著隆起称为血肿。

9. 蜘蛛痣和肝掌　皮肤小动脉末端分支性扩张所形成的血管痣,形似蜘蛛,称为蜘蛛痣。一般认为蜘蛛痣的出现与肝脏对雌激素的灭活作用减弱有关,常见于急、慢性肝炎或肝硬化。慢性肝病患者手掌大、小鱼际处常发红,加压后褪色,称为肝掌。

10. 皮下结节　较大的通过视诊即可发现,对较小的结节则必须触诊查及。检查时应注意其大小、硬度、部位、活动度及有无压痛等。

(1)风湿小结:位于关节附近,长骨骺端,无压痛,圆形硬质小结节。

(2)猪绦虫囊蚴结节:位于皮下肌肉表面,豆状硬韧可推动小结,无压痛。

（3）结节性多动脉炎：结节沿动脉末梢分布。

（4）Osler 小结：指尖、脚趾、大小鱼际肌腱部位存在粉红色有压痛的小结节，见于感染性心内膜炎。

（5）游走性皮下结节：见于一些寄生虫疾病，如肺吸虫。

（6）无明显局部炎症，生长迅速的皮下结节，见于肿瘤所致皮下转移。

（三）浅表淋巴结检查

淋巴结分布于全身，一般体格检查仅能检查身体各部表浅的淋巴结。正常情况下，淋巴结较小，直径在 0.2～0.5 cm 之间，表面光滑与毗邻组织无粘连，不易触及，亦无压痛。

1. 检查方法　主要以视诊和触诊为主。

（1）视诊时不仅要注意局部征象（包括皮肤是否隆起，颜色有无变化，有无皮疹、瘢痕、瘘管等），还要注意全身状态。

（2）触诊是检查淋巴结的主要方法。受检者放松被检查侧，检查者将示、中、环三指并拢，其指腹平放于被检查部位的皮肤上进行由浅入深的滑动触诊。这里所说的滑动是指腹按压的皮肤与皮下组织之间的滑动，滑动的方式应取相互垂直的多个方向或转动式滑动。

2. 检查顺序　全身体格检查时，淋巴结的检查应在相应身体部位检查过程中进行。为了避免遗漏应特别注意淋巴结的检查顺序。头颈部淋巴结的检查顺序是：耳前、耳后、乳突区、枕后、左颌下、颏下、右颌下、颈前、颈后、锁骨上淋巴结、锁骨下淋巴结。上肢淋巴结的检查顺序是：腋窝淋巴结、滑车上淋巴结；腋窝淋巴结应按尖群、中央群、胸肌群、肩胛下群和外侧群的顺序进行。下肢淋巴结的检查顺序是：腹股沟部（先查上群、后查下群）、腘窝部。

3. 头颈部浅表淋巴结检查具体步骤　用双手指滑动触诊耳前、耳后、乳突区淋巴结；请受检者将头转向右侧，用右手指触诊枕骨下区的枕后淋巴结；头部还原，让受检者头稍低向左侧，检查者左手扶住头部，右手指尖触摸左颌下淋巴结，然后受检者头部回正后稍低，右手指尖触摸颏下淋巴结，随后检查者换手同法触摸右颌下淋巴结；检查者双手指尖在颈前三角区，沿胸锁乳突肌前缘触诊颈前淋巴结；翻掌，用双手指在颈后三角区沿斜方肌前缘和胸锁乳突肌后缘触诊颈后淋巴结；请受检者头部稍向前屈，用双手指尖在锁骨上窝内由浅部逐渐触摸至深部，检查锁骨上淋巴结。

4. 检查内容　发现淋巴结肿大时，应注意其部位、大小、数目、硬度、压痛、活动度、有无粘连、局部皮肤有红肿、瘢痕、瘘管等。同时注意寻找引起淋巴结肿大的原发病灶。

（四）临床见习

学生符合下述条件后方能进入临床见习环节。第一，学生通过互查能够单独熟练正确地进行一般体格检查；第二，学生在对被检查实施体格检查时能够主动沟通，并且注意保护被检查者的隐私。临床见习时，临床指导教师选择典型的异常体征进行示范性带教，然后 4～5 位学生组成一组，分组开展临床见习。教师需为每组学生提供临床真实的病人或标准化病人，教师向学生介绍患者或标准化病人的病史情况后，由一位学生在教师的指导下对患者或标准化病人进行体格检查，口头表述发现的异常体征，其他学生进行纠正和补充。临床见习结束前，带教教师进行点评。临床见习结束后，每位学生需撰写临床见习报告,教师需对每组学生的表现进行综合的评价。

1. 全身状态检查的临床见习。

2. 皮肤黏膜异常症状和一般体征的临床见习

(1) 症状:出血、发红、发热。

(2) 体征:皮肤黏膜颜色改变,如:苍白、发红、发绀等。可见皮疹、压疮等皮肤损害。触诊可有湿度、温度和弹性的异常改变。

3. 浅表淋巴结异常症状和一般体征的临床见习

(1) 症状:疼痛、红肿、发热。

(2) 体征:可见淋巴结肿大,局部皮肤发红。触诊肿大部位淋巴结可有压痛和变硬等。

4. 贫血症状及一般体征的临床见习

(1) 症状:头晕、心慌、肌肉无力。

(2) 体征:贫血面容、皮肤苍白、四肢无力。

5. 发热症状及一般体征的临床见习

(1) 症状:发热、食欲下降、口唇干燥。

(2) 体征:体温升高、心率加快、面色发红。触诊时可有皮肤弹性增加。

(五)注意事项

1. 检查时注意光线充足、柔和。

2. 淋巴结触诊时注意放松被检查部位。

四、一般体格检查结果的书写范例

【范例一】正常成人一般检查结果如下:

发育正常,体型匀称,营养中等。神志清,面色红润,表情自然。构音清楚,对答切题,自动体位,步入病房,查体合作。皮肤黏膜无黄染及发绀,无皮疹及出血点,无水肿、溃疡、肝掌、蜘蛛痣及皮下结节,全身浅表淋巴结未触及。

【范例二】男性,新生儿,皮肤黄染 20 余天。医疗诊断为:"新生儿黄疸"。该患儿一般体格检查结果如下:

发育正常,神志清,外貌足月儿,面色红润,呼吸平稳,哭声响亮。弹足底反应灵敏,皮肤黏膜黄染,皮肤弹性好,皮下脂肪厚度 0.9 cm,无皮疹及出血点,无水肿、溃疡、肝掌、蜘蛛痣及皮下结节。全身浅表淋巴结未触及。

五、健康评估思维训练

(一)问题引导

结合导入案例分析患者头晕、乏力时一般检查可能出现的异常体征。解释案例中患者出现异常体征的原因。

(二)思维训练引导

患者因"面色苍白、头晕、乏力 1 年余,症状加重 1 个月"就诊,门诊以"贫血待查"收治入院,患者近 2 年来,月经量多,有因慢性失血而导致贫血的可能。贫血主要以血红蛋白和红细胞的下降为诊断依据,贫血症状的轻重与贫血发生的速度、程度以及机体对氧的代偿能力等有关。目前患者出现"头晕、乏力"是贫血最常见的症状,是机体缺氧的表现,体格检查时需重点检查贫血相关的体征,主要注意皮肤黏膜颜色、营养状况等表现。视诊时发现:患者皮肤黏膜(面色、睑结膜、口唇、甲床等)苍白,发生机制与血液携氧能力降低,组织缺氧有关。重度贫血时,即使人体处于平静状态,也可能会出现气短,甚至端坐呼吸,严重时发生贫血性心脏病;急性大量失血而致重度贫血时,触诊时可发现患者皮肤较正常人皮肤冷,此种情况的发生主要与突发严重缺血缺氧而致循环衰竭有关。叩诊、听诊无异常体征。上述体征和患者的贫血分度有关,当贫血处于轻度时,一系列的阳性体征将无法发现,因为机体具有一定的代偿能力而逐渐适应低氧状况。

（三）思考

1. 请结合基础知识解释局部淋巴结肿大对于恶性肿瘤转移的意义?

2. 请举例说明影响皮肤颜色的因素有哪些?

六、护理思维训练

（一）护理诊断

1. 活动无耐力:与贫血引起全身组织缺氧有关。

2. 营养失调:低于机体需要量,与食欲不振导致的造血物质摄入不足、消耗增加和丢失过多有关。

（二）护理措施

1. 一般护理　给患者提供一个安静舒适的环境。指导患者合理休息与活动,减少机体的耗氧量。应根据贫血的程度、发生发展的速度及原发疾病等,与病人一起制订休息与活动计划,逐步提高病人的活动耐力水平。

2. 饮食护理

（1）纠正不良的饮食习惯:无规律、无节制、刺激性过强的饮食容易造成胃肠黏膜的损害,也不利于食物中铁的吸收。因此,应指导病人保持均衡饮食,避免偏食或挑食。

（2）饮食指导:提倡均衡饮食,荤素结合,以保证足够热量、蛋白质、维生素及相关营养素(尤其铁)的摄入。

（3）增加含铁丰富食物的摄取:鼓励病人多吃含铁丰富且吸收率较高的食物(如动物肉类、肝脏、血,蛋黄、海带与黑木耳等)或铁强化食物。

3. 对症护理　患者出现头晕、乏力或身体不适症状时应平卧休息,急性发作期应固定头部,不宜搬动;头晕发作期间不要独自如厕、沐浴或接触热水瓶、茶杯等,以防跌倒、坠床和烫伤。

4. 用药护理　口服铁剂的应用与指导:应向病人说明服用铁剂的目的,并给予必要的指导。① 铁剂不良反应及其预防:口服铁剂的常见不良反应有恶心、呕吐、胃部不适和排黑便等胃肠道反应,严重者可致病人难以忍受而被迫停药。因此,为预防或减轻胃肠道反应,可建议病人饭后或餐中服用,反应过于强烈者宜减少剂量或从小剂量开始。② 应避免铁剂与牛奶、茶、咖啡同服,为促进铁的吸收,还应避免同时服用抗酸药(碳酸钙和硫酸镁)以及 H_2 受体拮抗药,可服用维生素 C、乳酸或稀盐酸等酸性药物或食物。③ 口服液体铁剂须使用吸管,避免牙染黑。④ 服用铁剂期间,粪便会变成黑色,此为铁与肠内硫化氢作用而生成黑色的硫化铁所致,应做好解释,以消除病人顾虑。⑤ 强调要按剂量、按疗程服药,定期复查相关实验室检查,以保证有效治疗、补足贮存铁,避免药物过量而引起中毒或相关病变的发生。

5. 病情观察　了解病人治疗的依从性,观察治疗效果及药物的不良反应,要关注病人的自觉症状,特别是原发病及贫血的症状和体征;饮食疗法与药物应用的状况;红细胞计数及血红蛋白浓度、网织红细胞计数;铁代谢的有关实验指标的变化等。

6. 心理护理　取得患者的信任,建立良好的护患关系。倾听患者的真实感受。鼓励患者多与家人倾诉,从而获得良好的社会支持。多向患者讲解月经过多和贫血有关知识,从而缓解患者紧张、焦虑的情绪。

（三）护理操作

生命体征监测技术操作

【操作目的】

1. 监测体温主要是了解病人是否存在发热,了解发热的规律及其特点。

2. 呼吸监测主要是观察并记录患者的呼吸节律和每分钟的呼吸次数,了解病人是否存在呼吸节律异常,还有呼吸频率过慢或过快的问题。

3. 脉搏的检查主要是通过触诊,通过监测脉搏可以间接了解心跳次数及节律,评价血管的紧张度和动脉管壁的弹性。

4. 通过测量血压,可以了解病人高血压、低血压及脉压是否存在异常。

【评估】

1. 评估患者病情、年龄、意识状态、合作程度等。患者 15～30 min 内无进食、活动、冷、热敷,洗澡、坐浴、灌肠及情绪激动等。

2. 评估患者适宜的测量方法及待测量部位皮肤情况和肢体功能。

3. 评估测量工具(体温计和血压计等)状况。

4. 评估环境是否宽敞明亮,便于操作。

【准备】

1. 患者:嘱患者放松,告知患者若测量过程中感到不适,要及时报告。

2. 护士:衣帽整洁、修剪指甲、洗手、戴口罩,和患者及家属做好生命体征测量操作的解释和沟通。

3. 用物

(1)治疗车上层:体温计、纱布、弯盘、听诊器、血压计、秒表、纸、笔。

(2)治疗车下层:锐器盒、医用垃圾桶、生活垃圾桶。

4. 环境:环境干净整洁,宽敞明亮,30 min 内无人打扫和进食,适宜操作。

【操作步骤】

1. 携用物至患者旁,使用标准化核对流程。

2. 向患者解释测量的目的,取得患者配合,协助患者取舒适体位。

3. 协助患者卧位舒适,解开衣扣(腋窝下如有汗液需擦干),检查体温计,将体温计水银端置腋窝深处紧贴皮肤,协助患者手臂屈曲放于胸前夹紧体温计。查看时间。

4. 嘱患者手腕伸展,手臂放舒适位置,用示指、中指、无名指的指端按压在桡动脉,按压力度适中,测量 30 s。脉搏异常时,测 1 min。若短绌脉时,应由两名护士同时测量,一人听心率,另一人测脉率,由听心率者发出"起"或"停"口令,计时 1 min。

5. 测量呼吸时,将手指按在桡动脉处,观察患者的胸部或腹部起伏,一起一伏为一次呼吸,测量 30 s,如异常,测 1 min。

6. 协助患者暴露近侧手臂,伸直肘部,手掌向上、手臂外展,保持血压计零点、肱动脉与心脏同一水平。

7. 放平血压计,开启水银槽开关。平整地置于上臂中部,下缘距肘窝 2～3 cm,松紧以容一指为宜。戴好听诊器,将听诊器胸件置于肱动脉最明显处,用手固定。

8. 一手握住加压气球,关气门,充气至肱动脉搏动消失,再使其上升 20～30 mmHg,然后缓慢放气,4 mmHg/s 为宜,注意水银柱刻度和肱动脉声音的变化。

9. 测量毕,排尽袖带内余气,拧紧压力活门,整理后放入盒内,血压计倾斜 45°,使水银全部流回槽内,关闭水银槽开关,平稳放置。

10. 查看时间,取出体温计,告知病人测量结果。

11. 核对患者,询问患者感觉并告知相关注意事项。

12. 协助患者取卧位,整理床单元。

13. 整理用物、洗手。

【评价】

1. 操作规范、熟练、结果准确。

2. 沟通及时、流畅,正确指导患者,患者情绪稳定。

【注意事项】

1. 熟练程度,爱伤观念,语言沟通表达能力,心理素质等。

2. 测量腋温时要擦干患者腋汗,以提高测量准确性。

3. 脉搏短绌的患者,按要求测量脉搏,即一名护士测脉搏,另一名护士听心率,同时测量 1 分钟。

4. 呼吸的速率会受到意识的影响,测量时不必告诉患者。

5. 保持测量者视线与血压计刻度平行。

6. 长期观察血压的患者,做到"四定":定时间、定部位、定体位、定血压计。

七、知识拓展

集束化护理

集束化护理是指:一组护理干预措施,其中每个项目都经过临床证实能改善患者的结局,它们共同实施比单独执行更能改善患者结局。集束化护理这个概念起源于美国健康保健改善学会(The Institute for Healthcare Improvement,IHI)与志愿者医院协会(Voluntary Hospital Association,VHA)合作设计的"理想的重症监护室构想(Idealized Design of the Intensive Care Unit,IDICU)"。集束化通过深入对各个干预措施之间关系的思考,选择能有机结合的干预措施,从而达到更佳的治疗效果。集束化护理将护理干预视为一个整体,通过联系的、发展的观点看待护理问题,有助于改善患者的临床结局。

集束化护理具有十个基本的特征:① 实施集束化的目的和意义在于持续提高所需的治疗有效性及护理过程的可靠性。② 一个集束化方案是指和某种疾病过程相关的一系列干预措施,共同实施它们比单独实施更能改善患者的健康结局。③ 其中每一个干预措施原则上都经历过一个系统评价或是随机对照实验的论证。④ 被纳入的所有干预措施都是专家认为对改善患者健康结局具有必要性的。⑤ 大多数情况下,集束化中每一个步骤的临床价值都是局限的,并且是不断变化发展的,其主要基于正在进行中的研究以及临床医护工作者的实践经验。⑥ 集束化护理不是所有可提供护理的综合罗列,不是所有可能的治疗措施都应该包括在某一个特定的集束化方案内。⑦ 为保证所提供护理的可靠性,集束化护理内所有项目都必须完成,假如其中一个步骤被遗漏,该方案就不算完成("是"或"否"的原则),因为任何一个项目的遗漏都会导致整体性的破坏,导致结果变得不可控。⑧ 集束化护理内所有项目的执行不具强制性,假如有禁忌证或者临床不适感的患者不应被强制实施。应该根据患者的自身特点重新构建集束化护理干预方案。⑨ 评价集束化护理的实施质量在于衡量每个过程的完成情况而不是对临床结果的测量,应该使用能提高依从性的质量提高工具。⑩ 集束化护理能提高本科室内团队协作和交流,集束化护理干预方案是一个综合性的干预方案,团队协作是必不可少的。

"集束化"方法提高了医疗水平,还将医疗质量管理的核心概念寓于其中,不仅改善了患者的健康结局及医疗服务的质量,而且还带动了整个学科乃至医学的发展。应用集束化护理可以大大增加患者获得护理的可能性,对于某一高危人群,症状往往是伴随着出现的,集束化护理干预可以达到预防疾病的目的。集束化护理可以推动"循证实践指南"的有效实施。集束化干预强化"循证指南"实施过程,将原本分散的治疗护理措施方法加以归纳整合,系统化使治疗方法更加体现各个环节的个体化,并促进不同学科间的合作,填补了"指南"与临床实践之间的间隙。集束化护理是以循证为基础的,"实践指南"是构建集束化护理方案的重要证据来源。集束化护理理念的形成就源于在 ICU 患者中实施循证护理的实践中。集束化干预也是提高医疗质量和改善患者健康结局的一种结构化方法,在临床实践是构建护理流程和护理路径的一个重要理念,是每位护理管理者、临床护理工作者和护理研究人员应该具备的能力。应用集束化护理操作措施的价值体现在:这些措施来源于科学的证据,并且通过措施间的有机结合可以促进患者的健康结局向积极方向转变。另外,在表现形式上,集束化护理措施使用清晰明确的方法传递最佳实践并使患者获得可能最好的结局,从而可为该领域患者提供安全可靠的照护。然而,迄今为止我们临床上实施的大多数护理措施,仍然缺乏足够的、合理的证据支持。目前的研究很少探索如何形成集束化干预方案,而这个集束化干预方案的构建过程的科学性正是集束化护理的本质所在。接下来,我们将对集束化干预方案的构建过程进行进一步的讨论。

集束化护理干预应该根据每个个体的特殊性,视具体情况而定,但是应该是最佳的可操作标准。一个集束化护理方案应该包含 3~6 个项目,每个项目都应该是具体的,可操作的,并且是被广泛认可的。项目的数量不宜过多,过多会影响患者对各项护理措施的依从性,反而达不到预期效果。其中每一项护理措施或者整体集束的完成都要有具体的标准,可以明确地用"是"或"否"来回答每一项护理操作是否达成和整体集束化护理方案是否达标,同时,这些措施的实施过程也应该具有明确的时间性、贯序性和目的性。集束化护理干预方案是一个整体的、动态的方案。集束化护理的内容不是一成不变的,随着新的证据、实践指南和临床经验的出现,组成集束化护理方案的项目也应该不断地更新,发展。循证的理念存在于一个集束化护理干预方案及实践的全过程中。一个集束化护理方案的临床效果依赖于支撑所推荐治疗及护理措施的证据强度及推荐意见的实施和推广情况。构建集束化护理方案的步骤分为以下七个步骤:① 明确需要关注和解决的临床护理问题。② 构建决策支持系统,创建一个具有多学科背景的团队。罗列出所有利益相关人员并纳入团队中,人员的知识背景越丰富越好。明确实施该集束化干预方案的优势、可行性、潜在的障碍、需要的资源。介绍促进临床人员行为改进的策略。建立报告系统和数据库以准确报告基线数据和资料动态变化情况。③ 开展系统的文献检索,收集该领域的 meta 分析、系统综述、随机对照实验、临床实践指南等证据资源。开展专家咨询,建立共识。构建该领域的 3~6 项的基于证据的核心干预措施。④ 整合以上的证据资源,制订集束化护理干预方案初稿,采用透明、公开、可靠的工具评鉴证据的内在效度和外在效度。⑤ 通过临床实践和反馈,使集束化护理方案被临床质量管理者和专业实践人员认识,接受并推广。⑥ 与持续质量改进领域的专家一起构建集束化护理干预方案的评价系统,以衡量对方案的依从性和执行力。实施集束化护理干预方案后的效果评价一般考虑以下因素,患者是否直接获益,是否缩短 ICU 住院天数,并发症的发生率是否减少,是否减少成本并提高资源利用率。⑦ 实施集束化护理干预方案后需要反馈结果并持续促进临床实践,并最终改变临床实践文化。

集束化护理在我国已经有了许多成功的应用。有研究者在急诊中对应用集束化护理的运用进行了研究,其运用的集束化干预措施包括:迅速评估、优先处理致命伤口或疾病、保持呼吸道通畅、及时纠正休克现象、积极处理多发伤和对患者进行心理护理。研究结果显示:对患者运用集束化护理能够减少有效抢救时间,减小病人的死亡率。有研究还对集束化护理在急性中毒病人的洗胃中的运用做了研究。其集束化护理措施包括:① 体位:插管时去枕平卧位,头偏向一侧,插管后头低足高左侧卧位洗胃,并配合腹部按摩(如果病情允许的话)。② 胃管长度:比传统的胃管长度插入深度长 10 cm。③ 洗胃机的使用:出胃—进胃—出胃(5 次循环)—液量平衡—进胃—出胃(5 次循环)—液量平衡—循环至胃液洗出澄清无味液体为止。结果显示:洗胃时间大大缩短,有利于病人的预后。

集束化护理虽然看似无懈可击,而且在临床上也取得了一定的成绩。但是,将其广泛应用仍然具有一定的局限性。首先,将一个集束化的干预方案应用到单个病人身上,往往达不到预期的最佳效果。原因在于这个集束化护理方案中的某个项目可能就具有临床禁忌证,最佳的镇静策略可能就会影响应用预防严重感染病人的血糖控制。另一个问题就是集束化干预方案的构建缺乏实验性证据来构建项目,循证资源的更新速度快、成本高影响了集束化护理在临床中的更新和应用。最后,集束化护理关注的重点在于项目是否完成,而对项目完成的质量没有做进一步的要求,这也是集束化护理需要做更多诠释的地方。

想要将集束化护理更广泛地运用到护理实践中,我们护理人士需要在这个领域进行更为深入的实践、探索和研究,更加科学地运用集束化护理措施,保证每一个护理干预都有循证依据和临床时效性。

八、榜样的力量

王琇瑛(女,1908—2000,第 29 届南丁格尔奖获得者)

主要事迹:1908 年出生于河北省,1926 年就读于北京燕京大学特别生物系的护士预科,1931 年从北京协和医学院护校毕业。1983 年,她荣获国际红十字委员会第 29 次南丁格尔奖,这是新中国护理工作者首次荣获的最高荣誉。王琇瑛把毕生精力都奉献给了护理事业,为我国培养了大批护理人才。1960年在她的努力下建立起了北京第二医学院护理系,成为新中国成立后的第一个护理系。自协和医学院毕业近二十年间,王琇瑛为协和医学院护士学校和卫生护理进修班培养了公共卫生护士近500名。在培养公共卫生护理人才与宣传卫生保健知识方面,她也做出了卓越贡献,撰写了《家庭护理》《卫生演讲广播集》《小学卫生试用教材》等书籍。编著的《护理发展简史》一书,成为我国第一部较全面地介绍护理工作发展历史的参考书。退休后的王琇瑛同志,仍经常在家中接待国内外的护理人员来访,参加各种社会活动,并多次为护理人员的论著题词或撰写序言。王琇瑛同志把自己的一生都献给了祖国,献给了人民,献给了护理事业,生前还留下遗愿,把遗体献给首都医科大学。她爱岗敬业,忠于职守;治学严谨,执教认真;严于律己,平易近人;正直诚恳,助人为乐。她的精神、她的品格教育和激励了一代又一代人,并值得我们永远学习。2000年9月4日,王琇瑛在北京逝世,享年92岁。"国家不可一日无兵,亦不可一日无护士。护士的工作必须像田园中的水一样灌注到人们生活中的每个角落。"王琇瑛对护理工作的诠释正是她一生履行的誓言。

滕丽萍　周　州

训练二　体格检查（头颈部检查）

一、导入案例和问诊思维训练

　　患者，男性，66 岁，因"慢性咳嗽、咳痰、气喘 25 年，感冒后加重 1 天"入院。责任护士小张对该患者进行入院评估，现主要进行头颈部的体格检查，检查结果如下：T 38 ℃，P 120 次/分，R 32 次/分，Bp 100/70 mmHg；神志清楚，口唇发绀，咽部发红，颈静脉充盈明显。

　　问诊思维训练

　　1. 询问患者的一般资料，包括姓名、性别、年龄、职业等。

　　2. 重点询问患者或其家属患者发生"咳嗽、咳痰、气喘（呼吸困难）"的症状特点，包括症状发生的诱因（劳累、受凉、感染等），症状发作时的情况及其变化，反复急性发作的特点等，尤其是咳嗽、咳痰性状特点，呼吸困难的程度、发作时间、频率，症状加重或缓解的因素或措施。

　　3. 询问患者是否存在下肢水肿、咯血等伴随症状，包括症状出现的诱因、时间、加重减轻的程度。了解患者是否就医或用药,具体的处理方法、过程及其效果等。

4. 重点询问患者的既往身体健康情况,如有无慢性支气管炎、阻塞性肺疾病、支气管扩张等相关病史,有无家族史和吸烟史。慢性肺源性心脏病的发病与支气管和肺疾病、吸烟、气候变化有关。

5. 应注意患者反复咳嗽、咳痰、气喘对其日常生活的影响,注意患者心理和社会状况的评估。

二、训练准备

(一) 用物准备
卷尺、标记笔、听诊器、计时器、洗手液等。

(二) 环境准备
光线明亮,环境安静,暴露部位检查时有屏风或床帘遮挡。

(三) 被检查者准备
核对患者,解释检查目的和主要内容,嘱其排空膀胱,做好配合。被检查者情绪稳定,知晓本次检查的内容和目的,明确知道胸部检查需暴露腹部皮肤,可以向检查者提出保护隐私的具体要求。在检查时能够配合检查,了解检查过程中如感到不适,能及时告知检查者。被检查者可根据个体的耐受度选择体位。

(四) 检查者准备
衣帽整齐清洁,仪表大方。检查前需检查听诊器等用具及各种配件是否完好干净。检查前需清洁双手,保持双手温暖,双手没有饰物,指甲修剪整洁。检查者需向被检查者告知自己的姓名,解释本次检查的内容和目的以及腹部检查需暴露胸部皮肤的原因,告诫被检查者需及时汇报不适感等主观感受。询问被检查者对保护隐私的具体要求。

三、头颈部体格检查内容

主要学习头颈部的体表标志与眼、耳、鼻、甲状腺的检查。学习头颈部视诊、触诊、叩诊、听诊的方法。先由老师作示教,然后同学两人一组先后轮流互相检查并记录检查结果。相互体格检查熟练后,4～5人组成一个训练组,采用小组训练的方式学习异常体征的检查。

进行甲状腺学习时,有条件的情况下,比较异常体征间的差异,训练感知不同异常体征间的特点和差异。

在进行检查训练时,能正确地描述检查时发现体征的部位。

(一) 头部检查

1. 头发与头皮　清洁、疤痕、压痛、头发的颜色、光泽、量及其分布。

2. 头颅　外形,小儿应注意囟门闭合情况。触诊头颅有无压痛、包块及损伤等。形状(正常或畸形)、大小、凹陷、肿块、不自主运动。头围测量,以软尺自眉间绕到颅后通过枕骨粗隆,再从对侧绕回到眉间。

3. 眼

(1) 观察眉毛有无脱落。眼睑有无水肿、下垂。分别翻转上、下眼睑,观察睑结膜、穹隆结膜、球结膜有无苍白、充血、出血点和滤泡颗粒,巩膜有无黄染,角膜有无浑浊、疤痕、溃疡、云翳等。

① 翻转上眼睑手法:嘱受检者向下看,检查者右手食指、拇指捏住左上睑中部下缘,轻轻向下牵拉,食指压迫睑板上缘,配合拇指向上捻转;提起上睑中部的边缘,使眼睑翻转复原。同法检查右侧(图2-1)。

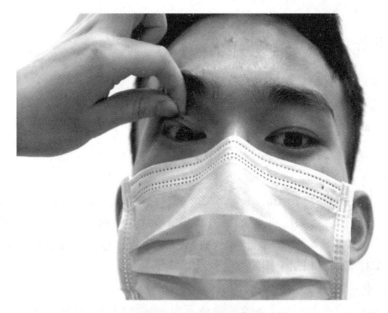

图2-1 翻转上眼睑手法

② 下睑观察法:双手拇指置于下睑中部,嘱受检者向上看,同时向下牵拉下睑边缘(图2-2)。

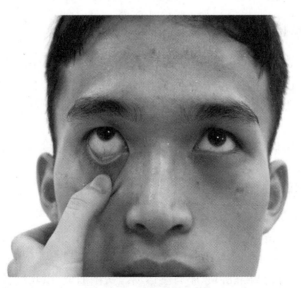

图2-2 下睑观察法

(2) 眼球的外形与运动:观察眼球外形有无突出或凹陷。右手固定头部,右手竖食指距受检左眼 30～40 cm,按水平向外→外上→外下→水平向内→内上→内下 6 个方向移动,检查每个方向均从中位开始,观察患者有无运动障碍和震颤,同法检查右眼运动。

（3）瞳孔

① 观察瞳孔形状、大小,双侧瞳孔是否等大等圆。

② 对光反射检查:取手电筒,检查左右瞳孔的直接和间接对光反射;令患者眼向前看,遮右眼,光源自侧方迅速照射左侧瞳孔,观察左侧瞳孔是否缩小,为直接对光反射;移开光源,用手隔开双眼,再次用光源直接照射左瞳孔,并观察右侧瞳孔是否缩小,为间接对光反射(图 2-3)。同法检查右侧瞳孔的直接和间接对光反射。正常人瞳孔直径 3～4 mm,两侧等大等圆;光线刺激瞳孔,瞳孔立即缩小,移去光源,瞳孔迅速复原,可用"灵敏"、"迟钝"、"消失"记录对光反射的检查结果。

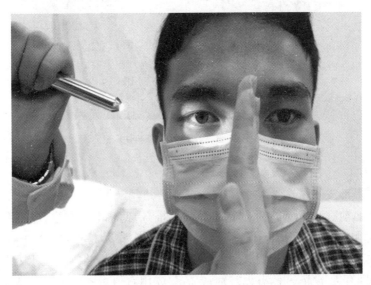

图 2-3 对光反射

③ 集合反射:嘱受检者注视 1 m 以外的食指,然后将食指逐渐向眼球方向移动至距眼球 5～10 cm处,观察两侧眼球和瞳孔变化(图 2-4)。正常人可见双眼内聚,瞳孔缩小,以"灵敏""迟钝""消失"记录之。

4. 耳 检查耳郭,有无畸形、结节或触痛,观察外耳道的皮肤及有无溢液,检查乳突有无压痛,先左后右。左侧外耳道检查手法:请被检者头部转向

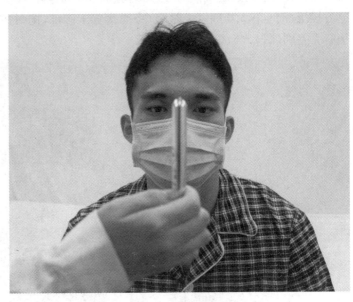

图 2-4 集合反射

右侧,将左手拇指放在耳屏前向前牵拉,右手中指和环指将耳郭向后上方牵拉,拇指和食指持手电(图2-5)。

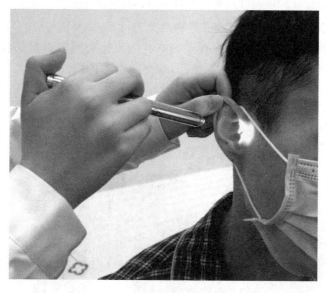

图2-5 外耳道检查手法

5. 鼻

(1) 观察鼻部皮肤和外形。

(2) 观察鼻前庭和鼻腔,左手拇指将鼻尖上推,借助手电光观察,注意有无鼻中隔偏曲、出血、鼻道阻塞等;用手指压闭一侧鼻翼,嘱受检者呼吸,检查两侧鼻通气情况。

(3) 鼻窦压痛检查:(额窦)用双手固定于患者的两颞部,将拇指至于眶上缘内侧同时向后按压,询问有无压痛,两侧有无差别;(筛窦)先用右拇指置于被检者鼻根部与左眼内眦之间,向后内方按压,询问有无压痛;接着用左手拇指压鼻根部与右眼内眦之间,向后上方按压,询问有无压痛;(上颌窦)将拇指置于颧部,同时向后按压,询问有无压痛及两侧有无差别(图2-6)。

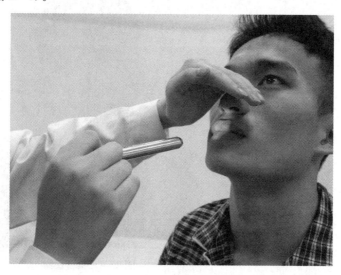

图2-6 鼻腔检查

6．口

（1）唇：观察口唇色泽，有无疱疹、口角糜烂等。

（2）口腔黏膜：取手电筒和消毒压舌板，观察口腔黏膜有无溃疡、出血点、出疹等，注意腮腺开口情况（上颌第二磨牙对面的颊黏膜上），有无红肿或分泌物。

（3）牙齿与牙龈：观察有无龋齿、缺齿或义齿，应按格式标明所在部位；以压舌板轻轻压迫牙龈，注意有无肿胀、出血和溢脓等。

（4）舌：请受检者伸舌，观察舌体、舌苔和伸舌、鼓腮、示齿动作等。

（5）咽及扁桃体：嘱患者张大口并发"a"音，手持压舌板的后1/3，在舌前2/3与舌后1/3交界处迅速下压，借助手电筒观察扁桃体、咽后壁、软腭、软腭弓、悬雍垂，注意有无黏膜充血、红肿、淋巴滤泡增生。扁桃体肿大的分度：Ⅰ度肿大时扁桃体不超过咽腭弓；Ⅱ度超过咽腭弓，未达到咽后壁中线；Ⅲ度处于或超过咽后壁中线。

（二）颈部检查

1．视诊 解开衣领，充分暴露颈部，观察颈部外形、姿势与运动、皮肤与包块，有无颈静脉怒张、搏动和颈动脉搏动，先左后右；观察甲状腺是否突出、对称；气管是否居中。

（1）颈静脉：正常人立位或坐位时颈外静脉常不显露，平卧时颈外静脉充盈水平限于锁骨上缘至下颌角距离的下2/3以内，取30°～45°半坐位时静脉充盈度超过正常为颈静脉怒张，见于右心衰竭、缩窄性心包炎、心包积液、上腔静脉阻塞综合征。颈静脉搏动可见于三尖瓣关闭不全。

（2）颈动脉：颈动脉明显搏动见于剧烈活动、高血压、甲亢、严重贫血等高动力循环状态和主动脉瓣关闭不全等。

2．触诊

（1）甲状腺触诊检查

① 触诊原则：滑动触诊，并请患者配合做吞咽动作。

② 具体手法

峡部：站于受检者前面用拇指或站于受检者后面用食指从胸骨上切迹向上触摸，可感到气管前软组织，判断有无增厚，请受检者吞咽，可感到此软组织在手指下滑动，判断有无长大和肿块。

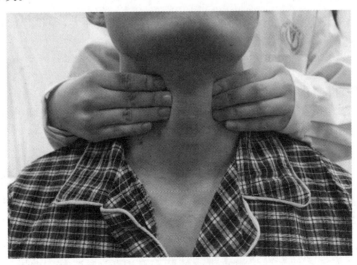

图2-7 甲状腺触诊检查

左、右叶:(前面触诊)检查者左手拇指施压于受检者右侧甲状软骨,将气管轻推向左侧,检查者右手食指、中指和环指自左胸锁乳突肌后缘向前轻推,右手拇指在气管旁,以拇指滑动触诊来确定甲状腺的轮廓大小及表面情况,有无肿块和震颤,配合吞咽动作,重复检查;同法检查右叶。(后面触诊)一手食指、中指施压于一侧甲状软骨,将气管推向对侧,另一手拇指在对侧胸锁乳突肌后缘向前推挤甲状腺,食指、中指在其前缘触诊甲状腺(图2-7)。配合吞咽动作,重复检查,用同样方法检查另一侧甲状腺。

③ 甲状腺肿大分度:不能看出肿大但能触及者为Ⅰ度;能看出肿大又能触及,但在胸锁乳突肌以内者为Ⅱ度;超过胸锁乳突肌外缘者为Ⅲ度。

(2)气管触诊检查:头部自然直立,食指、环指分别置于两侧胸锁关节,中指置于气管上由上向下滑动,判断气管有无移位(图2-8)。

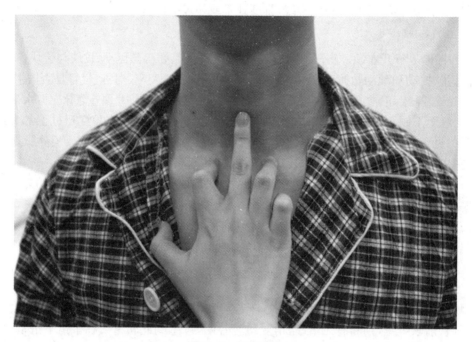

图2-8 气管触诊

3. 听诊　颈部血管是否有杂音,先左后右。若甲状腺肿大,须将听诊器放在肿大的甲状腺上,注意有无连续性静脉"翁鸣音"或收缩期动脉杂音。

(三)注意事项

1. 检查顺序　自上而下,自外向内。

2. 检查方法　按照步骤和要领,动作手法要轻柔,尤其是翻转上睑、触诊甲状腺时。

(四)临床见习内容

学生符合下述两个条件后方能进入临床见习环节。第一,学生通过互查能够单独熟练正确地进行头颈部体格检查;第二,学生在对被检查实施体格检查时能够主动沟通,并且注意保护被检查者的隐私。临床见习时,临床指导教师选择典型的异常体征进行示范性带教,然后4~5位学生组成一组,分组开展临床见习。教师需为每组学生提供临床真实的患者或标准化患者,教师向学生介绍患者或标准化患者的病史情况后,由一位学生在教师的指导下对患者或标准化患者进行体格检查,口头表述发现的异常体征,其他学生进行纠正和补充。临床见习结束前,带教教师进行点评。临床见习结束后,每位学生需撰写临床见习报告,教师需对每组学生的表现进行综合评价。

1. 头颅异常的临床见习

(1) 小颅:为囟门过早闭合引起的小头畸形,常伴有智力障碍。

(2) 方颅:前额左右突出,头颅平坦呈方形。见于佝偻病、先天性梅毒、先天性成骨不全等。

(3) 巨颅:额、顶、颞及枕部突出膨大呈圆形,头颅明显增大,颜面相对很小。由于颅内压增高,压迫眼球,形成双目下视、巩膜外露的特殊表情,称为"落日现象",见于脑积液。

(4) 尖颅:也称塔颅,头顶部尖突高起,与颜面的比例异常,系矢状缝和冠状缝过早闭合所致。见于 Apert 先天性综合征。

(5) 长颅:自颅顶至下颌部的长度明显增大。见于 Manfan 综合征及肢端肥大症。

(6) 变形颅:发生于中年人,以颅骨增大变形为特征,同时伴有长骨的骨质增厚与弯曲,见于变形性骨炎(Paget 病)。

2. 眼的异常体征的临床见习

(1) 眼睑异常体征

① 睑内翻:由于瘢痕形成使睑缘向内翻转,见于沙眼。

② 上睑下垂:双侧上睑下垂见于重症肌无力;单侧上睑下垂见于蛛网膜下腔出血、脑炎、外伤等所致动眼神经麻痹。

③ 眼睑闭合障碍:双侧眼睑闭合障碍伴有眼球突出、眼裂增宽,见于甲状腺功能亢进症;单侧眼睑闭合障碍,见于面神经麻痹。

④ 眼睑水肿:眼睑皮下组织疏松,轻度或初发水肿常在眼睑表现出来,见于肾炎、营养不良贫血以及血管神经性水肿。

⑤ 倒睫:由于睫毛囊瘢痕性收缩,睫毛乱生所致,常见于沙眼、睑缘炎、外伤、烧伤。

(2) 结膜异常体征

① 结膜充血:可见结膜发红及血管充盈,常见于结膜炎或角膜炎。

② 结膜苍白:见于贫血。

③ 结膜发黄:见于黄疸。

④ 颗粒与滤泡:见于沙眼。

⑤ 结膜出血:多少不等散在的出血点见于感染性心内膜炎,如同时伴有充血和分泌物,见于急性结膜炎;大片结膜下出血,见于高血压和动脉硬化。

⑥ 球结膜水肿:见于重症水肿、颅内压增高。

(3) 角膜异常体征

① 角膜软化:常见于婴幼儿营养不良以及维生素 A 缺乏。

② 角膜周边血管增生:可能为严重沙眼所致。

③ 角膜边缘出现的黄色或棕褐色色素环:环的外缘较清晰,内缘较模糊称为 Kayser-Fleischer。

3. 口部异常体征临床见习

(1) 口唇异常体征

① 口唇颜色异常:口唇苍白见于贫血、虚脱、主动脉瓣关闭不全;口唇发绀见于心肺

功能不全;口唇颜色深红见于急性发热性疾病;口唇呈樱桃红色见于一氧化碳中毒。

② 口唇干燥有皲裂:见于严重脱水。

③ 口唇疱疹:表现为口唇黏膜与皮肤交界处成簇的小水泡,半透明,初起有痒或刺激感,随后出现疼痛,1 周左右结棕色痂,愈合后不留瘢痕,多为单纯疱疹病毒感染所致,常伴发于大叶性肺炎、感冒、流行性脑脊髓膜炎、疟疾等。

④ 口角糜烂:见于核黄素缺乏症。

⑤ 口唇肥厚增大:见于黏液性水肿、肢端肥大症及呆小症。

⑥ 口角歪斜:见于面神经瘫痪或脑血管意外。

⑦ 上唇裂开畸形:见于先天性唇裂及外伤等。

(2) 口腔黏膜异常体征

① 口腔黏膜损害:口腔黏膜大小不等的黏膜下出血点或瘀斑,见于各种出血性疾病维生素 C 缺乏;若在相当于第二磨牙的颊黏膜处出现白色斑点,周围有红晕,称为麻疹黏膜斑(Koplik 斑),为麻疹早期的体征。

② 黏膜肿胀、充血伴小出血点:称为黏膜疹,多为对称性,见于猩红热、风疹及某些药物中毒等。

③ 黏膜上有白色或灰白色凝乳块状物(鹅口疮):为白色念珠菌感染所致,多见于重病衰弱者或长期使用广谱抗生素和抗肿瘤药物者,黏膜溃疡可见于复发性口疮。

④ 口腔黏膜斑片状蓝黑色色素沉着:见于肾上腺皮质功能减退(Addison 病)。

4. 鼻部异常体征临床见习

(1) 蛙状鼻:注意观察鼻外形及皮肤颜色有无改变。鼻腔部分或完全阻塞,外鼻变形,鼻梁宽平,见于鼻息肉。

(2) 马鞍鼻:鼻梁塌陷,见于鼻骨骨折、先天性梅毒或麻风病。

(3) 酒渣鼻:鼻尖和鼻翼皮肤发红,伴毛细血管扩张和组织肥厚。鼻部皮肤出现色素沉着,见于慢性肝病。

(4) 鼻梁部皮肤出现蝶形斑块:高出皮面并向两侧面颊部扩展,见于系统性红斑狼疮。

5. 舌部异常体征临床见习

(1) 干燥舌:明显干燥舌见于鼻部疾患、大量吸烟、放射治疗后或阿托品的药物作用。严重干燥舌者舌体缩小,有纵沟,见于严重脱水,可伴有其他体征如皮肤弹性减退。

(2) 草莓舌:舌乳头肿胀、发红似草莓称为草莓舌,见于猩红热和长期发热患者。

(3) 牛肉舌:舌面绛红似牛肉状,见于糙皮病。

(4) 裂纹舌:舌面横向裂纹见于 Down 病与核黄素缺乏,纵向的裂纹见于梅毒性舌炎。

(5) 镜面舌:又称为光滑舌。舌头萎缩、舌体较小,舌面光滑呈粉红色或红色,见于缺铁性贫血、恶性贫血、重度营养不良及慢性萎缩性胃炎。

(6) 毛舌:也称为黑舌。舌面敷有黑色或黄褐色毛,见于久病衰弱或长期使用广谱抗生素的患者。

(7) 地图舌:舌面可见形如地图的黄色隆起,边缘不规则,数日即可剥脱并恢复正常。由于地图舌常发生在舌的不同部位,大小与形状多变,又称为移行性舌炎,其发生原因不明,可能由核黄素缺乏引起,多不伴有其他病变。

（8）舌体增大：暂时性舌体增大见于舌炎、口腔炎、舌蜂窝织炎，以及脓肿、血肿或血管神经性水肿等。长时间舌体增大见于黏液性水肿、舌肿瘤、先天愚型(Down)和呆小症。

（9）舌运动的异常：伸舌有细微震颤见于甲状腺功能亢进；伸舌偏向一侧，见于舌下神经麻痹。

6. 青光眼的症状及头颈部异常体征临床见习

（1）症状：眼睛酸胀、头痛、恶心、呕吐等。

（2）体征：视物模糊、视野缺损，严重者可并发视神经萎缩、虹膜萎缩、白内障，甚至失明。青光眼的种类主要有四种：先天性青光眼、原发性青光眼、继发性青光眼、混合型青光眼，不同类型的青光眼在临床表现存在一定差别。

7. 鼻出血异常体征临床见习

（1）单侧多发，见于外伤、鼻腔感染、局部血管损伤或鼻咽癌等。

（2）双侧鼻出血多由全身性疾病引起，如流行性出血热、伤寒等发热性传染病，血小板减少性紫癜、再生障碍性贫血、白血病、血友病等血液系统疾病以及高血压、肝脾疾患、维生素 C 或维生素 K 缺乏等。

（3）若女性发生周期性鼻出血应考虑子宫内膜异位症的可能。

8. 单纯性甲状腺肿的症状及头颈部异常体征临床见习

症状及体征：早期甲状腺呈轻、中度对称性弥漫性肿大，腺体表面光滑，质地柔软，随吞咽上下活动，无压痛。随后在肿大腺体的一侧或者两侧可扪及结节。气管轻度受压通常无症状，受压较重可以引起喘鸣、呼吸困难、咳嗽，开始时在活动时出现，以后发展到静息时也出现。甲状腺向后生长可以压迫食管引起吞咽困难。单侧喉返神经受压可引起声带麻痹、声音嘶哑，双侧喉返神经受压还可引起呼吸困难。甲状腺肿可以压迫颈静脉、锁骨下静脉甚至上腔静脉，可以引起面部水肿，颈部和上胸部浅静脉扩张。甲状腺肿可以压迫膈神经，引起呃逆、膈膨升，很少见。甲状腺肿压迫颈交感神经，引起霍纳综合征，很少见。

9. 甲状腺功能亢进的症状及头颈部异常体征临床见习

（1）症状：疲乏无力、多汗、怕热、易激动、体重下降、腹泻等。

（2）体征：甲状腺对称性弥漫性肿大，随吞咽上下移动，无压痛。可闻及血管杂音，触及震颤。眼征可分为单纯性突眼和浸润性突眼。

前者主要表现为：

① 轻度突眼：突眼度 18 mm 以前；

② Stellwag 征：瞬目减少；

③ Von Graefe 征：眼球下转时上睑不能相应下垂；

④ Mobius 征：表现为集合运动减弱，即目标由远处逐渐移近眼球时，两侧眼球不能适度内聚；

⑤ Dalrymple 征：上眼睑挛缩，眼裂增宽；

⑥ Joffroy 征：上视时无额纹出现。

后者主要与自身免疫因素有关，可表现为畏光、流泪、眼内异物感、复视、疼痛等，双侧眼球突出常不对称，眼睑肿胀不能闭合、眼球活动受限，甚至出现失明。

10. 甲状腺癌的症状及头颈部异常体征临床见习

（1）症状：癌肿增大压迫气管，使气管移位，可产生不同程度的呼吸障碍。癌肿侵犯气管可导致呼吸困难或咯血。癌肿压迫或浸润食管,可引起吞咽困难。癌肿侵犯喉返神经可出现声音嘶哑。交感神经受压则可出现 Horner 综合征。颈丛浅支受侵犯时,患者可有耳、枕、肩等处疼痛。髓样癌除有颈部肿块表现外,因其能产生激素样活性物质(5-羟色胺和降钙素等),还可导致患者出现腹泻、心悸、颜面潮红、多汗和血钙降低等类癌综合征。合并家族史者,可能存在内分泌失调表现。

(2)体征:甲状腺肿大或结节,质地较软、光滑、可活动、邻近无颈淋巴结增大的结节,一般为良性。坚硬、不痛、固定、邻近有颈淋巴结增大的结节,恶性可能性大。乳头状癌和滤泡状癌初期多无明显症状。淋巴结肿大最常见于颈深上、中、下淋巴结,体表可触及。随着病程进展,肿块逐渐增大,质硬,可随吞咽上下移动,吞咽时肿块移动度变小。

11. 小脑幕切迹疝的症状及头颈部异常体征临床见习

(1)症状:剧烈头痛、喷射性呕吐、视神经盘水肿、进行性意识障碍等。

(2)体征:① 早期患侧因受动眼神经刺激导致患侧瞳孔缩小,对光反射迟钝。若后续症状加重,会影响健侧。② 随病情进展,患侧动眼神经麻痹,患侧瞳孔散大。③ 若脑疝进行性恶化,双侧瞳孔散大固定,对光反射消失。

12. 枕骨大孔疝的症状及头颈部异常体征临床见习

(1)症状:剧烈头痛,频繁呕吐,生命体征早期就出现改变,意识障碍或瞳孔出现较晚等。

(2)体征:颈项强直或强迫头位,瞳孔忽大忽小、大小多变。

13. 贫血的症状及头颈部异常体征临床见习

(1)症状:最早和最常见的症状是疲乏、困倦、软弱无力,最突出的症状是皮肤黏膜苍白,还会有心悸、气促、消化不良等表现。

(2)体征:睑结膜变浅,口唇与口腔黏膜苍白。

14. 气管偏移异常体征临床见习

(1)偏向健侧:可见于单侧甲状腺肿大、大量胸腔积液、气胸、纵隔肿瘤。

(2)偏向患侧:肺不张、肺硬化、胸膜粘连等。

四、头颈部体格检查结果的书写范例

[范例一] 正常成人头颈部检查结果

头颅五官无畸形,眼睑无水肿下垂,双侧眼球对称无突出或凹陷,双眼巩膜无黄染,结膜无充血水肿,角膜透明,无上睑挛缩、睑裂增宽。瞳孔等大等圆,直径约 0.3 cm,对光反射灵敏。外耳道无分泌物,双乳突区无压痛。鼻腔通畅,鼻中隔无偏曲,各鼻旁窦区无压痛。唇无苍白,口腔黏膜无出血溃疡,伸舌居中无震颤,咽部无充血,双侧扁桃体无肿大。颈软对称,气管无偏斜,无颈动脉异常搏动,未见颈静脉怒张,肝颈静脉回流征(～)双侧甲状腺未触及。

[范例二] 男性,60 岁,易饥、消瘦、怕热、多汗 1 年余,突眼 7 个月。医疗诊断为“甲状腺功能亢进,Graves 眼病”。该患者头颈部体格检查结果如下:

头颅五官无畸形,眼睑无水肿下垂,双侧眼球突出,以左侧为甚,双眼巩膜无黄染,结膜无充血水肿,角膜透明,Stewllwag 征阴性,无上睑挛缩、睑裂增宽,Von Graefe 征阴性,Joffroy 征阴性,Mobius 征阴性。瞳孔等大等圆,直径约 0.3 cm,对光反射灵敏。外耳道无分泌物,双乳突区无压痛。鼻腔通畅,鼻中隔无偏曲,各鼻旁窦区无压痛。唇无苍白,口腔黏膜无出血溃疡,伸舌居中无震颤,咽部无充血,双侧扁桃体无肿大。颈软对称,气管无偏斜,无颈动脉异常搏动,未见颈静脉怒张,肝颈静脉回流征(一),双侧甲状腺Ⅰ度肿大,边界清楚,质软,无触痛,未闻及明显血管杂音,无震颤。

五、健康评估思维训练

(一)问题引导

结合导入案例分析患者头颈部异常体征口唇发绀,咽部发红,颈静脉充盈明显出现的原因。

(二)思维训练引导

患者具有"咳、痰、喘25年"的COPD反复发作病史,此次因"感冒"急性加重发作入院。COPD患者具有慢性支气管炎及肺气肿的病理改变,体格检查时,患者可有COPD的典型肺部体征。但COPD患者长期慢性咳嗽、咳痰、气喘,随着病情的进展,可累及周围肺小动脉,产生血管炎,血管管壁增厚、管腔狭窄或纤维化,使肺血管阻力增加,产生肺动脉高压。肺动脉高压致右心室收缩期射血阻力增加,尤其是急性加重期,右心失代偿可产生右心衰竭。因此,在体格检查时,患者除了COPD的肺部典型体征外,可能发现肺源性心脏病右心衰竭的异常体征。

1. 视诊时发现　呼吸急促,呼吸频率加快,口唇发绀,咽部发红,颈静脉怒张。患者有慢性气道炎症,累及肺脏,导致肺泡弹性减弱和小支气管狭窄阻塞,引起呼气性呼吸困难。缺氧导致血液中还原型血红蛋白增多,当毛细血管中还原血红蛋白达到5 g/dl以上,皮肤黏膜呈现青紫色,产生口唇发绀症状。患者感染导致炎症,引起咽喉部黏膜毛细血管扩张,导致咽部充血,出现黏膜发红,表现为咽部发红,为上呼吸道感染的表现,是此次急性加重发作的主要诱因。右心衰竭时,右心房容量负荷过重,静脉回流受阻,颈静脉淤血充盈,出现颈静脉怒张。有的患者因为缺氧,导致颅内压升高,可出现球结膜充血。有些患者由于消瘦,剧烈运动或心脏加速代偿,可出现剑突下心脏搏动。

2. 触诊时发现　双下肢可能有凹陷性水肿。右心衰竭引起体循环淤血,毛细血管内静水压增高,组织液回吸收减少,由于重力作用,造成双下肢凹陷性水肿。有些患者随着右心衰加重,体循环淤血程度增大会出现肝大、压痛、肝颈静脉回流征阳性等体征。

3. 叩诊时发现　叩诊时可出现肺部过清音,气喘导致胸廓扩张度增强,肺气肿肺内气体过多,出现肺部过清音。有些患者出现肝大、心脏扩大,叩诊时发现肝下界下移和心界扩大。

4. 听诊时发现　患者心率加快,由于心脏功能减退,心排血量减少导致机体各组织器官供血不足,引起交感神经兴奋,导致心率加快。有些患者可闻及剑突下收缩期或舒张期杂音,提示右心室肥厚和扩大。听诊时有些患者可出现干湿啰音,发生机制与气道炎症有关。当呼吸道发生炎症反应时,支气管平滑肌出现狭窄和痉挛,气流通过相对减少,可出现如同吹哨子的声音,即干啰音。当气道内有分泌物时,会产生大小不等的水泡音,湿啰音。上述的体征和肺源性心脏病引起心脏衰竭和呼吸衰竭的严重程度有关,患者处于缓解期和代偿期时,部分阳性体征可能无法发现。

（三）思考题

1. 罗列异常体征及其临床意义,同时表述正常的体征是什么。

2. 解释颈静脉怒张的发生机制及其临床意义。

六、护理思维训练

（一）护理诊断

1. 气体交换障碍　与气道阻塞、通气不足、呼吸肌疲劳、分泌物过多和肺泡呼吸面积减少有关。

2. 清理呼吸道无效　与无效咳嗽以及分泌物黏稠增多有关。

3. 活动无耐力　与疲劳、呼吸困难、氧供与氧耗失衡有关。

4. 体温过高　与呼吸道感染引起的炎症有关。

5. 潜在并发症　肺性脑病、心律失常、心力衰竭、消化道出血、休克、弥漫性血管内凝血、多器官功能障碍。

（二）护理措施

1. 一般护理　保持病室清洁,维持室温在 $18\sim22\ ℃$,湿度在 $50\%\sim60\%$。保持床单位和皮肤清洁,保持个人卫生。在急性期,患者应绝对卧床休息,可以协助采取舒适的卧位、半卧位或坐位,以减少机体的耗氧量,有利于促进心肺功能恢复,减慢心率和减轻呼吸困难;对于卧床的患者,应定时协助翻身、变换姿势,保持舒适的体位,避免压疮的发生。代偿期根据循序渐进、量力而行的原则,鼓励患者适当活动,活动量以患者不感觉疲劳、症状不加重为度。鼓励患者进行呼吸功能锻炼,提高活动耐力。情况稳定恢复后,鼓励患者进行适当的体育锻炼,主要选择有氧运动,如散步、太极拳等,适当调整运动强度。定期复查,症状加重时,及时就诊。嘱患者天气寒冷时,注意保暖。保持个人卫生,少去人群密集的地方,避免感染。

2. 饮食护理　患者应多吃高蛋白、多维生素、低动物脂肪、易消化的食物及新鲜水果、蔬菜,避免吃生冷、辛辣刺激性食物。少食多餐,食物尽量做到多样化,以流质、半流质、软食为主,少食产气食品,多食瘦肉、鱼蛋和蔬果。鼓励患者多饮水,以防止因便秘、腹胀而加重呼吸困难。避免含糖高的食物,以免引起痰液黏稠。碳水化合物可增加 CO_2 生成量,增加呼吸负担,故一般碳水化合物 $\leqslant60\%$。进餐前后漱口,保持口腔清洁,促进食欲。对于吸烟患者应指导患者戒烟。

3. 对症护理

（1）痰液黏稠者,可遵医嘱给予雾化吸入生理盐水或祛痰药,如溴己新。雾化吸入最适宜的时间是饭前 30 min 或饭后 2 h。保持室内环境干净整洁,湿度 $50\%\sim60\%$。治疗前后保持口腔清洁,一般时间为 $10\sim20$ min。

（2）无效咳痰者,指导其深呼吸及有效咳嗽。协助患者取坐姿或半卧姿势、膝盖弓起,患者双手抱膝;可在胸部和膝间垫一枕头,用双手夹紧,教导患者先深呼吸数次,利用横隔式呼吸的方式将气吸至腹部至无法再吸气时(即呼气末),屏气约 3 s 后,腹肌用力及患者两手抓紧支持物,爆破性发力将痰咳出。必要时用吸痰管插入患者咽喉部,借助吸痰管对局部的刺激引起咳嗽,将痰咳出。时间尽量选择在晨起、睡前或餐后 2 h 后,避免餐后立即排痰。

（3）咳痰无力者,协助其排痰,给予患者胸部叩击和体位引流。应用前后评估患者状态,选择适当的时间,最好在饭前 30 min 或饭后 2 h。

① 胸部叩击:心律失常、气胸、骨折、咯血等患者禁用胸部叩击。患者取坐位或仰卧位,护士站在患者的后方或侧后方,两手手指并拢,用手腕的力量,从肺底自下而上、由外向内,迅速而有节律地叩击胸壁,震动气道,以促进痰液排出,每侧肺叶反复叩击 1～3 min。

② 体位引流:根据病变部位调整患者卧位及姿势进行体位引流。如病变在下叶、舌叶或中叶者,取头低足高略向健侧卧位;如在上叶,则采取坐位或其他适当姿势,以利引流。引流时,嘱病人间歇做深呼吸后用力咳嗽,护士手心屈曲轻拍患者胸或背部,自背下部向上进行,直到痰液排尽。或使用机械震动器,将聚积的分泌物松动,并使其移动,易于咳出或引流。每日 4～5 次,每次 15～30 min。呼吸功能不全、近 1～2 周内大咯血、严重心血管疾病或衰弱不能耐受者禁止应用。

4. 高热护理　首先给予患者物理降温,30 min 后复测体温。若降温无效,则报告医生,遵医嘱给予药物治疗。观察高热患者的体温以及生命体征变化,建议每隔 4 小时用体温计给高热患者测量体温以及血压。保持室内空气新鲜,及时为患者更换衣物。高热患者给予清淡、易消化流质饮食,减轻肠道负担。定时适量补充水分,防止脱水。

5. 氧疗护理　呼吸困难伴低氧血症者,遵医嘱给予氧疗。一般采用鼻导管持续低流量吸氧,氧流量 1～2 L/min,防止因吸入氧浓度过高而引起二氧化碳潴留。妥善固定鼻导管,防止导管脱落与阻塞,防止患者面部压力性损伤。吸氧时每 15～30 min 巡视一次,保证氧疗的安全、通畅、有效,并指导患者用鼻呼气。若吸氧仍不能有效改善缺氧或 $PaCO_2$ 进行性增高,可用呼吸机供氧,浓度不宜超过 60%。提倡长期家庭氧疗,教给患者及其照顾者相关护理知识,并指导其正确使用呼吸机。

6. 呼吸功能锻炼

（1）缩唇呼吸:嘱患者取舒适体位,如坐位或卧位。身体放松,用鼻深吸气,吸气时使膈肌尽量下移,吸至不能再吸时稍屏气 2～3 s,再用口呼气。呼气时,口唇呈吹口哨状,缓慢呼气,吹出气体能使距离口唇 30 cm 处等高的蜡烛火焰随气流倾斜、不熄灭。呼气时还可以用双手按压肋下或腹部,收缩腹肌,使气呼尽。练习频率为 8～10 次/分,持续5～15 min,练习时间、频率、次数根据患者耐受能力调整。

（2）腹式呼吸:患者取直立位(体弱者可取半卧位或坐位,两膝半屈或膝下垫小枕,使腹肌放松),左、右手分别放在腹部和胸前。全身肌肉放松,静息呼吸。全身放松,用鼻子深吸气至不能再吸气,用口慢慢呼气。吸气时,腹部鼓起,呼气时收腹。

（3）其他:有条件者可以采用呼吸训练器进行锻炼;耐受能力较好的患者可以采用吹气球、呼吸体操、徒手上肢训练等锻炼方法。

7. 用药护理　遵医嘱给予患者支气管扩张剂、抗炎药、镇咳祛痰药等,并监测其不良反应。使用支气管扩张药如异丙托溴铵、沙丁胺醇、氨茶碱,应观察患者是否出现头晕、恶心、呕吐、心律失常等药物副作用。在使用糖皮质激素前,与患者进行充分沟通,告知药物禁忌以及不良反应,积极引导患者,消除患者顾虑。患者服用镇咳药,如可卡因应密切监测患者呼吸情况,防止因抑制咳嗽反射加重呼吸道梗阻。对于痰液不易排出,遵医嘱用盐酸氨溴索、溴己新等祛痰药者,指导患者正确排痰方法。帮助患者掌握吸入治疗方法,告知其相关注意事项,以及意外处理方法。

8. 病情观察　注意患者的神志状态,观察患者咳嗽、咳痰、呼吸困难以及皮肤程度,评估记录痰液的颜色、量以及气味等。监测动脉血气分析和水、电解质、酸碱平衡情况。氧疗前后进行评估,患者症状是否有所缓解,如呼吸困难减轻、呼吸频率减慢、发绀减轻、心率减慢、活动耐力增加等。

9. 心理护理 安慰鼓励患者,缓解患者紧张情绪,避免加重病情。患者状况稳定后,给患者讲解相关知识,向其解释病情、治疗、检查方面的情况,给予患者治疗信心。与患者及其照顾者共同制订康复计划,帮助其出院后居家护理,增强患者对工作人员的信任。关注患者的心理状况及情绪,给予患者适当心理疏导,改善患者不良情绪。鼓励患者与家人和病友沟通交流,提高社会支持程度。

（三）护理操作

面罩吸氧法

【操作目的】

1. 纠正各种原因造成的缺氧状态,提高动脉血氧分压（PaO_2）和动脉血氧饱和度（SaO_2）,增加动脉血氧含量（CaO_2）。

2. 促进组织的新陈代谢,维持机体生命活动。

【评估】

1. 评估患者的病情、年龄、意识状况、心理状态、合作程度等。

2. 评估患者的缺氧程度、鼻腔黏膜及有无分泌物堵塞等。

3. 评估用物是否齐全,完好;供氧装置是否完好,氧气筒是否有充足氧气。

4. 评估周围有无烟火及易燃物。

【准备】

1. 患者 患者及家属了解吸氧目的、方法、注意事项及配合要点,体位舒适。

2. 护士 衣帽整洁、修剪指甲、洗手、戴口罩。

3. 用物

（1）治疗车上层:氧气装置一套、湿化瓶内放湿化液,流量表、治疗盘内放小烧杯（内盛冷开水）、弯盘、面罩、纱布、棉签、胶布、镊子、手电筒。治疗盘外放扳手、用氧记录单、笔、标志。

（2）治疗车下层:锐器盒、医用垃圾桶、生活垃圾桶。

4. 环境 空气温度适宜、光线充足、环境安静、远离火源。

【操作步骤】

1. 装表

（1）氧气筒供氧（一吹尘、二上表、三拧紧、四检查）:检查氧气筒及各部件,打开总开关,清洁气门,迅速关好总开关;氧气表略后倾接于气门上用手初步旋紧,再用扳手加固使表直立。

（2）接湿化瓶。

（3）查流量表是否关好→开总开关→开流量表,检查各衔接部位是否有漏气,氧气流出是否通畅,关流量表,将氧气筒推至床边。

（4）备齐用物至床旁,核对患者,解释操作方法以取得患者合作。

（5）检查氧气装置各部件,流量表与湿化瓶连接紧密。

（6）将流量表接头插入墙上氧气出口,并对齐各固定孔,用力插入。

（7）向外轻轻拉接头,证实已接紧。

2. 打开流量开关,调节流量,检查连接接头处是否漏气,氧气流出是否通畅。

3. 给氧　氧流量5~12 L/min。打开氧气流量表,调节氧流量,将面罩置于患者口鼻部,松紧带固定好。

4. 记录　在记录单上记录给氧时间、氧流量、患者反应。

5. 观察　缺氧症状、实验指标、氧气装置有无漏气并且是否通畅、有无氧疗不良反应。

6. 停止用氧　先取下面罩,再关氧气流量表,卸表。

7. 安置患者　体位舒适。

8. 将氧气筒推至指定地点,氧气筒必须挂"空"或"满"标志。

9. 终末处理。

10. 洗手、记录。

【评价】

1. 熟练安装、使用氧气表及其附件。

2. 湿化液配制及氧流量调节符合病情需要。

3. 佩戴面罩时松紧带固定良好且患者无不适。

4. 用氧效果好,各缺氧状况有所改善。

【注意事项】

1. 用氧前检查氧气装置有无漏气,是否通畅。

2. 注意用氧安全,切实做好四防:防火、防油、防热、防震。

3. 使用及停用氧气时严格执行操作程序,使用氧气时,先调后用,停用氧气时,先拔后关。

4. 使用过程中,观察患者缺氧改善情况。排除影响用氧效果的因素,按需调节流量;中途停止或改变流量时,先分离鼻导管与湿化瓶连接处,调节好后再接上,防止大量氧气突然冲入呼吸道而损伤肺组织。

5. 氧气筒内氧气不可用尽,压力表将至5 kg/cm³ 时即不可再用。

6. 湿化瓶需每日更换消毒,添加蒸馏水时应先将瓶内残余的水倒掉。

7. 常用湿化液用灭菌蒸馏水,急性肺水肿用20%~30%的乙醇。

8. 对未用完或已用完的氧气筒,应分别悬挂"满"或"空"的标志,既便于及时更换,也便于急用时搬运,提高抢救速度。

七、知识拓展

轴辐节点模式

轴辐节点模式(The Spoke-Hub-and-Node Model)是一种以患者病情风险和复杂性为导向的系统护理方法。其要求护理组织与初级保健部门合作,将基于社区的多学科团队卫生保健专业人员和专科护理高度整合,使医疗保健专业人员协同工作以提供以患者为中心的高质量集中护理。

《中国居民营养与慢性病状况报告(2020)年》指出,我国人口老龄化程度正持续加深,以高血压、糖尿病、慢性阻塞性肺疾病为主的多种慢性病发病率不断上升,多病共存的老年患者越来越多。当前,国内外许多医疗机构在慢性病护理方面,提倡对慢性病患者进行多团队协作的综合护理。综合护理的定义是通过管理和提供保健服务,使人们能够获得健康促进、疾病预防、诊断、治疗、疾病管理、康复和姑息治疗服务。综合护理体现在将不同级别和地点卫生保健场所的关键部分结合，根据患者的特点，为有需求的患者提供适当的护理。

轴辐节点模式是在集中星型模式（Hub-and-Spoke Model）基础上进行改进的新型护理模式，更符合综合护理的要求，目前应用于慢性肾病、癌症等慢性病。集中星型模式是将患者直接由低级门诊转至更大的三级医院，此种模式较为松散，存在一些缺陷。轴辐节点模式则是将多学科卫生保健人员和多种卫生保健设施、场所进行整合，如诊所、专科护士、药剂师、姑息治疗团队、远程监控和医生等，将护理工作沿着一个连续体组织起来。根据不同目的，设立三个级别的医疗场所，分别为"辐条""中心""节点"。在诊疗时，根据患者病情风险和复杂性，采用适当的评估工具（如纽约心脏协会功能分类、国际居民评估工具评估系统）对患者病情进行分层（高风险、中风险、低风险），从而分流至对应级别的场所。这个系统的优点是在三个级别之间建立通信，使用共享的电子医疗记录，并尽可能提供接近患者家庭的最佳护理。

患者护理内容将根据复杂性和风险的变化而随时变化。系统中固有一套预先制订好的转诊和风险分层标准：① 低风险：危险因素控制良好，病因确定，仅需要更换药物的低风险患者可以在离家近的"辐条"医疗场所中得到照护。一般由初级保健医生负责，并需要护士对患者及其照顾者进行健康教育，并根据其需求进行定期随访。② 中风险：中风险患者需要由"中心"场所提供更复杂的护理，由社区诊所或医院内多学科团队中的专家（内科医生、疾病专家或有经验的初级保健医生）提供照护，通常可以在患者家附近得到救助。此场所医护人员需要注重提升自身水平，以确保完成相应工作。专业人员需要能够确定患者发病原因，并对现有循证疗法的回顾，对患者进行适当照护、优化更换药物、患者健康教育和随访。③ 高风险："节点"场所需要为高风险患者提供最复杂的护理，提供专门的多学科方案治疗和护理患者。专科医生可以使用全方位的诊疗方法及设备，对患者进行救护，实行复杂的药物治疗方案。

一般来说，70%～80%的慢性患者可以在第一级（辐条）中得到救治和护理。诊所能够治疗管理大多数低风险患者，并且可以对患者进行持续监测。这样既可以适应人口增长需求，又可以实现患者过渡期护理的延续性。若一个心力衰竭患者是 NYHAI Ⅱ级症状，可以在社区开始用药，慢性护理基本需求在"辐条"中可以得到满足，并能够从"中心"医疗场所获得其他支持和咨询，以优化用药。若有需要，可以在"节点"进行更复杂的诊断检查。若患者突然发生急性心力衰竭恶化，由于距离问题和病情严重程度，可立即在"中心"场所进行救护；之后，根据需求转移到"节点"，得到更高级治疗。此外，患者出院初期病情容易复发，可能需要经常到"中心"医院进行治疗。当病情稳定后，患者可以进入"辐条"医院继续后续治疗护理，更有利于患者出院后康复。此种模式可以将护理转移到社区，最大限度地缓解大型医院床位拥挤情况，节约医疗成本，提高医疗效益，同时保持最佳护理。

在轴辐节点模式内的医务人员之间可以共享患者信息，根据患者的需求和喜好及时对患者进行随访，这涉及患者护理、无障碍会诊、"节点"团队建设等问题，这将改变目前由初级保健医生和全科医生主导照护大多数患者的护理工作情况。实现此模式需要在初级保健系统中培养训练有素的专业人员，以支持"辐条"和"节点"护理。使用轴辐节点模式能够实现护理连续性，如正在使用的多学科护理诊所模式——记忆诊所模式，提供了关于初级保健能力建设的建议。记忆门诊团队通常由 1 名初级保健医生、2～3 名护士和 1 名社会工作者组成。一个老年病专家与每个诊所相配对，提供咨询服务。团队成员使用标准评估方法确定患者和护理人员的需求，并协同工作以解决药物和疾病具体问题。这一举措提高了患者和护理人员的满意度，且研究结果表明高质量护理可以减少患者专家咨询需求。

轴辐节点模式可以让专业人员通过继续教育、持续实践来保持自身专业水平，也可以加强多团队工作间联系，提供团队合作机会，有助于建立团队间的信任。随着慢性病患者不断增加以及社会经济变化，这一模式有助于解决患者"就医难"问题，有助于提升医疗护理水平，减轻医疗系统负担，存在一定参考价值。

八、榜样的力量

梁季华（女，1916—2001，第 30 届南丁格尔奖获得者）

主要事迹：1916 年出生于广东，青年时期曾就读于光华医院附属护士学校。毕业后，她投入了一生热爱的护理事业。1939 年 10 月，她来到广州市红十字会救护站工作，从此开始投入到抗日战争和解放战争期间的战伤人员和平民群众的救护工作中。1943 年日本侵略军轰炸广州，医院被炸，医生护士数人伤亡，她没有畏惧，仍然奋不顾身地去救护伤员；解放前夕国民党军队炸海珠桥，她又勇敢地参与到救治受伤群众的一线。1951 年，她响应中国红十字总会的号召，参加了志愿军医疗队奔赴朝鲜前线，负责建立 171 军战地医院及组织救护伤员的工作。梁季华同志有着参加抗日战争、解放战争、抗美援朝战争的伤员救治的传奇经历。1985 年，她获得了国际红十字会授予护士的最高荣誉——"南丁格尔奖"，使她成为中国第二位、广东省首位国际南丁格尔奖章获得者。

滕丽萍　孙　郡

训练三　体格检查（胸廓、肺脏）

学习目标

知识要求：

1. 掌握　胸部体表标志的部位。胸廓和乳房检查的内容、顺序及方法。

2. 熟悉　胸部体表标志的临床应用。胸廓和乳房检查的正常表现及常见异常体征的表现。

3. 了解　胸廓和乳房异常体征的发生机理。

技能要求：

1. 能够在胸部找到体表标志的正确位置。用胸部标志描述检查发现体征的部位。

2. 能运用胸廓和乳房检查的顺序和方法对被检查者进行完整、正确的检查，检查时能够注意保护被检查者的隐私。

3. 能初步应用检查的技巧和相关的知识辨别常见的异常体征，主动地应用评判性思维对异常体征进行分析。

训练流程

1. 问诊思维训练。

2. 胸部体格检查。

3. 胸部体格检查结果的书写范例。

4. 健康评估思维训练。

5. 护理思维训练。

一、导入案例和问诊思维训练

患者李某某，女性，45岁，自幼患有支气管哮喘，成年后偶有发作，3日前因观赏桂花而气喘发作。今因胸闷、气急、咳嗽加重入院。现责任护士小张对该患者进行入院评估，重点进行了肺脏体格检查。

问诊思维训练

1. 询问患者的一般资料，包括姓名、年龄、职业等。

2. 重点询问患者气喘症状。包括症状发生的诱因，症状发作时的情况，尤其是气喘导致呼吸困难的程度，气喘的发作时间、频率，症状如何才能缓减。如果症状需使用药物才能缓解，应该询问药物名称、用量、缓解所需的时间。

3. 重点询问患者的药物和食物过敏史、哮喘的家族史。哮喘的发病与变态反应有关,药物和食物过敏史可为哮喘的原因分析提供线索。另外,哮喘往往有一定的遗传倾向。

二、训练准备

(一)用物准备

听诊器、检查床、小毯子、洗手液。

(二)环境准备

检查室光线明亮,环境安静,室内温度适宜胸部皮肤的暴露,暴露部位检查时有屏风或床帘遮掩。

(三)被检查者准备

被检查者情绪稳定,知晓本次检查的内容和目的,明确知道胸部检查需暴露胸部皮肤,可以向检查者提出保护隐私的具体要求。在检查时能够配合检查,了解检查。过程中如感到不适,能及时告知检查者。被检查者可根据个体的耐受度取卧位、坐位及站立位。

(四)检查者准备

衣帽整齐清洁,仪表大方。检查前需检查听诊器等用具及各种配件是否完好干净。检查前需清洁双手,保持双手温暖,双手没有饰物,指甲修剪整洁。检查者需向被检查者告知自己的姓名,解释本次检查的内容和目的以及胸部检查需暴露胸部皮肤的原因,告诫被检查者需及时表达不适感等主观感受。询问被检查者对保护隐私的具体要求。

三、胸部体格检查内容

主要学习胸部的体表标志与胸壁、胸廓、乳房的检查;学习肺部视诊、触诊、叩诊、听诊的方法。先由老师作示教,然后同学两人一组先后轮流互相检查并记录检查结果。相互体格检查熟练后,4～5人组成一个训练组,采用小组训练的方式利用心肺检查人机互动系统和乳房触诊模型学习异常体征的检查。

学习胸部体表标志时需用钢笔在胸廓上画出前胸部、后胸部和侧胸部的骨性标志与自然陷窝、划线及分区。并应用骨性标志准确地数出第几肋骨与第几肋间隙及第几胸椎棘突。

利用心肺检查人机互动系统学习时,在学习软件中选择不同的异常体征,然后仔细学习每个异常体征检查时的特点,并组织小组讨论如何辨别异常体征与正常表现之间的差异。

应用乳房触诊模型学习时,比较正常乳房和异常体征间的差异,通过训练感知不同异常体征间的特点和差异。

在进行检查训练时,用胸部标志正确地描述检查时发现体征的部位。

(一)胸部体表标志

1. 前胸部

(1)骨性标志与自然陷窝:胸骨上切迹、胸骨角、剑突、肋骨、肋间隙、腹上角、胸骨上窝、锁骨上窝、锁骨下窝。

① 右手的食指、中指并拢从胸骨切迹开始紧贴胸骨柄由上向下滑动。

② 触到胸骨柄与胸骨体之间的明显凸起即为胸骨角,与之相连的为第二肋软骨(图3-1)。

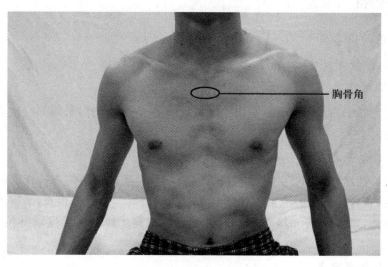

图3-1 胸骨角定位

(2) 划线及分区:前正中线(胸骨旁线)、左(右)锁骨中线、左(右)胸骨线、左(右)胸骨旁线。

2. 后胸部

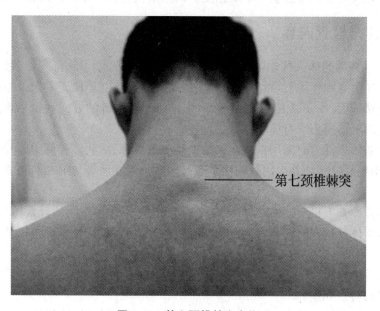

图3-2 第七颈椎棘突定位

(1) 骨性标志与自然陷窝:肩胛骨、脊柱棘突、肋脊角、肩胛上区、肩胛下区、肩胛间区。

① 嘱被检查者做下颌贴近胸部的动作。

② 右手的食指、中指并拢,沿后正中线由上向下触诊,在颈部触到的最明显的棘突

(图 3 - 2)。

(2) 划线及分区:左(右)肩胛线、后正中线。

3. 侧胸部

(1) 自然陷窝:腋窝。

(2) 划线及分区:左(右)腋前线、左(右)腋中线、左(右)腋后线。

4. 注意事项　学习胸部体表标志的检查时,主要采用视诊和触诊的检查方法。胸骨角的触诊是进行肋骨计数的重要方法。检查后胸部的体表标志时,嘱被检查者取坐位或站立位,双手抱于胸前进行检查。

(二) 胸廓、胸壁

1. 胸廓　检查胸廓大小和形状(测量胸廓的左右径、前后径,然后计算左右径和前后径之间的比值),观察胸廓左右是否对称,肋间是否饱满或凹陷,测量腹上角的大小。

(1) 检查者平举双手,测量胸廓的左右径。

(2) 检查者站于被检查者的一侧,检查者平举双手,测量胸廓的前后径。

2. 胸壁　观察胸壁有无静脉曲张、高出皮肤的皮下气肿;触诊检查有无皮下气肿(捻发感、握雪感);能否触到肿块(如果触到肿块,用笔记录肿块的部位、大小、形状、硬度、活动度、与周围组织的粘连情况及是否有压痛);胸壁局部是否有压痛(如果有压痛,需记录具体的部位、范围);胸骨是否有叩击痛。

3. 乳房　观察双侧的乳房是否对称,双侧的乳头是否在同一水平,乳头有无内陷、隆起(如果有溢液,需记录溢液的颜色、性状和量)及乳头、脱屑、裂纹、糜烂,乳房皮肤有无红肿、橘皮样变、溃疡。触诊检查乳房是否有结节(如果触到结节,用笔记录其部位、大小、形状、硬度、活动度、与周围组织的粘连情况,周围淋巴结、结节是否有压痛),检查双侧腋窝、锁骨上窝、颈部淋巴结是否肿大(图 3 - 3)。

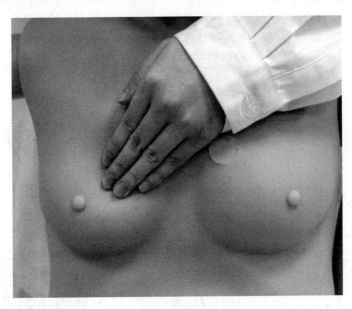

图 3 - 3　乳房检查

(1) 被检查者取坐位且双手高举或叉腰,检查者行视诊检查局部皮肤有无凹陷。

（2）被检查者取仰卧位,检查者沿虚线方向行单手触诊法检查乳房有无结节。

4. 注意事项　学习胸廓、乳房的检查时,主要采用视诊和触诊的检查方法。乳房的触诊有单手触诊法和双手触诊法。触诊时由浅入深,同时按触诊顺序滑行,动作要连贯,切忌触诊手指离开皮肤。不能用手指抓捏的方法进行乳房触诊。

（三）肺脏

1. 视诊　呼吸以何种形式为主,呼吸的频率,呼吸的节律,呼吸的深度,呼吸的动作双侧是否对称,有无呼吸困难的表现(图 3-4)。

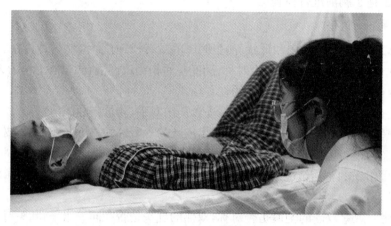

图 3-4　肺脏视诊

2. 触诊　胸廓扩张度、语音震颤两侧是否对称、有无增强或减弱、有无胸膜摩擦感。

（1）胸廓扩张度:双手手掌贴紧双侧胸壁对称的部位,双手大拇指相对并指向胸骨,且大拇指指端与胸骨间的距离相等。嘱被检查者呼吸,在胸廓扩张时观察双手拇指远离胸骨的距离是否相等。检查顺序先为胸廓上部,然后检查胸廓中部,最后检查胸廓下部(图 3-5)。

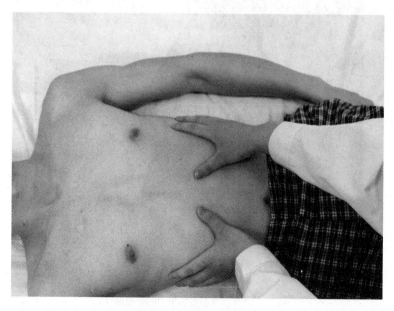

图 3-5　胸廓扩张度检查

① 胸廓扩张度检查(胸廓上部)。

② 胸廓扩张度检查(胸廓中部)。

③ 胸廓扩张度检查(胸廓下部)。

(2)语音震颤:嘱被检查者发出响度、强度、长短一致的"1"音,检查者按上述胸廓扩张度的方法进行检查(图3-6)。

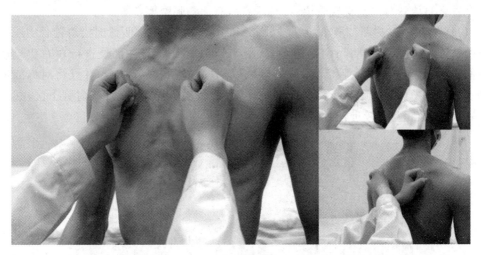

图3-6 语音震颤检查

3. 叩诊 比较两侧叩诊音(清音、浊音、实音、过清音、鼓音),肺下界,呼吸移动度。

(1)胸部叩诊音:首先叩前胸部,其次叩侧胸部和后胸部,前胸部叩诊从第1肋间由上往下叩,并且左右对称部位相互比较进行叩诊,只能叩肋间隙(图3-7)。用图示表述正常前胸部可以叩到的叩诊音。侧胸部叩诊只能叩肋间隙。后胸部叩诊的方法同前胸部。

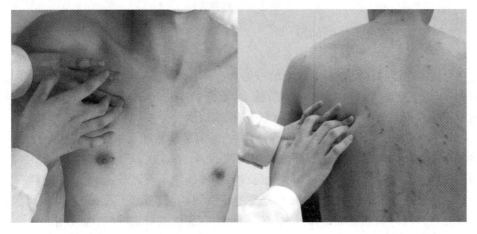

图3-7 胸部叩诊

(2)肺下界叩诊:嘱被检查者平静呼吸,分别在锁骨中线、腋中线、肩胛下线叩出清音变成浊音的肋间,用笔标记,应用骨性标志确认是第几肋间。正常人的肺下界为锁骨中线第6肋间、腋中线第8肋间、肩胛下线第10肋间。

（3）呼吸移动度的叩诊：叩出平静呼吸的肺下界 A 后，嘱被检查者深呼气，从肺下界 A 由下往上叩出深呼气的肺下界 B，嘱被检查者深吸气，从肺下界 A 由上往下叩出深吸气的肺下界 C，测量 B 与 C 之间的距离。正常人的肺下界移动度为 6～8 cm。

4. 听诊　比较两侧相对区域呼吸音，注意其性质（正常呼吸音、病理性呼吸音）、强度变化（如增强、减低、消失）；啰音（干啰音：包括哮鸣音；粗、中、细湿啰音即大、中、小水泡音；捻发音）；语音、传导（支气管语音、耳语音），有无胸膜摩擦音等。

（1）听诊顺序：先听前胸部，后听侧胸部和后胸部。前胸部听诊时沿着锁骨中线和腋前线，从锁骨上窝、第 1 肋间由上往下听（图 3-8），并且将对称部位进行左右比较性听诊；侧胸部则沿着腋中线、腋后线，从上部往下部进行侧胸部的听诊，并且将对称部位进行左右比较性听诊；后胸部听诊从肩胛上区开始，依次听诊肩胛间区、肩胛下区，并且将左右对称部位相互比较进行听诊（具体的部位和顺序同后胸部叩诊）。

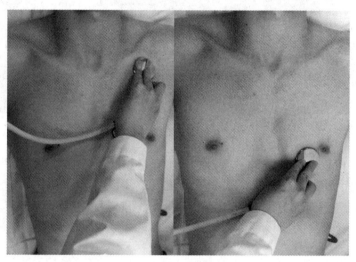

图 3-8　胸部听诊

（2）听诊器听诊头置于肋间隙。

5. 注意事项

（1）胸部叩诊时被检查者可取坐位或卧位。叩诊前胸部时，嘱咐被检查者胸部稍向前挺起，叩诊侧胸部时，被检查者应双臂抱头，充分暴露肋间隙；叩诊后胸部时，嘱咐被检查者双手交叉抱肩，同时低头和身体前倾，使得双肩胛骨外展，便于听诊。

（2）叩诊有间接叩诊法和直接叩诊法两种，除肩胛间区叩诊扳指与脊柱平行外，一般叩诊扳指都与肋间隙平行。同一部位的叩击次数为 2～3 次，不同部位间叩诊时应采用同等强度叩诊。改变叩诊部位时，动作要流畅，时间间隔不可过长，否则会影响判断。

（3）每个听诊部位需听诊 1～2 个完整的呼吸周期，当听诊音不易辨别时，可以让被检查者做张口深呼吸或咳嗽动作。也可以通过胸廓起伏来辨别呼气、吸气相。

（四）人机互动学习

1. 人机互动体征内容　人机互动学习需借助高智能数字网络化体格检查教学系统完成，该系统完全软件化设置，并且提供多种教学方式，包括：全体同步教学，学生自己练习和复习，教师与学生呼叫对讲，网络联机考试（随机生成考题或选择教师生成考题），班级管理，成绩查询。学生通过本环节的反复训练后可以熟悉地识别一些肺脏听诊的异常体征,为下一步的临床见习奠定基础。

2. 具体方法　首先学习系统中正常胸部体格检查的特点,了解正常情况下胸部体表标志、胸廓外形、呼吸运动、乳房其他情况等视诊特点,听诊正常呼吸音、有无干湿啰音、有无胸膜摩擦音等听诊特点,叩诊胸部肺脏大小、位置及叩击特点,触诊胸廓扩张度、语音震颤、有无胸膜摩擦感等其他触诊特点。重点进行胸部听诊。了解肺脏不同部位正常呼吸音。在掌握正确的听诊顺序及方法后,进行病理状态的操作,包括病理性呼吸音、呼吸音强度的变化、干啰音如哮鸣音、湿啰音如水泡音、捻发音、胸膜摩擦音等。

根据不同系统的指示进行模型设置,按照胸部视—触—叩—听诊的顺序,进行体格检查。听诊过程中,掌握胸部听诊顺序,学会区分胸部不同部位的声音特点以及正常状态和异常状态的区别。

3. 肺脏听诊异常体征的辨别

(1) 异常的呼吸节律:注意分辨潮式呼吸(陈-施呼吸,Cheyne-Stokes Breathing)、间停呼吸(比奥式呼吸,Biots Breathing)的节律特点,比较这两种异常的呼吸节律和正常规整的呼吸节律有何差异。用呼吸节律图对上述两种异常的呼吸节律进行记录。

(2) 异常呼吸音:注意分辨呼吸音延长,粗糙呼吸音,断续性呼吸音特点,比较上述异常呼吸音和正常呼吸音间有何差异。仔细分辨吸气相和呼气相。

(3) 附加音:注意分辨干啰音、湿啰音和胸膜摩擦音的听诊特点。仔细分辨上述三种附加音与呼吸的关系,以及它们在吸气相、呼气相的差异。

① 干啰音:分辨鼾音(一种高调的干啰音)和哨笛音(一种低调的干啰音)在听诊部位、听诊特点上的差异。

② 湿啰音:分辨粗湿啰音、中湿啰音、细湿啰音在听诊部位、听诊特点上的差异。

4. 注意事项

(1) 进行异常体征听诊训练时,需结合学生间互查的方式,反复和正常的听诊结果进行比较。

(2) 对有疑惑的异常体征,可以利用高智能数字网络化体格检查教学系统中的知识讲解功能进行回顾性复习。

(五) 临床见习

学生符合下述三个条件后方能进入临床见习环节。第一,学生通过互查能够单独熟练正确地进行胸廓、乳房、肺脏体格检查;第二,学生通过人机互动学习后能够熟悉地辨别肺脏体格检查的异常体征;第三,学生在对被检查者实施体格检查时能够主动沟通,并且注意保护被检查者的隐私。临床见习时,临床指导教师选择典型的异常体征进行示范性带教,然后4~5位学生组成一组,分组开展临床见习。教师需为每组学生提供临床真实的病人或标准化病人,教师向学生介绍患者或标准化病人的病史情况后,由一位学生在教师的指导下对患者或标准化病人进行体格检查,口头表述发现的异常体征,其他学生进行纠正和补充。临床见习结束前,带教教师进行点评。临床见习结束后,每位学生需撰写临床见习报告,教师需对每组学生的表现进行综合评价。

1. 异常胸廓的临床见习:桶状胸、扁平胸、佝偻病胸。

2. 胸壁异常体征的临床见习:皮下气肿、胸壁静脉曲张。

3. 乳房异常体征的临床见习:乳房皮肤的改变、乳房结节,重点见习乳腺癌的体征。

4. 气胸的症状及肺脏异常体征的临床见习

（1）症状：突发剧烈的胸痛，呼吸困难。

（2）体征：患侧胸部饱满，患侧胸廓扩张度减弱或消失，患侧语音震颤减弱或消失，叩诊呈鼓音，呼吸音减弱，语音共振减弱或消失。

5. 大叶性肺炎的症状及肺脏异常体征的临床见习

（1）症状：发热、咳嗽、咳痰、胸痛等。

（2）体征：胸廓对称，患侧胸廓扩张度减弱，语音震颤患侧增强，患侧叩诊呈浊音，患侧呼吸音减弱，患侧可闻及湿啰音，患侧语音共振增强。

6. 慢性阻塞性肺气肿的症状及肺脏异常体征的临床见习

（1）症状：咳嗽、咳痰、气喘。

（2）体征：桶状胸，双侧胸廓扩张度减弱，语音震颤双侧减弱，肺部叩诊呈过清音，双肺呼吸音减弱，伴或不伴啰音，语音共振减弱。

7. 胸腔积液的症状及肺脏异常体征的临床见习

（1）症状：咳嗽、咳痰、气喘。

（2）体征：患侧胸部饱满，患侧胸廓扩张度减弱，患侧语音震颤减弱或消失，患侧肺部叩诊呈实音，患侧呼吸音减弱或消失，无啰音，语音共振减弱。

四、胸部体格检查结果的书写范例

［范例一］正常成人胸部检查结果如下：

胸廓两侧对称，呈椭圆形，前后径和左右径之比为 1∶1.5。胸壁无静脉曲张、无皮下气肿、无压痛和叩击痛。双侧乳房对称，双侧乳头平齐，位于第四肋间锁骨中线上，乳头无内陷、无溢液、无脱屑、无裂纹、无糜烂，乳房皮肤无红肿及溃疡，未触及包块。以胸式呼吸为主，18 次/分，节律规整。双侧胸廓扩张度对称，无减弱或增强；双侧语音震颤对称，无增强或减弱；无胸膜摩擦感。肺部叩诊音呈清音。双肺呼吸音清，未闻及干湿啰音及胸膜摩擦音。

［范例二］男性，70 岁，反复咳痰喘 20 年，症状加重一周。医疗诊断为"慢性支气管急性发作，慢性阻塞性肺病"。该患者胸部体格检查结果如下：

桶状胸，肋间隙增宽，吸气时呈"三凹征"。胸壁无静脉曲张、无皮下气肿、无压痛和叩击痛。双侧乳房对称，双侧乳头平齐，位于第四肋间锁骨中线上，乳头无内陷、无溢液、无脱屑、无裂纹、无糜烂，乳房皮肤无红肿及溃疡，未触及包块。以胸式呼吸为主，24 次/分，节律规整，端坐位呼吸。双侧胸廓扩张度减弱；双侧语音震颤对称减弱；无胸膜摩擦感。肺部叩诊音呈过清音。呼吸音减弱，双肺可闻及大量干啰音，双肺底可闻及细湿啰音，未闻及胸膜摩擦音。

五、健康评估思维训练

（一）问题引导

结合导入案例分析患者支气管哮喘发作时肺脏检查可能出现的异常体征。解释案例中没有发现患者有异常体征的原因。

（二）思维训练引导

支气管哮喘发作时，小气道出现广泛的痉挛，这种病理生理改变累及了双侧肺脏。

因此,在肺脏体格检查时,可以发现双侧肺脏均有异常体征。

视诊时发现:呼吸急促,呼吸频率加快,呼气性呼吸困难,严重者可出现口唇发绀。有的患者因为反复发作,逐年加重,导致了肺气肿的发生,可出现桶状胸。有的患者患病时间短,或者药物控制良好,发作次数少,发作时程度轻,尚没有发展到肺气肿阶段,所以胸廓形态正常。

触诊时发现:气喘导致胸廓扩张度增强,由于病变累及双侧肺脏,因此双侧呼吸动作对称。触觉语颤双侧对称。由于哮喘发作时,小气道痉挛,导致肺泡内气体排出不畅,肺泡含气体增多,肺组织的密度下降,所以可以出现语颤减弱的体征。胸膜摩擦感是胸膜炎的体征,所以没有胸膜炎的哮喘患者不出现该体征。

叩诊时发现:叩诊时可出现过清音,发生的机制和上述触觉语颤减弱的机制是一致的。

听诊时发现:听诊时可出现哮鸣音,发生机制与支气管痉挛有关,气体通过痉挛的气道,气体发生湍流,产生了哮鸣音。上述的体征和哮喘发作时气道痉挛有关,当无气道痉挛,哮喘没有发作时,一系列的阳性体征将无法发现。

(三)思考

临床上大叶性肺炎患者常出现发热、胸痛,有部分患者有咳嗽。需对患者进行肺脏的体格检查,视、触、叩、听是必须完成的内容。在大叶性肺炎的实变期,肺脏病变部位的叩诊音为什么会出现实音? 在疾病的什么时期,病变部位的叩诊音可能会出现浊音?

六、护理思维训练

(一)护理诊断

1. 气体交换受损:与支气管痉挛、气道炎症、气道阻塞有关。

2. 知识缺乏:缺乏哮喘相关知识。

3. 有体液不足的危险:与哮喘反复咳嗽有关。

(二)护理措施

1. 一般护理　提供安静、舒适,温度、湿度适宜的环境,湿度在 $50\% \sim 60\%$,室温维持在 $18 \sim 22\,℃$,避免花草、地毯、皮毛、烟及尘埃飞扬等诱因。安抚病人,防止病人情绪激动。根据病情提供舒适体位。向病人介绍哮喘的基本知识,帮助寻找并避开过敏原,指导安排生活起居。告知病人及其家属应保持室内空气新鲜,不放花草,不饲养猫、狗、鸟等动物,不使用地毯、羊毛毯、羽毛枕,以及不穿羽绒衣;经常打扫房间,清洗床上用品。

2. 对症护理

(1)鼓励病人饮水,饮水量 $>2\,500\ ml/d$,以补充丢失的水分。

(2)呼吸困难者可给予鼻导管低流量、持续湿化吸氧,改善呼吸。

3. 用药护理

(1)遵医嘱使用支气管解痉药物和抗炎药物,尽量不用可能诱发哮喘的药物,如阿司匹林、吲哚美辛、普萘洛尔等。

(2)指导病人正确使用吸入剂,提高治疗效果。吸药后应立即漱口、洗脸,以防口咽部真菌感染。静脉注射氨茶碱时,速度不宜过快,注射时间 10 分钟以上。目的是防止中毒症状发生。应用糖皮质激素,全身用药时,应注意肥胖、糖尿病、高血压、骨质疏松、消化性溃疡等不良反应。

4. 饮食护理　给予营养丰富、高维生素、清淡流质或半流质饮食,多吃水果和蔬菜。避免食用牛奶、鱼、虾、蛋等易过敏的食物及胡椒、生姜等刺激性食物。

5. 病情观察　观察病人神志、发绀、呼吸程度的改变,了解病情和治理效果。

6. 心理护理　帮助患者树立治疗哮喘的信心。由于哮喘偶有发作并难以治愈,及时关注患者心理状况,帮助其了解更多哮喘相关知识,克服对哮喘的恐惧、焦虑等不良情绪。消除自卑感和依赖感。因为患者自幼患有支气管哮喘,观察患者有无对疾病的自卑感和对治疗药物的依赖感。指导患者努力克服,学习和掌握自我监测、治疗哮喘的基本知识和常用知识。出院后多参加各类有益和丰富多彩的娱乐活动。

（三）护理操作

雾化吸入法是应用雾化装置将药液分散成细小的雾滴,经鼻或口吸入呼吸道,达到预防和治疗疾病的目的。常用的雾化吸入法有超声波雾化吸入法、氧气雾化吸入法和手压式雾化器雾化吸入法。

超声波雾化吸入法　是应用超声波声能将药液变成细微的气雾,再由呼吸道吸入,以预防和治疗呼吸道疾病的方法。

【操作目的】

1. 湿化气道　常用于呼吸道湿化不足、痰液黏稠、气道不畅者,也可作为气管切开术后常规治疗手段。

2. 控制感染　消除炎症,控制呼吸道感染。常用于咽喉炎、支气管扩张、肺炎、肺脓肿、肺结核等病人。

3. 改善通气　解除支气管痉挛,保持呼吸道通畅。常用于支气管哮喘等病人。

4. 祛痰镇咳　减轻呼吸道黏膜水肿,稀释痰液,帮助祛痰。

【评估】

1. 评估病人的年龄、病情、治疗情况、用药史、过敏史、意识状态、肢体活动能力、对用药的认知及合作程度。

2. 评估病人呼吸道是否通畅,面部及口腔黏膜有无感染、溃疡等。

3. 评估用物是否准备齐全,是否在有效保质期内。

4. 评估环境是否宽敞、明亮、便于操作。

【准备】

1. 患者

（1）患者了解超声波雾化吸入法的目的、方法、注意事项及配合要点。

（2）取卧位或坐位接受雾化治疗。

2. 护士　衣帽整洁,修剪指甲,洗手,戴口罩。

3. 用物

（1）治疗车上层:超声波雾化吸入器一套。水温计、弯盘、冷蒸馏水、生理盐水。药液:抗生素常用庆大霉素、卡那霉素等控制呼吸道感染;平喘药常用氨茶碱、沙丁胺醇(舒喘灵)等解除支气管痉挛;祛痰药常用 α-糜蛋白酶等稀释痰液,帮助祛痰;糖皮质激素常用地塞米松等减轻呼吸道黏膜水肿。

（2）治疗车下层:锐器盒、医用垃圾桶、生活垃圾桶。

4. 环境　环境清洁、安静,光线、温湿度适宜。

【操作步骤】

1. 检查　使用前检查雾化器各部件是否完好,有无松动、脱落等异常情况。

2. 连接　连接雾化器主件与附件。

3. 加水　加冷蒸馏水于水槽内,水量视不同类型的雾化器而定,要求浸没雾化罐底部的透声膜(水槽和雾化罐内切忌加温水或热水,水槽内无水时,不可开机,以免损坏仪器)。

4. 加药　将药液用生理盐水稀释至 30~35 ml 倒入雾化罐内,检查无漏水后,将雾化罐放入水槽,盖紧水槽盖(水槽底部的晶体换能器和雾化罐底部透声膜薄而质脆,易破碎,操作中注意不要损坏)。

5. 开始雾化

(1) 床边核对:携用物至病人床旁,核对病人床号、姓名、腕带(操作前查对)。

(2) 安置体位:协助病人取合适体位。

(3) 调节雾量:接通电源,打开电源开关(指示灯亮),调整定时开关至所需时间,打开雾化开关,调节雾量(大档雾量 3 L/min,中档雾量 2 L/min,小档雾量 1 L/min,一般每次15~20 分钟)。

(4) 二次核对:操作中查对病人床号、姓名、药名、浓度、剂量、给药方法及时间。

(5) 雾化吸入:将口含嘴放入病人口中(也可用面罩),指导病人做闭口呼吸,直至药液吸完为止(水槽内必须保持足够的冷水,如发现水温超过 50 ℃或水量不足,应关机,更换或加入冷蒸馏水)。

(6) 再次核对(操作后查对病人床号、姓名、药名、浓度、剂量、给药方法及时间)

6. 结束雾化

(1) 治疗完毕,取下口含嘴。

(2) 关雾化开关,再关电源开关(连续使用雾化器时,中间需间隔 30 分钟)。

7. 操作后处理

(1) 协助病人擦干面部,清洁口腔,取舒适卧位,整理床单位。

(2) 清理用物,放掉水槽内的水,擦干水槽。将口含嘴、雾化罐、螺纹管浸泡于消毒液内 1 小时,再洗净晾干备用。

(3) 洗手,记录(记录雾化开始与持续时间,病人的反应及效果)

【评价】

1. 熟练安装雾化器主件及附件。

2. 操作时患者无不适。

3. 雾化能有效缓解患者症状。

4. 能向患者介绍超声波雾化吸入器的作用原理,并教会其深呼吸及用深呼吸配合雾化的方法。

【注意事项】

1. 操作者熟悉雾化器性能,水槽内应保持足够的水量(虽有缺水保护装置,但不可在缺水状态下长时间开机),水温不宜超过 50 ℃。

2. 水槽底部的晶体换能器和雾化罐底部的透声膜薄而质脆,在操作及清洗过程中,动作要轻,防止损坏。

3. 观察病人痰液排出是否困难,若因黏稠的分泌物经湿化后膨胀致痰液不易咳出时,应予以拍背以协助痰液排出,必要时吸痰。

4. 治疗过程中需加入药液时,不必关机,直接从盖上小孔内添加即可。若要加水入水槽,需关机操作。

氧气雾化吸入法　是借助高速氧气气流,使药液形成雾状,随吸气进入呼吸道的方法。

【操作目的】

同超声波雾化吸入法。

【评估】

同超声波雾化吸入法。

【准备】

1. 患者　同超声波雾化吸入法。

2. 护士　衣帽整洁,修剪指甲,洗手,戴口罩。

3. 用物

(1) 治疗车上层:氧气雾化吸入器、氧气装置一套(湿化瓶勿放水)、弯盘、药液(遵医嘱准备)、生理盐水。

(2) 治疗车下层:锐器盒、医用垃圾桶、生活垃圾桶。

4. 环境　环境清洁、安静,光线、温湿度适宜。

【操作步骤】

1. 检查　使用前检查雾化器各部件是否完好,有无松动、脱落、漏气等异常情况。

2. 加药　遵医嘱将药液稀释至 5 ml,注入雾化器的药杯内。

3. 核对　携用物至病人床旁,核对病人床号、姓名、腕带(操作前查对)。

4. 连接　将雾化器的接气口连接于氧气筒或中心吸氧装置的输氧管上(氧气湿化瓶内勿放水,以免液体进入雾化吸入器内使药液稀释)。

5. 调节　调节氧流量,一般为 6～8 L/min。

6. 二次核对(操作中查对病人床号、姓名、药名、浓度、剂量、给药方法及时间)。

7. 开始雾化　指导病人手持雾化器,将吸嘴放入口中紧闭嘴唇深吸气,用鼻呼气,如此反复,直至药液吸完为止(深吸气,使药液充分达到细支气管和肺内,可提高治疗效果)。

8. 再次核对(操作后查对病人床号、姓名、药名、浓度、剂量、给药方法及时间)。

9. 结束雾化　取出雾化器,关闭氧气开关。

10. 操作后处理

(1) 协助病人擦干面部,清洁口腔,取舒适卧位,整理床单位。

(2) 清理用物。

(3) 洗手,记录(记录雾化开始与持续时间,病人的反应及效果)。

【评价】

1. 熟练安装雾化器主件及附件。

2. 操作时患者无不适。

3. 雾化效果好。

4. 能正确调节氧流量教会患者深呼吸及用深呼吸配合雾化的方法。

【注意事项】

1. 正确使用供氧装置,注意用氧安全,室内应避免火源。

2. 氧气湿化瓶内勿盛水,以免液体进入雾化器内使药液稀释影响疗效。

3. 观察及协助排痰,注意观察病人痰液排出情况,如痰液仍未咳出,可以拍背、吸痰等方法协助排痰。

手压式雾化器雾化吸入法　是利用拇指按压雾化器顶部,使药液从喷嘴喷出,形成雾滴作用于口腔及咽部气管、支气管黏膜而被其吸收的治疗方法。

【操作目的】

主要通过吸入拟肾上腺素类药物、氨茶碱或沙丁胺醇等支气管解痉药,改善通气功能,适用于支气管哮喘、喘息性支气管炎的对症治疗。

【评估】

同超声波雾化吸入法。

【准备】

1. 患者　同超声波雾化吸入法。

2. 护士　衣帽整洁,修剪指甲,洗手,戴口罩。

3. 用物

(1) 治疗车上层:按医嘱准备手压式雾化器(内含药物)。

(2) 治疗车下层:锐器盒、医用垃圾桶、生活垃圾桶。

4. 环境　环境清洁、安静,光线、温湿度适宜。

【操作步骤】

1. 检查　使用前检查雾化器是否完好。

2. 核对　携用物至病人床旁,核对病人床号、姓名、腕带(操作前查对)。

3. 开始雾化

(1) 摇匀药液:取下雾化器保护盖,充分摇匀药液。

(2) 二次核对:操作中查对病人床号、姓名、药名、浓度、剂量、给药方法及时间。

(3) 放入口中:将雾化器倒置,接口端放入口中,平静呼气。

(4) 按压喷药:吸气开始时,按压气雾瓶顶部,使之喷药,然后深吸气,药物经口吸入,吸气末尽可能延长屏气时间,再呼气,反复1~2次(深吸气、屏气,使药液充分到达细支气管和肺内可提高治疗效果)。

(5) 再次核对:操作后查对病人床号、姓名、药名、浓度、剂量、给药方法及时间。

4. 结束雾化　取出雾化器。

5. 操作后处理

(1) 协助病人清洁口腔,取舒适卧位,整理床单位。

(2) 清理用物:塑料外壳定期温水清洁。

(3) 洗手,记录(记录雾化开始与持续时间,病人的反应及效果)。

【评价】

1. 可指导病人或家属正确使用手压式雾化吸入器给药。

2. 能够帮助病人分析并解释引起呼吸道痉挛的原因和诱因。

【注意事项】

1. 喷雾器使用后放在阴凉处(30 ℃以下)保存。其塑料外壳应定期用温水清洁。

2. 使用前检查雾化器各部件是否完好,有无松动、脱落等异常情况。

3. 每次1~2喷,两次使用时间间隔不少于3~4小时。

七、知识拓展

小儿哮喘家庭雾化吸入

哮喘是由多种细胞(嗜酸性粒细胞、肥大细胞、T淋巴细胞、中性粒细胞、气道上皮细胞等)和细胞组分共同参与的慢性气道炎症性疾病(《儿童支气管哮喘防治常规》,2003年)。根据相关报道,全球哮喘患者已近3亿,分布在不同的种族和人群当中,其发病率呈逐年上升趋势,这其中小儿哮喘已成为儿科最常见的慢性疾病。根据全球哮喘防治推荐,吸入糖皮质激素(Inhaled Cortico Steroids,ICS)是目前控制支气管哮喘最有效的治疗方法。家庭雾化吸入糖皮质激素由于其临床控制率高、依从性好等特点,已成为小儿哮喘防治的重要方法之一。

以家庭为中心的护理(Family-Centered Care,FCC)逐渐被关注到。这种护理模式强调了以家庭为中心,突出了家庭的作用,可达到良好的治疗护理效果。其优点在于可提高给药的及时性、方便性和患儿舒适度,为长期吸入治疗的患儿提供了一种安全、有效、易行的方法。而糖皮质激素雾化吸入家庭管理的优点包括:① 疗效一致;② 患儿刻意配合程度要求低,适合任何年龄的患儿,给药操作简便易行;③ 能够避免交叉感染;④ 患儿处于熟悉的环境下,可更好地配合吸入,避免因恐惧而哭闹;⑤ 节省家长时间。

现有的雾化吸入器共有射流雾化、超声雾化、滤网式雾化三种,其中射流雾化是目前最常用的家庭雾化吸入方法。对于雾化吸入药物,目前临床最常用的雾化吸入药物为糖皮质激素,其次为β-受体激动剂和抗胆碱能药物。《儿童支气管哮喘诊断与防治指南》明确指出,吸入糖皮质激素是哮喘急性发作和长期控制的一线药物。

糖皮质激素雾化吸入治疗的注意事项:

①治疗前的准备:射流雾化器包括压缩泵、喷雾器、面罩(或口含器)等配件,面罩适合年幼儿或病情较重的患儿,口含器适合轻、中度哮喘的年长儿。应用射流雾化吸入器时,药池的液量要充足,一般为2～4 ml。吸药前不能涂抹油性面膏,防止减少经皮肤吸收的药量。根据患儿的具体情况进行针对性的指导,以达到最佳的治疗效果。

②治疗中的注意事项:吸入治疗有效的前提是掌握正确的吸入技术,可直接影响药物在气管和肺部的沉积率,从而影响药物的疗效。雾化吸入时选择坐位,有利于药物沉积到终末支气管和肺泡,对于无法采取坐位的患儿,应抬高头部并与胸部呈30°。使用中的喷雾器应保持垂直状态,面罩应同时罩住口鼻,口含嘴不能太深入喉部。治疗时,进行平静潮气呼吸或行间隙性的深吸气,婴幼儿哭闹时吸气短促,影响疗效,可暂停治疗,待其安静后或入睡后再进行雾化吸入。呼吸过快导致眩晕恶心或突然想要咳嗽时,可拿开喷雾器,用鼻部轻松呼吸,待不适消失后再继续治疗。雾化吸入过程中注意观察患儿的病情变化。

③治疗后的护理:吸入后用清水漱口,以减少药物的残留。对未用完的雾化吸入药物,置于4℃冰箱保存,建议保存时间不超过24 h。喷雾器使用后可加入少量的清水雾化几十秒再冲洗,防止药物结晶的堵塞。治疗结束后,将除空气导管外所有的配件用清水(或温水)冲洗干净,各部件放置于干净的布或纸巾上晾干或擦干,待完全干燥后放入干净的盒内备用。喷雾器每周可使用洗洁精或医用消毒液浸泡进行1次常规消毒,部分产品的喷雾器可进行高温消毒。有研究者对专人专用口含式雾化吸入器的喷雾部位经清

水冲洗 3 min 和使用 1/1000 健之素消毒溶液浸泡 30 min 进行比较,效果相同;而口含器部位冲洗效果低于浸泡消毒效果,建议最好采用含氯消毒溶液浸泡口含器进行消毒。

八、榜样的力量

司堃范(女,1930—2016,第 30 届南丁格尔奖获得者)

主要事迹:1930 年出生于河北省武安市,1948 年入河北医科大学护理专业,1950 年参加天津市第一批抗美援朝志愿医疗队。从事护理工作 37 年来,她以满腔的热忱和精湛的护理技术,成功救治大量疑难与危重患者,培养出一批批优秀护理人才。退休后,她坚持为孤寡、空巢老人义务进行护理照护,成为第一位北京市红十字会志愿工作者。她成立了团结湖社区的独居老人"好姐妹聊天组"和"低龄老人帮助高龄老人服务组"两个老年人志愿互助组织,让孤寡、空巢老人走出自己封闭的世界。司堃范护士长说:"志愿服务是我一生的追求,我该做的只能是在自己的余生中不断奉献,让南丁格尔奖章永远闪光。"她将自己全部的爱奉献给社区的孤寡老人,1999 年她到北京市红十字会办理了身后志愿捐献遗体的登记手续。她说:"我是一名党员,我要为党工作一生,为人民健康奉献全部。"司堃范的一生是殚精竭虑救治危重患者的一生,是无私奉献温暖孤寡老人的一生。

蒋玉宇 周鸣鸣 黄 薇 南 江

训练四　体格检查(心脏、血管检查)

学习目标

知识要求：

1. 掌握　心脏和血管检查的内容、顺序及方法。
2. 熟悉　心脏和血管检查的正常表现及常见异常体征的表现。
3. 了解　心脏和血管异常体征的发生机理。

技能要求：

1. 能运用心脏和血管检查的顺序和方法对被检查者进行完整、正确的检查，检查时能够注意保护被检查者的隐私。
2. 能初步应用检查的技巧和相关的知识辨别常见的异常体征，主动地应用评判性思维对异常体征进行分析。

训练流程

1. 问诊思维训练。
2. 心脏、血管体格检查。
3. 心脏、血管体格检查结果的书写范例。
4. 健康评估思维训练。
5. 护理思维训练。

一、导入案例和问诊思维训练

患者张某某，男性，65岁，有心绞痛病史10年。近1周因外出出差过度劳累而心绞痛时有发生，每次发作时含服硝酸甘油均能缓解。昨晚和朋友聚餐后感心前区疼痛，胸闷难耐，含服硝酸甘油后症状仍未好转，并且出现呕吐，面色苍白，虚弱头晕，意识模糊，呼吸困难，家人将患者急送医院。急诊室查心电图提示急性下壁心肌梗死，患者被转入病房进行溶栓治疗。小李是病房护士，需对该患者进行入院评估，重点进行了心脏的体格检查。在评估过程中，患者的家人非常害怕患者有生命危险。

问诊思维训练

1. 询问患者的一般资料，包括姓名、年龄、职业等。

2. 重点询问患者疼痛症状。包括：疼痛发生的部位、开始时间、持续时间、频率、类型、程度、诱因，有无放射痛；疼痛有无规律，疼痛发作时情况，引起疼痛加重或减轻的因素，以及有无其他伴随症状，如胸闷、发热等；最近有无熬夜、过度劳累等生活情况。

3. 重点询问患者的既往史、个人史、用药史,如药物的名称、剂量、用药方式以及依从性。

二、训练准备

(一)用物准备

听诊器、载玻片、检查床、小毯子、洗手液、刻度尺、记号笔。

(二)环境准备

检查室光线明亮,环境安静,室内温度适宜胸部皮肤的暴露,暴露部位检查时有屏风或床帘遮掩。

(三)被检查者准备

被检查者情绪稳定,知晓本次检查的内容和目的,明确知道心脏检查需暴露胸部皮肤,可以向检查者提出保护隐私的具体要求。在检查时能够配合检查,检查过程中如感到不适,能及时告知检查者。被检查者可根据个体的耐受度取卧位、坐位或站立位。

(四)检查者准备

衣帽整齐清洁,仪表大方。检查前需检查听诊器等用具及各种配件是否完好干净。检查前需清洁双手,保持双手温暖,双手没有饰物,指甲修剪整洁。检查者需向被检查者告知自己的姓名,解释本次检查的内容和目的以及胸部检查需暴露胸部皮肤的原因,告诫被检查者需及时表达不适感等主观感受。询问被检查者对保护隐私的具体要求。

三、心脏、血管体格检查内容

本实验主要学习心脏视诊、触诊、叩诊、听诊的方法以及血管检查的方法。先由老师作示教,然后学生两人一组先后轮流互相检查并记录检查结果。相互体格检查熟练后,4～5人组成一个训练组,采用小组训练的方式利用心肺检查人机互动系统学习异常体征的检查。

学习心脏叩诊时需用记号笔在胸廓上画出心脏的外形。

利用心肺检查人机互动系统学习时,在学习软件中选择不同的异常体征,然后仔细学习每个异常体征检查时的特点,并组织小组讨论如何辨别异常体征与正常表现之间的差异。

在进行检查训练时,用胸部标志正确地描述检查时发现体征的部位。

(一)心脏

1. 视诊　检查者的视水平线与患者的胸廓在同一平面上(图4-1)。观察患者的心前区有无隆起和下陷;心尖冲动点的位置,心尖冲动的范围(用直径表示)、强弱;心前区有无异常的搏动,胸骨上凹,上腹部有无异常的搏动。正常人心尖冲动位于左侧第五肋间锁骨中线内 0.5～1.0 cm 处,搏动范围的直径为 2～2.5 cm。有少部分正常人看不到心尖冲动。体位可以影响心尖冲动。

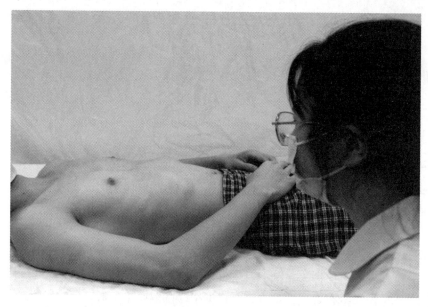

图 4 - 1　心脏视诊

2. 触诊　确定心尖冲动点的位置,心尖冲动的范围、强弱。检查有无震颤,心包摩擦感及心前区特殊搏动。

(1) 体位:被检查者可以取坐位或仰卧位。

(2) 方法:将全手掌或者手掌尺侧的小鱼际置于被检查者的心前区,压力适中,如果压力过大会影响振动传导到手掌的敏感性。

(3) 检查项目

① 心尖冲动点:五指并拢,将右手手掌平贴于患者右侧前胸部的心前区处。用手感知心尖冲动最明显的部位,该部位即为心尖冲动点的位置(图 4 - 2)。

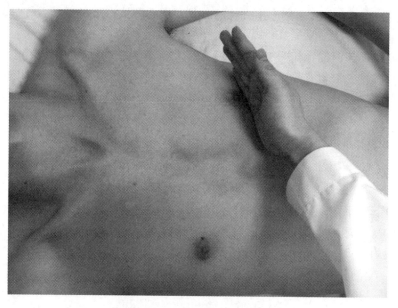

图 4 - 2　心尖冲动点触诊方法

② 心前区震颤：五指并拢，根据个人的习惯将右手全手掌或手掌尺侧平贴于心前区各个部位，感知有无震颤。心前区震颤是器质性心脏病的体征之一。如果触诊有震颤，应该确定震颤发生的部位、出现的时期(心脏收缩期和心脏舒张期)。临床上震颤发生的部位有：胸骨右缘第二肋间、胸骨左缘第二肋间、胸骨左缘第三、四肋间和心尖部。

③ 心包摩擦感：被检查者取坐位，上身略前倾。检查者将右手全手掌置于心前区的胸廓下部，一般在胸骨左缘第三、四肋间可触及。屏气后，摩擦感不消失。该体征是心包炎的体征之一。临床上常见于风湿性、结核性、化脓性心包炎，也可见于尿毒症的患者。

3. 叩诊 叩诊心脏相对浊音界，并记录。通过叩诊可以确定心脏的大小和外形，并且可以了解心脏在胸腔的位置。

(1) 体位：被检查者可以取坐位或仰卧位，保持平静的呼吸。

(2) 方法：采用叩诊板指叩诊法。叩诊板指要平贴于胸壁，并且保持有一定的压力，而且压力不可过大。叩诊指的力量要均匀一致，每个部位叩诊2～3次。叩诊的顺序为：先找到心尖冲动点，然后在心尖冲动点外2～3 cm处由外向内沿着肋间隙叩诊，当清音变为浊音时做好标记；接着在叩诊的起始部位上移一个肋间，由外向内沿着肋间隙叩诊，当清音变为浊音时做好标记；如此由下往上叩诊，直至第二肋间，上述标记即为心脏左界。下一步在右锁骨中线上由上向下叩出清音变为浊音的点，即为肝脏的上界，上移一个肋间后，由外向内叩诊，当清音变为浊音时做好标记；然后如心脏左界叩诊的顺序，由下往上逐一肋间进行叩诊，直至第二肋间，连接右侧胸部的标记点即为心脏右界。测量左锁骨中线至前正中线的距离并记录。

(3) 叩诊项目

① 心脏相对浊音界：正常心脏相对浊音界就是心脏在体表的投影外形，可以根据它来判断心脏是否增大(图4-3)。心脏相对浊音界的大小受心内因素和心外因素的影响。临床常见的异常心脏相对浊音界有梨形心(二尖瓣型心)、靴形心(主动脉瓣型心)、球形心(扩张型心肌病)、烧瓶样型心(心包积液)。正常心脏相对浊音界如表4-1。

表4-1 正常心脏相对浊音界

右(cm)	肋 间	左(cm)
2～3	II	2～3
2～3	III	3.5～4.5
3～4	IV	5～6
	V	7～9

(左锁骨中线至前正中线的距离为8～10 cm)

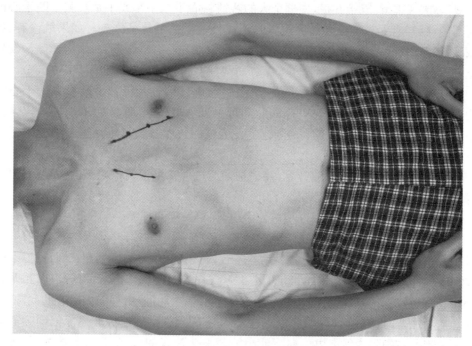

图 4 - 3　正常心脏相对浊音界叩诊示意图

② 心脏绝对浊音界：心前区叩诊呈实音的区域为心脏绝对浊音界，是心脏没有被肺组织覆盖的部位。

4. 听诊　心率（次/分）、心律是否规整，如果节律不整，需同时计心尖冲动次数和脉搏数，比较心尖和动脉每分钟搏动次数是否一致。在各瓣膜听诊区听诊心音的性质，有无心音强度的改变（有无增强或减弱，比较主动脉瓣与肺动脉瓣第二心音的强弱，如ⅡP＞ⅡA、ⅡP＝ⅡA、ⅡP＜ⅡA）、有无心音分裂、额外心音，有无杂音，如果有杂音应记录杂音发生的时间、强度、性质、何处最响、向何处传导及杂音与体位、运动的关系；有无心包摩擦音。

（1）体位：被检查者取坐位或仰卧位。特殊的体位、呼吸、运动有利于杂音的听诊，如左侧卧位利于二尖瓣狭窄杂音的听诊；坐位上身前倾利于主动脉瓣关闭不全的舒张期杂音的听诊，且深呼气末屏气时更易听诊。被检查者进行适量的运动后，瓣膜狭窄的杂音更易听到。

（2）瓣膜听诊区：共有 5 个瓣膜听诊区（表 4 - 2）。

表 4 - 2　瓣膜听诊区

瓣膜听诊区	听诊部位
二尖瓣听诊区	心尖部
三尖瓣听诊区	剑突附近
主动脉瓣第一听诊区	胸骨右缘第二肋间
肺动脉瓣听诊区	胸骨左缘第二肋间
主动脉瓣第二听诊区	胸骨左缘第三、四肋间

(3)听诊方法:听诊器需和心前区的皮肤直接接触。正确的方法如图4-4所示。

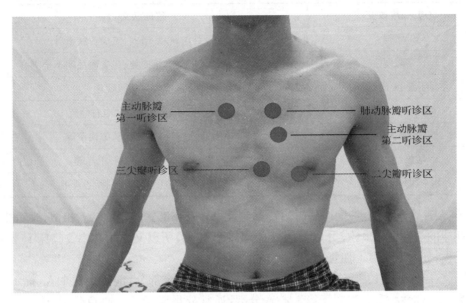

主动脉瓣
第一听诊区

肺动脉瓣听诊区

主动脉瓣
第二听诊区

三尖瓣听诊区

二尖瓣听诊区

图4-4　心脏听诊的方法

(4)听诊顺序:5个听诊区按序听诊,不能有遗漏。必要时还应在心前区的其他部位进行听诊,如腋下、颈部、脊部等。

(5)听诊内容:听诊心率、心律、心音、额外心音、杂音和心包摩擦音等。

• 心率:正常成年人的心率在60次/分～100次/分之间。

• 心律:正常成年人的心律规整。健康青年和儿童可出现窦性心律不齐,特点为吸气时心率加快,呼气时心率减慢。临床上常见的心律失常有期前收缩和房颤。

• 各瓣膜听诊区心音的听诊:第一心音在心尖部最强,第二心音在心底部最强。如果听诊较难分辨第一心音和第二心音,可以通过和心尖冲动的关系来分辨第一心音和第二心音,在心尖冲动后的心音为第二心音,和心尖冲动同时的心音为第一心音。有时可以在心尖部或其内上方听到第三心音,第四心音听不到。听诊心音时应该注意心音的强度、性质有无改变。

• 心包摩擦音:将听件置于心前区(胸骨左缘第三、四肋间最佳),听到与心搏一致的粗糙的似指腹摩擦耳郭的声音,该声音在心脏收缩期和舒张期都可听到,且屏气后该声音没有改变。

(6)心脏听诊异常体征的辨别

① 异常的心率和节律:辨别窦性心动过缓、窦性心动过速、窦性心律不齐,注意期前收缩的听诊特点,二联律、三联律的听诊特点,心房颤动的听诊特点。

• 心率异常:超过100次/分为心动过速,低于60次/分为心动过缓。

• 心律失常:临床上常见的心律失常有期前收缩和房颤。期前收缩的特点是提前出现一次搏动,然后有一个长的间歇,期前收缩的类型可以根据心电图的图形来确定。心房颤动的听诊特点为心律完全不规则,第一心音强弱不等,心率大于脉率。

② 心音:S_1增强、S_1减弱、S_2增强、S_2减弱、钟摆律、第一心音分裂、第二心音分裂(表4-3)。

表 4-3　心音强度改变

心音强度改变	临床意义
S_1 增强	高热、甲亢、心室增大、二尖瓣狭窄等
S_1 减弱	心肌炎、心包炎、心肌梗死、二尖瓣关闭不全等
主动脉瓣区 S_2 增强	高血压、主动脉硬化
肺动脉瓣区 S_2 增强	二尖瓣狭窄、心衰、左向右分流
S_2 减弱	主动脉瓣狭窄、肺动脉瓣狭窄等
S_1 增强, S_2 增强	严重贫血、体力活动、甲亢等
S_1 减弱, S_2 减弱	心肌炎、心包积液、肺气肿、心衰等

- 心音性质改变：钟摆律的听诊特点为第一心音和第二心音的特点相似，时间相等。若钟摆律的心率为 120 次/分以上，则和胎儿心音相似，所以又称胎心率。临床上常见于心肌受损，如心肌炎和心肌梗死。

- 心音分裂：如果听诊时，组成第一（二）心音的两个部分，能听到两个音，提示有心音分裂。生理性心音分裂属于第一心音分裂，通常分裂属于第二心音分裂，还有反常分裂（逆分裂）。

- 额外心音：包括奔马律、二尖瓣开瓣音、心包叩击音。

- 舒张期奔马律（又称为第三心音奔马律或室性奔马律）：听诊时注意分辨"$S_1 S_2$ 生理性 S_3"和"$S_1 S_2$ 病理性 S_3"的听诊特点。舒张期奔马律是心力衰竭患者的重要体征之一。

- 二尖瓣开瓣音：在左侧第三、四肋间心尖与胸骨左缘之间最易听及，见于二尖瓣狭窄，且瓣膜仍有弹性。

- 心包叩击音：在整个心前区都可听到，但在心尖部、胸骨下段左缘处最易听清，见于缩窄性心包炎。

③ 杂音：辨别下列疾病的杂音特征。如二尖瓣狭窄、二尖瓣关闭不全、主动脉瓣关闭不全、主动脉瓣狭窄、肺动脉瓣狭窄、肺动脉瓣关闭不全、室间隔缺损、房间隔缺损、腱索断裂、动脉导管未闭。杂音听诊注意以下几个问题：杂音在什么部位最明显，病变就在什么部位；杂音是在什么时期？根据杂音的时期，将杂音分为收缩期杂音、舒张期杂音、双期杂音、连续性杂音；杂音是什么性质？粗糙的杂音是器质性的杂音，柔和的杂音大多是功能性杂音；杂音向其他地方传导吗？二尖瓣关闭不全向左腋下及肩胛下传导，主动脉瓣狭窄向颈部传导；杂音的强度如何？3 级以上的杂音多为器质性的，3 级以下的杂音多为功能性的；呼吸、体位、运动对杂音有无影响？

5. 注意事项

（1）如果视诊时心尖冲动点不明显，一般可以采用触诊来确定心尖冲动点的位置。

（2）患者取仰卧位时，身体尽可能平展，不可向左或向右倾斜，避免因体位的因素影响心脏正常的位置。

（3）在叩诊心界时，患者的体位不同，则叩诊板指的位置也不同。患者卧位时，叩诊板指平行放于肋间隙。患者坐位时，叩诊板指应与肋间隙垂直。叩诊的顺序为先左后右，由外向内，由下而上。

（4）各个瓣膜听诊区的听诊需按照一定的顺序进行，目的是防止遗漏某个瓣膜听诊区,故听诊的顺序有顺时针、逆时针和"8 字"顺序等多种,检查者选择一种符合自己习惯的听诊顺序即可。

(5) 需反复练习听诊各种杂音才能在临床上辨别各种杂音。

(6) 心脏叩诊和听诊时,需注意避开胸廓的骨骼部位。

(7) 进行异常体征听诊训练时,需结合学生间互查的方式,反复和正常的听诊结果进行比较。

(8) 杂音的听诊需重点分清杂音在收缩期还是在舒张期或者是双期。

(9) 对有疑惑的异常体征,可以利用高智能数字网络化体格检查教学系统中的知识讲解功能进行回顾性的复习。

(二)周围血管检查

1. 视诊　患者取半卧位,观察其颈外静脉有无怒张和搏动。

2. 触诊　检查肝颈静脉回流征,检查脉搏的形态,检查桡动脉能否触及水冲脉、交替脉和奇脉,检查动脉壁情况。

(1) 肝颈静脉回流征:按压右上腹部的肝区,颈外静脉充盈明显,提示右心衰竭或心包炎。

(2) 水冲脉:将患者的手臂高举过头并紧握患者的手腕掌面,可感到急促有力的冲击。

(3) 交替脉:脉搏节律正常,但强弱交替出现。

(4) 奇脉:吸气时脉搏减弱或消失,见于心包积液。

(5) 动脉壁情况:用一手指压迫桡动脉使其血流阻断,如果其远端的动脉管仍能触到,说明动脉硬化。

3. 叩诊　心脏叩诊主要是通过确定相对浊音界,来了解心脏的大小和形态。

(1) 叩诊方法:采用间接叩诊法。

(2) 叩诊原则:先左后右,先下后上,由外向内,逐肋叩诊。

(3) 体位:被检者取仰卧位或坐位,检查者位于被检者右侧。

(4) 左界叩诊:先叩出心脏左界。叩诊心脏左界时,自左侧心尖冲动外 2～3 cm 处(正常从第五肋间)开始,由外向内叩诊,当叩诊音由清变浊时,做出标记。然后,逐一肋间向上叩诊直至第二肋间,将其标记点记录下来。

(5) 右界叩诊:叩诊心脏右界时,先叩出肝上界(正常为右锁骨中线第五肋间),自肝上界上一肋间(即第四肋间)叩起,逐肋向上叩诊,方法同上。

(6) 测量:先测量各标记点与前正中线的距离,再测量左锁骨中线与前正中线的距离。

(7) 正常成人心脏相对浊音界。

4. 听诊　有无枪击音或杜氏双重杂音,甲床及唇有无毛细血管搏动。

(1) 枪击音和杜氏双重杂音:将听诊器听件放置于腹股沟部的股动脉或肘窝部的肱动脉处,听诊有无枪击音;加压听诊器听件,如果在收缩期和舒张期都能听到枪击音,即为杜氏双重杂音。

(2) 毛细血管搏动征:用手指轻压患者的指甲末端或以清洁的载玻片轻压患者的口唇黏膜,指甲末端和口唇黏膜因受压而局部发白,当心脏收缩时则局部又发红。和患者心律一致的红白交替的微血管搏动现象,即为毛细血管搏动征。

(三)人机互动

1. 具体内容　人机互动学习需借助高智能数字网络化体格检查教学系统完成,该系统完全软件化设置,并且提供多种教学方式,包括:全体同步教学,学生自己练习和复习,教师与学生呼叫对讲,网络联机考试(随机生成考题或选择教师生成考题),班级管理,成绩查询。学生通过本环节的反复训练后可以熟悉地识别一些肺脏听诊的异常体征,为下一步的临床见习奠定基础。

2.具体方法 首先学习系统中正常心脏、血管体格检查的特点,了解心前区隆起和下陷、颈外静脉怒张和搏动等视诊特点,听诊心脏心率和心律的规整、血管枪击音或杜氏双重杂音,甲床及唇毛细血管搏动听诊区,叩诊心脏相对浊音界和心脏绝对浊音界,触诊血管肝颈静脉回流征、脉搏的形态、桡动脉和动脉壁情况。重点进行心脏听诊,在各瓣膜听诊区听诊心音的性质,有无心音强度的改变(有无增强或减弱,比较主动脉瓣与肺动脉瓣第二心音的强弱,如ⅡP>ⅡA、ⅡP=ⅡA、ⅡP<ⅡA)、有无心音分裂、额外心音,有无杂音。根据不同系统的指示进行模型设置,按照心脏、血管视—触—叩—听诊的顺序,进行听诊。当听诊各个位置时,模型会出现各类杂音,听诊过程中,学会区分各部位的声音特点以及正常状态和异常状态的区别。

(四)临床见习

学生符合下述三个条件后方能进入临床见习环节。第一,学生通过互查能够单独熟练正确地进行心脏、周围血管的体格检查;第二,学生通过人机互动学习后能够熟悉地辨别心脏听诊的异常体征;第三,学生在对被检查者实施体格检查时能够主动沟通,并且注意保护被检查者的隐私。临床见习时,临床指导教师选择典型的异常体征进行示范性带教,然后4~5位学生组成一组,分组开展临床见习。教师需为每组学生提供临床真实的患者或标准化患者,教师向学生介绍患者或标准化患者的病史情况后,由一位学生在教师的指导下对患者或标准化患者进行体格检查,口头表述发现的异常体征,其他学生进行纠正和补充。临床见习结束前,带教教师进行点评。临床见习结束后,每位学生需撰写临床见习报告,教师需对每组学生的表现进行综合评价。

1.异常心尖冲动的临床见习 抬举样心尖冲动、心前区的异位搏动。

2.异常心脏相对浊音界的临床见习 梨形心、靴形心、普大型心、烧瓶心的心脏相对浊音界。

3.异常心律和心音的临床见习 期前收缩、二联律、三联律、窦性心动过缓、窦性心动过速、窦性心律不齐、房颤,心音分裂和强度的变化,舒张期奔马律。

4.二尖瓣狭窄的症状及心脏异常体征的临床见习

(1)症状:活动后呼吸困难,可有咯血,咳嗽。

(2)体征:二尖瓣面容,心尖冲动点左移;心尖部有舒张期震颤,心脏浊音界向左扩大或呈梨形;心尖部第一心音亢进,心尖部可闻及隆样舒张中晚期杂音,可伴有开瓣音,肺动脉瓣第二音亢进,可出现分裂。肺底部可出现湿啰音。

5.三尖瓣狭窄的症状及心脏异常体征的临床见习

(1)症状:疲乏、食欲不振、恶心、呕吐或嗳气。

(2)体征:常有明显右心淤血体征,如颈静脉充盈、有明显"a"波,呼气时增强;胸骨左下缘有三尖瓣杂音;胸骨左缘第四、五肋间或剑突附近有紧随开瓣音后的,较二尖瓣狭窄杂音弱而短的舒张期隆隆样杂音,伴舒张期震颤。杂音和开瓣音均在吸气时增强,呼气时减弱;肝大伴收缩期前搏动。

6.房间隔缺损异常体征的临床见习

(1)症状:活动后心悸、气短。

(2)体征:心尖冲动点多正常,有时向左;心浊音界正常或稍向两侧扩大,心腰部饱满;胸骨左缘第二肋间有收缩期杂音,肺动脉瓣区第二音亢进和分裂。

7. 室间隔缺损异常体征的临床见习

(1)症状:通常无症状,或仅在剧烈运动时出现呼吸急促、劳力性呼吸困难。

(2)体征:可见心前区隆起,心界向左下扩大,胸骨左缘第三、四肋间可闻及Ⅲ～Ⅳ级粗糙的全收缩期杂音,向心前区广泛传导,并可在杂音最响处触及收缩期震颤,肺动脉第二心音增强。

四、心脏、血管体格检查结果的书写范例

[范例一]正常成人心脏和周围血管检查结果如下:

心前区无异常隆起或凹陷,心尖冲动位于左侧第五肋间骨中线内侧 0.5 cm 处,搏动范围直径 2 cm,无抬举样心尖冲动,无震颤,未及心包摩擦感。心脏相对浊音界如表 4-4(左锁骨中线至前正中线的距离为 8.5 cm)。心率 70 次/min,节律规整,各瓣膜听诊区未闻及杂音,未闻及心包摩擦音。周围血管:无水冲脉,无枪击音,无毛细血管搏动征。

表 4-4 心脏浊音界

右(cm)	肋间	左(cm)
2.5	Ⅱ	3
2	Ⅲ	4
3.5	Ⅳ	5.5
	Ⅴ	8

[范例二]男性,72 岁。医疗诊断为"风湿性心脏病,主动脉瓣关闭不全,房颤"。该患者心脏体格检查结果如下:

心前区无异常隆起和凹陷,心尖冲动点位于左侧第六肋间锁骨中线上,搏动范围直径 2.5 cm,有抬举样心尖冲动,胸骨右缘第二肋间触及舒张期震颤,未及心包摩擦感。心脏相对浊音界如表 4-5(左锁骨中线至前正中线的距离为 8.5 cm)。心室率 78 次/min,强弱不等,节律不规整,心尖部第一心音减弱,胸骨右缘第二肋间闻及叹气样舒张期杂音,并向心尖部传导。未闻及心包摩擦音。可触及水冲脉,闻及枪击声。

表 4-5 患者心脏浊音界填写范例

右(cm)	肋间	左(cm)
2.5	Ⅱ	3
2	Ⅲ	4
3.5	Ⅳ	6
	Ⅴ	8

五、健康评估思维训练

（一）问题引导

结合导入案例分析患者心肌梗死发作时心脏检查可能出现的异常体征，并解释出现异常体征的原因。

（二）思维训练引导

心肌梗死患者应从视诊、触诊、叩诊、听诊综合进行体格检查，在检查时心肌梗死患者多数是由于不稳定冠脉粥样硬化斑块破溃，继而出血或管腔内血栓形成，使血管腔完全闭塞导致体格检查出现异常体征。

1. 视诊时发现　患者心前区无隆起，心尖冲动不能明视，此心肌梗死患者未出现右心室肥厚挤压，所以心前区无隆起，而心尖冲动不能明视则是因为此患者出现心肌损伤，进而引起局部的室壁运动减弱。

2. 触诊时发现　用手掌触摸心尖冲动，再用手指触摸心尖冲动的准确位置、范围和强度，此患者心尖冲动减弱，这是因为患者心肌出现大量损伤、坏死，进而引起局部的室壁运动减弱，出现心尖冲动的下降、减弱甚至消失。手掌触诊心前区，胸骨左缘三、四、五肋间，然后胸骨左缘第二肋间肺动脉区，胸骨右缘第二肋间主动脉瓣区，触诊到心包的摩擦音，是由于反应性纤维性心包炎所致。

3. 叩诊时发现　此患者心脏相对浊音界叩诊未见明显扩大，而部分心肌梗死患者的心脏浊音界可正常或轻到中度增大，这是因为心肌梗死患者的心脏的实际大小未必会发生改变，所以心脏浊音界有所差异。

4. 听诊时发现　此急性心肌梗死患者有心律失常，在二尖瓣区会听到收缩期杂音，是由二尖瓣乳头肌功能失调导致，有部分患者在心前区可闻及收缩期杂音或咯喇音，为二尖瓣乳头肌功能失调或断裂所致。

（三）思考题

1. 结合所学知识分析急性心肌梗死患者的心电图表现如何。
2. 结合所学知识分析如何运用血清心肌坏死标志物对心肌梗死患者进行诊断。

六、护理思维训练

（一）护理诊断

1. 急性疼痛　与心肌缺血缺氧坏死有关。
2. 恐惧　与心肌梗死急性发作有关。
3. 活动无耐力　与心肌缺血缺氧有关。
4. 有跌倒的危险　与患者意识模糊、虚弱头晕有关。
5. 潜在并发症　窒息、心源性休克、心律失常。

（二）护理措施

1. 一般护理　给予患者舒适安静的环境。嘱患者1~3天内绝对卧床休息，采取平卧位或半卧位，协助患者完成进食、排便、洗漱、翻身等日常生活活动。向患者及家属解释急性期卧床休息可以减少心肌耗氧量，减轻心肌负荷，防止病情加重。对于心肌梗死发作时疼痛并不剧烈的患者更应强调卧床休息的重要性。4～6天可在床上做上、下肢的主动与被动运动。1周后,可逐渐过渡到床边活动。1～2周后,可由床边、室内活动过渡到室外活动。活动过程中监测患者心率、血压防止意外事件发生。病情稳定后逐渐增加活动量可促进侧支循环的建立,提高患者的活动耐力,防止并发症的发生。嘱患者戒烟戒酒,避免情绪激动、用力排便等诱因。

2. 饮食护理　起病后4～12 h给予患者流质饮食,减轻胃扩张。随后过渡到低热量、低脂、低胆固醇、低盐、高蛋白饮食。嘱患者多食蔬菜、水果和粗纤维食物,如芹菜、糙米等,避免便秘。少食多餐,避免暴饮暴食。患者疼痛剧烈时应禁食。

3. 疼痛护理　评估患者疼痛,明确疼痛等级、性质和部位;遵医嘱给予患者止痛药,根据不同的疼痛程度给予不同的护理措施。保持室内环境安静,避免不良刺激,密切监测患者生命体征。给予患者持续吸氧。

4. 用药护理　遵医嘱用药,注意观察药物疗效及有无不良反应,如有异常及时报告医生。避免正性肌力药物,例如西地兰,以免加重心脏负担。

5. 病情观察　心肌梗死早期易发生心律失常,应严密监测患者的生命体征和心电图的情况,并进行血清心肌坏死标志物的测定,必要时监测血流动力学变化。注意观察患者的意识状态、面容和呼吸情况,为头晕、意识模糊、呼吸困难等症状做出护理措施提供客观依据。还应观察患者呕吐的次数及呕吐物的颜色、性质和量,注意及时清除口腔呕吐物,防止患者因误吸导致窒息。若患者持续呕吐,还应监测水电解质酸碱平衡。

6. 心理护理　心肌梗死患者病情危重,疼痛剧烈,伴有濒死感,常常有恐惧心理,家属十分紧张。护士在配合医生抢救时应做好患者及家属的安慰工作。应注意患者心理状况的评估和护理,鼓励患者配合检查和治疗,使患者情绪保持稳定。针对患者的心理情况,在做宣教时应关心体贴患者,用诚恳的语言取得患者的信任,建立良好的护患关系。指导患者采用肌肉放松法缓解恐惧情绪,以升华法转移其矛盾心理,并且反复讲述心肌梗死的治疗前景并请恢复较好的患者介绍经验,消除患者消极、悲观、绝望和恐惧的心态,树立战胜疾病的信心。

(三) 护理操作

口腔护理

【操作目的】

1. 保持口腔清洁、湿润、舒适,预防口腔感染等并发症。

2. 防止口臭、口垢,增进食欲,保持口腔正常功能。

3. 观察口腔黏膜、舌苔的变化及有无特殊口腔异味,协助诊断。

【评估】

1. 评估患者的年龄、病情、意识、心理状态、配合程度。

2. 评估患者的口腔卫生、口腔黏膜情况、牙龈、舌苔、口唇以及有无义齿等。

3. 评估用物是否准备齐全,是否在有效期内。

4. 评估环境是否宽敞、明亮,便于操作。

【准备】

1. 患者　患者取舒适体位,跟患者做好解释及注意事项。

2. 护士　衣帽整洁、修剪指甲、洗手、戴口罩查对医嘱。

3. 用物

（1）治疗车上层：口腔护理包、方托盘、吸水管、手电筒、大小持物钳、开口器、液体石蜡、洗手液、安尔碘棉签、无菌棉签罐、清洁口腔药液（生理盐水、复方硼砂溶液、呋喃西林液等）、漱口杯（杯内放温水）、吸水管、毛巾、痰缸、必要时备放义齿的杯子（杯内放清水）、颌下垫巾。

（2）治疗车下层：锐器盒、医疗垃圾桶、生活垃圾桶。

4. 环境　地面整洁干燥、无障碍物，环境宽敞。

【操作步骤】

1. 将用物携至患者床旁，向患者解释，以取得合作。

2. 协助患者侧卧或头偏向一侧（面向操作者）。取毛巾颌下及枕上，置弯盘于口角旁。

3. 观察口腔有无出血、溃疡等现象，口唇有干裂时先予以湿润。

4. 如有活动性义齿帮助患者取下，用冷水冲刷干净，暂时不用的可浸于清水中保存。

5. 擦净口唇，嘱患者咬合上、下齿，用压舌板轻轻撑开左侧颊部，以弯血管钳夹漱口液棉球擦洗牙齿左外侧面，沿牙齿纵向擦洗（上牙向下擦，下牙向上擦）。按顺序由内洗向门齿。同法洗外侧面。

6. 嘱患者张开上下齿，擦洗牙齿左上内侧、左上咬合面、左下内侧、左下咬合面，以弧形擦洗左侧颊部。以同法擦洗右侧。

7. 擦洗硬腭部（横向擦，勿触咽部，以免引起恶心）。擦洗完毕，擦洗舌面（纵向擦）、舌下等口腔黏膜。

8. 擦洗完毕，帮助患者用吸水管吸漱口水漱口。

9. 口腔黏膜有溃疡者，可涂 1‰甲紫或散布冰硼散，取下毛巾，擦干面部，口唇干燥者可涂液状石蜡。

10. 整理用物，清洁后消毒。

【评价】

1. 操作标准规范，患者安全、舒适、无损伤。

2. 清洁干净彻底，整体流程顺畅。

3. 患者的持续性治疗未受影响。

【注意事项】

1. 擦洗过程中，动作轻柔，擦舌及硬腭时不宜过深，以免引起恶心。对有凝血功能障碍者，应防止碰伤黏膜及牙龈。

2. 擦洗时须用血管钳夹紧棉球，每次 1 个，防止棉球遗留在口腔内。棉球不可过湿，以防患者将溶液吸入呼吸道。

3. 对于昏迷患者禁漱口，防误吸，需开口器时，应从臼齿处放入。牙关紧闭者不可使用暴力使其张口，以免造成损伤。

4. 有义齿患者，应取下，用冷水刷洗干净，患者漱口后戴好。义齿禁用热水或酒精浸泡，以免变色、变形或老化。

5. 观察口腔，对长期使用抗生素患者，注意其口腔内有无真菌感染。

6. 传染病患者用物按隔离消毒原则处理。

7. 指导患者进行口腔护理，告知保持口腔卫生清洁的重要性。

七、知识拓展

超声溶栓的应用

当今,血栓的形成往往会引起诸如缺血性脑卒中风、急性心肌梗死、周围血管闭塞等多种疾病,严重危害生命健康。当前治疗血栓的常用方法有药物溶栓、球囊介入血管形成术、外科手术等。目前,药物溶栓是主要方式,但经过临床验证发现效果欠佳,与此同时,科研人员逐渐发现超声对血栓消融具有较好效果。超声溶栓技术是指利用低频高能超声波的空化效应与机械应力作用,将血栓和硬化斑块粉碎成微米级的小颗粒,并使这些小颗粒伴随机体代谢清除掉,从而使闭塞血管再通的一种临床治疗技术。超声溶栓最早在1940年已有报道,1965年它在动脉粥样硬化斑块消融中得到验证。1976年Trubestein等使用低频高强度超声经导管离体和在体溶栓,证明了超声可在较大的安全范围内有选择地破坏血栓和斑块,同时又对血管壁的损伤较小。自此,超声溶栓便成为国内外的研究热点。

目前超声溶栓的方法主要有三种:体外超声经导管进入血管内溶栓、导管顶端超声换能器在血管内溶栓、经皮超声溶栓。其中前两种属于导管介入的血管内超声溶栓技术,已发展得较成熟,并已有用于临床的经导管血管内超声溶栓设备。体外超声经导管进入血管内溶栓:借助功率发生器激励体外超声换能器振荡,并将机械振动通过导管内的金属导丝传递到血管内,使导管顶端的探头在血液中高速振动,引起空化、微流和机械效应,直接将血栓裂解。导管顶端超声换能器血管内溶栓:导管放在血管内,其顶端安装有超声换能器,功率发生器经导管内的导线激励换能器发生振荡,对血栓直接消融,主要以微流作用促进溶栓药物对血块的渗透为主,而空化效应的作用较小,超声频率通常为$0.1\sim2\,MHz$,声强取$0.6\sim2\,W/cm^2$。以上两种经导管超声溶栓方法,属于介入性治疗范畴,设备要求比较高,操作难度大。尤其是导管顶端超声换能器在血管内溶栓的方法,会对血管壁造成一定的损伤。相比之下,经皮超声溶栓属于非介入性疗法,具有设备简单、操作方便的优势,这种方法应用高频低能的体外治疗超声,经过皮肤等组织到达血管,在微流、空化效应作用下,溶检药物对血块的渗透性得到加强,溶栓效果得到提高,超声频率取$0.02\sim1\,MHz$,声强通常取$0.5\sim10\,W/cm^2$。而且这种方法,只要超声波参数取得合理,就可以安全有效地消融血栓。

目前有关超声溶栓的具体机制还不是非常明确。一般认为低频高强度超声能够消融血栓,主要是以下机制促成的。第一,空化效应。分为稳态空化和瞬态空化。稳态空化是在液体或软组织中,存在一些小气泡(或受声照射时形成小气泡),在超声波的作用下,当声压与静压力之和很小时,气泡会生长,反之则会缩小,故声波引起气泡呼吸式的振动或脉动。在超声强弱比较低时,这种振动不是很强烈,通常不产生破坏力,称为稳态空化。即使在稳态空化的情况下,由于声流的存在,气泡周围的应力增加,可能会造成某些生物细胞功能的改变。瞬态空化是当声强超过某一阈值(称为空化阈值)时,气泡的振动十分剧烈。在膨胀期,即声压与静压力的合力趋于零时,气泡直径迅速增大。而当声压改变符号时,在较大的合压力的作用下,气泡猛烈收缩,以致破裂成许多小气泡,产生强烈的冲击波和局部的高温高压,这种现象称为瞬态空化。第二,微流作用。这是一种机械作用,往往由空化引起,迅速破裂的微泡在溶液中产生的压力促使溶液中的液体形成微流,增强药物的流动性。超声辅助微注射成型作为一种新型聚合物成型工艺方法,可以将超声外场作用与微注射成型相结合。由于结合后能降低聚合物熔体黏度,提高充模流动性能,从而改善制品内部微观组织,近年来已成为研究热点。第三,热效应。由于生物组织的声吸收特性,射入组织的部分超声能量将会变成热能,并使其温度升高,当温度升到一定程度后,就不再随时间直线上升,而是上升速率逐渐变慢,直至趋于平衡,这种现象是由热传导引起的。当介质局部受声的照射,或当介质的声吸收特性不均匀时,会造成温度分布的非均匀性,温度梯度越大热传导的作用也就越明显,直至整个介质温度相同,达到热平衡状态。第四,机械效应。当声强较低时,生物组织产生弹性振动,其位移幅度与声强的平方根成比例,但在声强足够高时,组织的机械振动则超过其弹性极限,而造成组织的断裂或粉碎,这种效应为超声的机械效应。超声手术和超声碎石等都利用了这一效应。第五,其他机制。如细胞内微电流、声化学效应、声透入作用、加速药物穿透、逆转酸中毒等。

目前,国内外临床实验均证明了超声具有直接和辅助溶栓的作用,但目前对溶栓最佳的参数组合尚未达成共识,且超声溶栓的安全性也有待证实。相信以后随着国内外对超声溶栓模式与相关参数研究的不断深入以及临床研究的不断开展,超声溶栓将拥有更广阔的应用前景。

八、榜样的力量

陈路得(女,1914—2000,第 31 届南丁格尔奖获得者)

主要事迹:1914 年出生于湖北省武汉市,1957 年北京燕京大学生物系毕业获学士学位,同年在协和医院护士专科学校毕业。她是天津护理事业创始人、中国护理高等教育创办人、天津护理学会创始人,同时也是天津第一位世界护理届最高荣誉——南丁格尔奖章得主、全国第一位由护士出任的女院长。她一生无儿无女,将毕生精力都奉献给了护理教育和管理工作,认真总结临床教学和管理经验,撰写了多种讲义、教科书,已出版的有《建立简易病房、培训护理人员的经验体会》《试行(个案研究教学法)的经验体会》《护理科研论文选集》《加强组织领导,提高临床护理教学质量》《医院科学管理的基本法则》《现代医院管理》(任编委)。主编了《回顾天津的护理事业》一书,撰写了《愿将毕生献给护理事业》《难忘的岁月、美好的记忆》等文章,为建立中国的护理体制、发展护理事业的教育和科研、培养高级护理人才和高素质的护理队伍等做出了巨大的贡献。

蒋玉宇　高　静

训练五　体格检查（腹部检查）

学习目标

知识要求：

1. 掌握　腹部检查的内容、顺序及方法。
2. 熟悉　腹部检查的正常表现及异常体征。
3. 了解　腹部检查中的异常体征及发生机理。

技能要求：

1. 能运用腹部检查的顺序和方法对被检查者进行完整、正确的检查。
2. 能初步应用检查的技巧和相关的知识辨别常见的异常体征，主动地应用评判性思维对异常体征进行分析。

训练流程

1. 问诊思维训练。
2. 腹部体格检查。
3. 腹部体格检查结果的书写范例。
4. 健康评估思维训练。
5. 护理思维训练。

一、导入案例和问诊思维训练

患者，女性，53 岁，因"腹胀、尿少、腹泻 3 天"入院。责任护士小张对该患者进行入院评估，一般检查、腹部体格检查结果如下：T 37 ℃，P 78 次/分，R 22 次/分，Bp 100/80 mmHg；患者平车推入病房内，神志清楚，精神差，面色灰暗，皮肤巩膜黄染，可见蜘蛛痣和肝掌，浅表淋巴结未及。全腹膨隆，腹壁静脉曲张，肝肋下未及，脾肋下 2 cm，质中、无压痛，腹部移动性浊音（＋＋），双下肢中度浮肿。其余检查未见明显异常。

问诊思维训练

1. 询问患者的一般资料，包括姓名、年龄、职业等。

2. 重点询问患者"腹胀、腹泻、尿少"主要症状。包括起病时间、诱因或病因，腹泻次数、量、颜色、性状其气味等，腹胀的部位和程度，有无加重或减轻腹泻、腹胀的因素。尿量少的具体情况，每日尿量、每日入量等。询问有无腹痛、呕吐、腹水等伴随症状。

3. 询问主要症状及病情的发展与演变情况，以往是否有类似症状出现，是否有相关疾病史，是否有诊疗及住院经历，用药情况及其效果如何。

4. 询问患者既往健康状况,尤其是消化系统健康情况,有无肝炎等传染病史,有无血吸虫疫水接触史等;家族中是否有类似疾病史以及肝炎等相关传染病史。

5. 询问患病以来对患者日常生活的影响,注意患者心理和社会状况的评估。

二、训练准备

（一）用物准备

卷尺、标记笔、听诊器、计时器、洗手液等。

（二）环境准备

光线明亮,环境安静,暴露部位检查时有屏风或床帘遮掩。

（三）被检查者准备

核对患者,解释检查目的和主要内容,嘱其排空膀胱,做好配合。被检查者情绪稳定,知晓本次检查的内容和目的,明确知道腹部检查需暴露腹部皮肤,可以向检查者提出保护隐私的具体要求。在检查时能够配合检查,了解检查过程中如感到不适,能及时告知检查者。被检查者可根据个体的耐受度选择体位。

（四）检查者准备

衣帽整齐清洁,仪表大方。检查前需检查听诊器等用具及各种配件是否完好干净。检查前需清洁双手,保持双手温暖,双手没有饰物,指甲修剪整洁。检查者需向被检查者告知自己的姓名,解释本次检查的内容和目的以及腹部检查需暴露胸部皮肤的原因,告诫被检查者需及时汇报不适感等主观感受。询问被检查者对保护隐私的具体要求。

三、腹部体格检查内容

主要学习腹部的体表标志与腹部外形、呼吸运动、腹壁等检查;学习腹部视诊、触诊、叩诊、听诊的方法。先由老师作示教,然后学生两人一组先后轮流互相检查并记录检查结果。相互体格检查熟练后,4～5人组成一个训练组,采用小组训练的方式利用腹部检查人机互动系统学习异常体征的检查。

利用腹部检查人机互动系统学习时,在学习软件中选择不同的异常体征,然后仔细学习每个异常体征检查时的特点,并组织小组讨论如何辨别异常体征与正常表现之间的差异。

在进行检查训练时,记录并描述检查时发现体征的部位。

（一）视诊

1. 方法　检查者站于被检查者右侧,按一定顺序自上而下观察腹部,有时可俯身或蹲下,从腹部侧面切线方向观察,以发现细小的隆起或蠕动波等。

2. 内容　主要内容有:腹部外形、呼吸运动、腹壁静脉、胃肠型与蠕动波、腹壁其他情况等。

（1）腹部外形:观察腹部是否对称、平坦,有无异形、膨隆或凹陷,必要时还应测量腹围大小。

① 正常表现:腹部平坦、腹部饱满、腹部低平。

② 异常表现:腹部膨隆(全腹膨隆:腹腔积液、腹内积气、腹内巨大肿块;局部膨隆)、腹部凹陷(全腹凹陷;局部凹陷)

（2）呼吸运动

① 正常表现：正常成年男性和儿童以腹式呼吸为主，成年女性以胸式呼吸为主。

② 异常表现：腹式呼吸减弱（见于急性腹痛、腹膜炎症、腹水、腹腔内巨大肿块或妊娠等）；腹式呼吸消失（见于胃肠穿孔引起的急性腹膜炎、膈肌麻痹）。

（3）腹壁静脉

① 正常表现：正常人腹壁静脉一般不显露。

② 异常表现：腹壁静脉曲张，表现为腹壁静脉明显可见或迂曲变粗，见于门静脉高压或上、下腔静脉回流受阻而致侧支循环开放时。通过指压法检测血流方向可判断静脉曲张的原因。

（4）胃肠型与蠕动波

① 正常表现：正常人腹部一般不易见到胃肠型或蠕动波。

② 异常表现：胃肠道发生梗阻时，在梗阻近端的胃或肠段饱满隆起，在腹壁上可见到相应的各自轮廓，称为胃型或肠型；若同时伴有该部位蠕动增强，称为蠕动波。

（5）腹壁其他情况

① 正常表现：腹部皮肤颜色较暴露部位稍淡，无皮疹、色素沉着、瘢痕、疝等。

② 异常表现：皮疹、腹部皮肤颜色的改变、瘢痕、出血点、疝等。

（二）听诊

1. 方法　被检查者取仰卧位，检查者用听诊器或耳朵，按照从左到右，从下到上的顺序全面听诊腹部各区（图 5-1）。

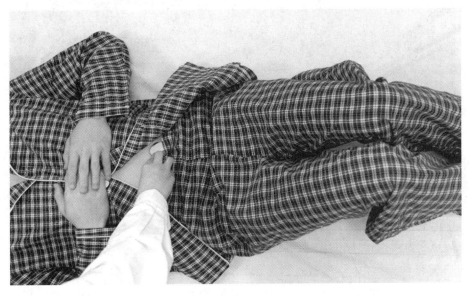

图 5-1　腹部听诊

2. 内容　主要内容有：肠鸣音、振水音、血管杂音，注意根据音响强弱、音调高低、声音性质等来判断正常与否。

（1）肠鸣音：肠蠕动时，肠管内的气体和液体混合而产生的一种断断续续的咕噜声或冒泡音，称为肠鸣音。为准确评估肠鸣音的频率和性质，应在固定部位至少听诊 1 min。

① 正常表现：肠鸣音 4～5 次/分，全腹均可听到，以脐部最明显。其音响和音调变化

较大。

② 异常表现：肠鸣音活跃（肠鸣音每分钟 10 次以上，音调不特别高，主要见于急性肠炎、服泻药后和胃肠道大出血等）；肠鸣音亢进（肠鸣音次数增多，声音响亮、高亢，呈金属声，主要见于机械性肠梗阻）；肠鸣音减弱（肠鸣音明显低于正常，甚至数分钟才听到 1 次，主要见于急性便秘、腹膜炎、低钾血症等）；肠鸣音消失（持续 3～5 min 仍未听到一次肠鸣音，主要见于急性腹膜炎或麻痹性肠梗阻）。

（2）振水音：被检查者取仰卧位，检查者将听诊器听诊头放于上腹部，同时用稍弯曲的手指以连续迅速的动作冲击该部位（图 5-2）。

① 正常表现：若胃内有液体积存时，则可听到胃内气体与液体撞击而产生的声音，正常人饮入大量液体后可出现振水音。

② 异常表现：当空腹及餐后 6～8 h 以上仍有振水音，则表示有液体在胃内潴留，主要见于幽门梗阻、胃扩张等。

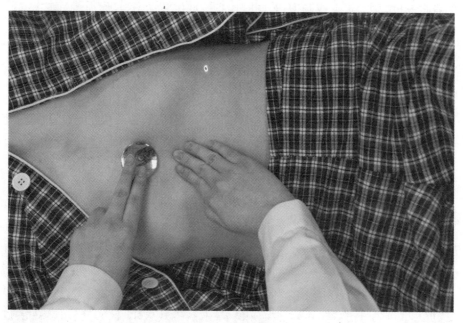

图 5-2　振水音听诊

（3）血管杂音

① 正常表现：正常人腹部无血管杂音。

② 异常表现：动脉性杂音、静脉性杂音。

（三）叩诊

1. 方法　腹部叩诊可以采用直接法或间接法，一般采用较为准确的间接叩诊法（图 5-3）。

2. 内容　腹部某些脏器的大小、位置及有无叩击痛，胃肠道充气情况、腹腔内有无积气、积液和肿块等，可以验证腹部视诊与触诊的结果。

（1）腹部的叩诊音

① 正常表现：正常情况下，腹部大部分为鼓音，在肝、脾、增大的膀胱和子宫部位以及两侧腹部腰肌处为浊音。

② 异常表现:当肝脾高度肿大、腹腔内肿瘤或大量积液时,鼓音范围缩小,可出现浊音或实音;当胃肠高度胀气、胃肠穿孔致气腹时,鼓音明显、范围增大,在浊音界内出现鼓音,甚至出现肝浊音界消失。

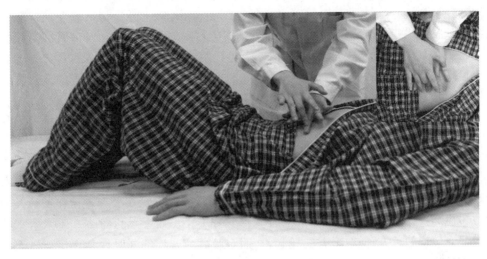

图 5-3　腹部叩诊

(2) 肝脏与胆囊的叩诊

① 肝界的确定:被检查者取平卧位,平静呼吸;检查者采用间接叩诊法,在右锁骨中线上由肺清音区向下逐肋叩诊,当清音转为浊音时,即为肝上界又称肝相对浊音界,匀称体型者在第五肋间;确定肝下界时,由腹部鼓音区沿锁骨中线向上叩诊,当鼓音转为浊音时即为肝下界。

A. 正常表现:正常肝上下界距离为 9～11 cm。

B. 异常表现:肝浊音界缩小见于急性重型肝炎、胃肠胀气;浊音界消失则见于胃肠穿孔所致的气腹;肝浊音界扩大见于肝癌、肝炎、肝淤血和肝脓肿等。

② 肝脏及胆囊叩击痛:检查者将左手掌放于被检查者的肝区部位,以右手拳轻击左手背。

A. 正常表现:正常人肝区及胆囊无叩击痛。

B. 异常表现:肝区叩击痛主要见于肝炎、肝脓肿、肝淤血等。胆囊叩击痛主要见于胆囊炎。

(3) 移动性浊音:当腹腔内有中等量以上的积液时,因重力关系,液体积于腹腔的低处,呈浊音。检查时,先让被检查者取仰卧位,此时腹中部因肠管内有气体而在液面浮起呈鼓音,两侧腹部因腹水积聚呈浊音。向左侧卧位时,左侧腹部呈浊音,而上面的肠管浮起,右侧腹部呈鼓音;再让被检查者向右侧卧位,右侧腹部呈浊音,左侧腹部转为鼓音。当腹水在 1 000 ml 以上时,即可叩出移动性浊音。

(4) 膀胱叩诊:当膀胱充盈时在耻骨联合上方即可叩得浊音。尿液排出后,膀胱空虚,因耻骨上方有肠管存在,故叩诊呈鼓音。借此与妊娠子宫、子宫肌瘤和卵巢囊肿等形成固定的浊音区相鉴别。

(5) 肾脏叩诊:检查时,被检查者取坐位或侧卧位,检查者左手掌平放在被检查者的肋脊角处,右手握拳以轻至中等的力量叩击左手背。肋脊角叩击痛主要见于肾炎、肾盂肾炎、肾结核、肾结石等。

（四）触诊

1. 方法　触诊时，被检查者取仰卧位，两手自然放于身体两侧，两下肢屈曲并稍分开，使腹肌尽量松弛，做深而均匀的腹式呼吸。触诊肝、脾还可分别采取左、右侧卧位。检查肾脏时可采用坐位或立位。检查者一般位于右侧，面向被检查者，前臂应与腹部在同一平面。触诊时，动作要轻柔，一般由左下腹开始逆时针方向，由浅入深检查。遵循先健侧后患侧，逐步移向病变区。检查时需边交谈边检查，以转移被检查者的注意力而减少腹壁紧张，同时要注意观察被检查者的反应与表情。

（1）浅部触诊法：将右手轻置于被检查部位，用手指掌面轻压触摸，使腹壁压陷深度为1～2 cm。该方法主要用于观察腹壁紧张度、压痛、包块、搏动感等。

（2）深部触诊法：用一手或两手重叠，由浅入深，逐步加压，使腹壁压陷深度在2 cm以上，甚至4～5 cm。主要包括深压触诊、深部滑行触诊、双手触诊法。深压触诊以右手并拢的2～3个手指深压检查腹腔深部的压痛点和反跳痛。深部滑行触诊在被触及的脏器或包块上进行上下、左右滑动，以探查其形状和大小。双手触诊时将左手掌置于被检查脏器或包块的后方，向右手方向托起，在固定脏器或包块的同时使其更接近体表而利于右手触诊，主要用于肝、脾、肾及腹腔内肿物的检查。

2. 内容　腹壁紧张度、有无压痛与反跳痛、脏器触诊、有无包块等。

（1）腹壁紧张度

① 正常表现：正常人腹壁柔软。

② 全腹紧张度增加。多见于以下三种情况：第一，腹腔内容物增加，如大量腹水或气腹，触诊时腹部张力增加，但无肌痉挛，称为腹部饱满；第二，急性腹膜炎，如胃肠穿孔或脏器破裂所致的急性弥漫性腹膜炎，腹壁明显紧张，硬如木板，称为板状腹；第三，结核性腹膜炎炎症发展较慢，对腹膜刺激渐缓，并且有腹膜增厚，与肠管、肠系膜粘连，触之腹壁柔软并且有抵抗，不易压陷，称为揉面感。

腹壁局部紧张度增加，常见于腹部某一脏器炎症波及局部腹膜，如急性阑尾炎出现右下腹紧张，急性胆囊炎发生右上腹紧张。

腹壁紧张度减低，多因腹肌张力减低或消失所致。可见于慢性消耗性疾病、大量放腹水后、严重脱水和腹肌瘫痪以及重症肌无力，也可见于老年体弱和经产妇。腹壁紧张度减低或消失表现为按压腹壁松弛无力，失去弹性。

（2）压痛与反跳痛

① 正常表现：正常人腹部触诊一般不引起疼痛，重压时可有不适感。

② 异常表现

A. 压痛：按压腹部引起疼痛，称为腹部压痛，该部位称为压痛点，压痛多来自该部位腹壁或腹腔病变。临床意义较大的压痛点有：胆囊点（位于右锁骨中线与肋缘交界处，常见于胆囊病变）、阑尾点（又称 McBurney 点，位于右髂前上棘与脐部连线的中外 1/3 交界处，常为阑尾病变的标志）。此外，在上腹部剑突下正中线偏右或偏左的压痛点，多见于消化性溃疡；胸部病变可在上腹部或肋下部出现压痛点。

B. 反跳痛：检查者用手指在压痛处稍停片刻，然后突然松开，若被检查者感觉腹痛加重，伴有痛苦表情或呻吟，称为反跳痛。反跳痛的出现说明炎症已累及腹膜壁层。腹肌紧张、压痛、反跳痛合称腹膜刺激征。

（3）肝脏触诊：主要了解肝下缘的位置、质地、表面、边缘及搏动等(图5-4)。

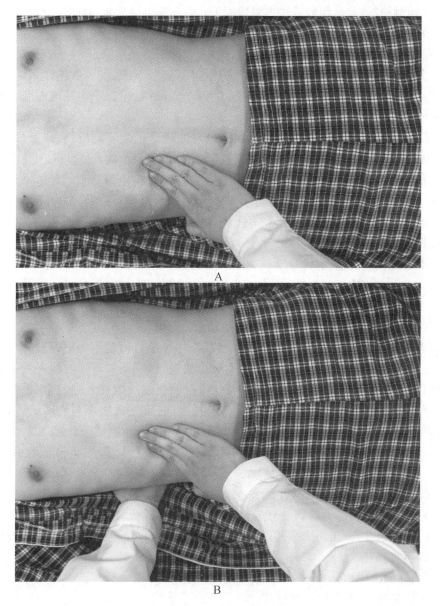

A

B

图5-4　肝脏触诊

① 触诊方法：被检查者取仰卧位，两膝关节屈曲，使腹壁放松，并做深呼吸，以使肝脏上下移动。

• 单手触诊法：较为常用，检查者右手平放于被检查者右侧腹壁上，估计在肝下缘下方，右手四指并拢，掌指关节伸直，食指与中指指端指向肋缘，或食指的侧缘对着肋缘，嘱被检查者做缓慢而深的腹式呼吸。当深呼气时，腹壁松弛，触诊手指应主动下按；当深吸气时腹壁隆起，触诊的手指被动上抬，但上抬的速度落后于腹壁的抬起，并以指端或桡侧向前上迎触，随膈下移至肝下缘。以这种方法在右锁骨中线及前正中线分别触诊肝下缘并测量其大小。

• 双手触诊法：检查者右手位置同单手触诊法，左手由评估对象右腰部后方向上托起肝脏,大拇指固定在右肋缘,使吸气时右手指更易触及下移的肝下缘。

• 其他触诊法:如钩指触诊法主要适用于儿童和腹壁薄软者;冲击触诊法(沉浮触诊法)主要用于当腹腔内有大量液体,不易触到肿大的肝脏下缘时采用。

② 触诊内容:触及肝脏时应注意大小、质地、表面形态及边缘、压痛、搏动等。

A. 大小:正常人在右锁骨中线肋缘下一般触不到肝下缘,仅少数正常人可触及,在1 cm以内;在剑突下触及肝下缘,多在3 cm以内,当肝下缘超过上述标准而肝上界正常或升高时,提示肝大。

B. 质地:肝脏质地分为三级,即质软、质韧和质硬。正常肝脏质软,如触口唇;质韧(中等硬度)见于急性肝炎、脂肪肝,如触及鼻尖;质硬如触及前额,见于肝硬化和肝癌。

C. 表面形态及边缘:正常人肝脏表面光滑,边缘整齐,厚薄一致。肝边缘圆钝常见于脂肪肝或肝淤血。表面不光滑,呈不均匀结节状,边缘厚薄不一者,多为肝癌。

D. 压痛:正常人肝脏无压痛。如有压痛,提示各种原因引起的肝脏病变,见于肝炎、肝脓肿、肝癌、肝淤血等。

E. 搏动:正常人肝脏不伴有搏动,在三尖瓣关闭不全所致肝大时,可触到肝脏扩张性搏动。

(4) 脾脏触诊:正常情况下脾脏不能被触及。当内脏下垂、胸腔积液或积气使膈肌下降,脾脏向下移位,深吸气时可触及脾脏的边缘。

① 触诊方法:脾脏明显肿大,位置较表浅时,用单手触诊稍用力即可触到。如果脾脏轻度肿大,并且位置较深,则需要用双手触诊法进行(图5-5)。被检查者采取仰卧位,双腿稍屈曲,使腹壁松弛,检查者位于右侧,左手绕过被检查者腹前方,手掌平放置于其后背部第七至第十肋处,将脾脏由后向前托起,右手平放腹部与右肋缘弓垂直,估计在脾下缘部轻按腹壁,配合深呼吸由下向上进行,直至触到脾下缘或右肋缘弓。轻度肿大,不易触及时,被检查者可采取右侧卧位,右下肢伸直,左下肢屈髋屈膝进行评估。

② 触诊内容:触及脾脏时应注意大小、质地、表面情况、压痛和摩擦感等。

脾肿大的分度:将肿大的脾脏分为轻、中、高三度。深吸气时,脾在肋缘下不超2 cm为轻度肿大;超过2 cm至脐水平线以上者为中度肿大;超过脐水平线或前正中线则为高度肿大,即巨脾。

(5) 胆囊触诊(图5-6)

① 正常表现:正常胆囊不能触及。

② 异常表现:当胆囊肿大超过肝缘及肋缘,可在右肋缘下腹直肌外缘处触及肿大的胆囊。检查者以左手掌平放在评估对象右肋缘部,将拇指勾压在胆囊点,嘱被检查者缓慢深吸气,在吸气过程中因发炎的胆囊下移触及用力按压的拇指而疼痛,患者突然屏气,称为 Murphy 征阳性,常见于急性胆囊炎。

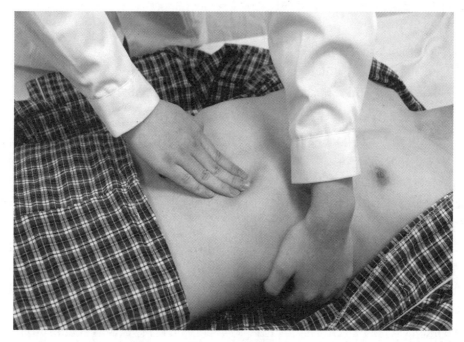

图 5-5　脾脏触诊

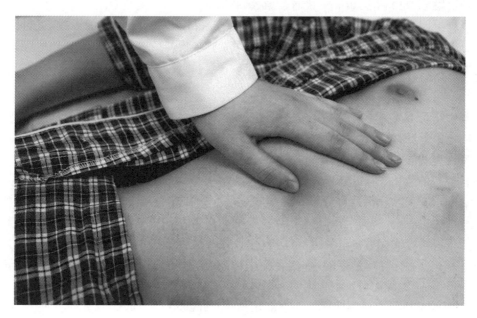

图 5-6　胆囊触诊

（6）膀胱触诊

① 正常表现：正常膀胱空虚时，位于盆腔内，不易触及。

② 异常表现：当膀胱充盈增大时，超过耻骨联合上缘方可触及。

膀胱触诊一般采用单手滑行触诊。被检查者仰卧屈膝，从脐开始向耻骨联合方向触诊。尿液潴留所致的肿大膀胱呈圆形或扁圆形囊性状，按压时有憋胀尿意感，排尿后缩小或消失，借此可与妊娠子宫、卵巢囊肿等其他肿物鉴别。

（7）其他触诊：肾脏、腹部包块等。

3. 注意事项

（1）检查前要求被检查者排空膀胱。

（2）肠鸣音听诊至少1 min。

（3）触诊肝脾时一定要让患者配合呼吸运动，同时注意放松腹部。

（五）人机互动

1. **具体内容**　人机互动学习需借助高智能数字网络化体格检查教学系统完成，该系统完全软件化设置，并且提供多种教学方式，包括：全体同步教学，学生自己练习和复习，教师与学生呼叫对讲，网络联机考试（随机生成考题或选择教师生成考题），班级管理，成绩查询。学生通过本环节的反复训练后可以熟悉地识别一些腹部听诊的异常体征，为下一步的临床见习奠定基础。

2. **具体方法**　首先学习系统中正常腹部体格检查的特点，了解正常情况下腹部外形、呼吸运动、腹壁等视诊特点，听诊肠鸣音、振水音、腹部各动脉杂音听诊区，叩诊腹部某些脏器的大小、位置及叩击特点，触诊腹壁紧张度、脏器触诊等其他触诊特点。重点进行腹部触诊包括腹壁紧张度、压痛及反跳痛、脏器触诊、腹部包块以及液波震颤。在掌握正确的手法后，进行病理状态的操作，包括不同程度的肝脾肿大、胆囊触痛、Murphy征阳性以及其他腹部脏器异常疼痛，如胃溃疡压痛、十二指肠压痛、胰腺炎压痛反跳痛、阑尾炎压痛反跳痛、腹部小肠压痛反跳痛、乙状结肠压痛。

根据不同系统的指示进行模型设置，按照腹部视—听—叩—触诊的顺序，进行触诊。当触及疼痛部位时，模型会发出"疼"的声音或其他疼痛反馈。触及脏器时，学会肿大程度以及质地的分辨。听诊过程中，学会区分各部位的声音特点以及正常状态和异常状态的区别。

（六）临床见习

学生符合下述三个条件后方能进入临床见习环节。第一，学生通过互查能够单独熟练正确地进行肝脏、胆囊、腹部体格检查；第二，学生通过人机互动学习后能够熟悉地辨别腹部检查的异常体征；学生在对被检查者实施体格检查时能够主动沟通，并且注意保护被检查者的隐私。临床见习时，临床指导教师选择典型的异常体征进行示范性带教，然后4～5位学生组成一组，分组开展临床见习。教师需为每组学生提供临床真实的患者或标准化患者，教师向学生介绍患者或标准化患者的病史情况后，由一位学生在教师的指导下对患者或标准化患者进行体格检查，口头表述发现的异常体征，其他学生进行纠正和补充。临床见习结束前，带教教师进行点评。临床见习结束后，每位学生需撰写临床见习报告，教师需对每组学生的表现进行综合评价。

1. **异常腹部外形的临床见习**　腹部膨隆、腹部凹陷。

2. **腹壁异常体征的临床见习**　皮疹、Grey-Turner征、Cullen征、腹股沟疝、脐疝。

3. **腹部异常体征的临床见习**　肝脾胆囊肿大、腹水、板状腹、揉面感、压痛反跳痛、Murphy征、膀胱胀大。

4. **结核性腹膜炎的症状及腹部异常体征临床见习**

（1）症状：发热、盗汗、间歇性脐周或右下腹痛、腹胀、腹泻、便秘。

（2）体征：干酪型腹膜炎可见腹部压痛反跳痛，腹壁柔韧感是典型特征粘连型或干酪型腹膜炎可见脐周腹部包块，草绿色腹水。

5. 肝硬化的症状及腹部异常体征临床见习

(1)症状:代偿期主要是食欲缺乏、低热、乏力、厌油腻、恶心、腹胀等消化道不适,失代偿期症状加重,会发生呕血或黑便、消瘦等症状。

(2)体征:面部灰暗、皮肤巩膜黄染、蜘蛛痣、肝掌、肝脾肿大、腹水等。

6. 急性胰腺炎的症状及腹部异常体征临床见习

(1)症状:发热、恶心、呕吐、腹胀、腹痛。腹痛常在暴饮暴食或饮酒后发生,中上腹剧烈而持续疼痛,呈钝痛、钻痛、绞痛或刀割样痛,弯腰抱膝位可缓解。恶心、呕吐发作早且频繁,呕吐后腹痛不缓解。发热早期可有中度发热,38 ℃左右;胰腺坏死伴感染时,持续高热。

(2)体征:轻中度者腹胀、肠鸣音减弱、中上腹压痛,重症患者呈急性重病面容,痛苦表情,脉搏增快,呼吸急促,血压下降。腹肌紧张,全腹显著压痛和反跳痛,伴麻痹性肠梗阻时有明显腹胀,肠鸣音减弱或消失,可出现移动性浊音,腹水多呈血性。少数患者有Grey-Turner 征、Cullen 征、黄疸。低血钙时有手足抽搐。

7. 急性阑尾炎的症状及腹部异常体征临床见习

(1)症状:转移性右下腹痛,恶心呕吐,可有腹胀、排便排气障碍、寒战、高热。

(2)体征:右下腹压痛,腹膜刺激征,皮肤黄染,右下腹包块,特殊体征检查包括结肠充气试验、腰大肌试验、闭孔内肌试验、直肠指诊。

8. 急性胆囊炎的症状及腹部异常体征临床见习

(1)症状:发热,恶心,呕吐,右上腹阵发性绞痛或胀痛,常在饱餐、进食油腻食物后。

(2)体征:Murphy 征阳性。

四、腹部体格检查结果的书写范例

[范例一]正常成人腹部检查结果如下:

腹部对称,无膨隆,未见腹壁静脉曲张,未见胃肠型及蠕动波。腹软,全腹无压痛及反跳痛,未触及包块,肝、脾及胆囊均未触及,Murphy 征(一)。叩诊呈鼓音,无移动性浊音,肝区无叩痛,肾区无叩击痛。肠鸣音 5 次/分,未闻及振水音及血管杂音。

[范例二]女性,33 岁,腹胀 1 月,加重一周。医疗诊断为"结核性腹膜炎"。该患者腹部体格检查结果如下:

腹部对称,膨隆,未见腹壁静脉曲张,未见胃肠型及蠕动波。腹部触诊有柔韧感,左下腹部有压痛,无反跳痛,未触及包块,肝、脾及胆囊均未触及,Murphy 征(一)。叩诊呈鼓音,移动性浊音阳性,肝区无叩痛,肾区无叩击痛。肠鸣音 5 次/分,未闻及振水音及血管杂音。

五、健康评估思维训练

(一)问题引导

结合导入案例分析患者肝硬化导致门静脉高压时腹部检查可能出现的异常体征。解释案例中患者出现异常体征的原因。

(二)思维训练引导

结合详细问诊的情况,分析患者"腹胀、腹泻"是肝硬化肝功能减退在消化系统的常见表现,"少尿"是腹水形成的结果。肝硬化时,广泛的肝细胞变性坏死,形成再生结节,纤维组织增生,正常肝小叶结构破坏和假小叶形成。这种病理生理改变导致肝脏功能受损,肝功能减退(失代偿)和门静脉高压是肝硬化发展的严重后果。肝硬化代偿期,患者症状较轻,可有乏力、食欲减退、腹胀等不适。肝硬化失代偿期,患者临床表现明显,乏力、水肿等全身症状逐渐明显;消化道症状腹胀常见,尤其在腹水量大时,腹胀更是难以忍受;腹泻主要为消化功能减退后对脂肪和蛋白质的吸收和分解能力减弱所致。肝硬化肝功能减退和门静脉高压共同导致腹水的形成,大量体液在腹腔内积聚,导致尿量的改变。因此,在一般检查、腹部检查时,可以发现该患者肝功能减退和门静脉高压所致的异常体征。

1. 视诊时发现　面色灰暗,皮肤巩膜黄染,蜘蛛痣和肝掌,全腹膨隆,腹壁静脉曲张。其机制为肝功能减退,继发肾上腺皮质功能降低,对垂体中叶分泌的黑色素细胞刺激素抑制作用下降,黑色素激素分泌增加,导致两侧面颊部有黑褐色的色素沉着,导致面色灰暗。肝细胞的损伤致肝细胞对胆红素的摄取、结合及排泄功能降低,血中的非结合胆红素和结合胆红素均增加,致巩膜黄染,是肝功能减退的表现。患者有蜘蛛痣和肝掌,由于肝功能减退,肝脏对雌激素的灭活减弱,使得血液中雌激素水平增高,过多的雌激素使得皮肤小动脉末端分支扩张形成形似蜘蛛的血管痣,手掌大小鱼际和指端腹侧部位皮肤发红,产生蜘蛛痣和肝掌体征。大量腹水造成全腹膨隆,其机制为:① 在肝硬化失代偿期,门静脉压力升高,使门静脉系统毛细血管床的滤过压增加,形成腹水;② 肝硬化引起低蛋白血症,血浆胶体渗透压下降和淋巴液生成增多,促使液体从肝表面、肠浆膜面漏入腹腔形成腹水;③ 门静脉高压时虽静脉内血流量增加,但中心血流量减少,继发醛固酮分泌过多,致水钠潴留,加剧腹水形成;④ 肝窦和窦后阻塞时,肝内淋巴液产生增多,但输出不畅,促使大量肝内淋巴液自肝包膜表面漏入腹腔,加重腹水。视诊时发现患者有腹壁静脉曲张,主要为肝硬化门静脉高压引起侧支循环开放所致,当门静脉压力增高到一定程度时,脐静脉重新开放,与周围静脉相连接,造成腹壁静脉曲张。

2. 触诊时发现　脾肋下 2 cm,提示脾脏增大,发病机制与门静脉压力增高有关。门静脉高压导致脾脏静脉回流受阻,脾静脉压力增高,脾淤血,出现脾肿大。严重者脾脏增大可引起脾脏功能亢进,引发血小板减少性病,可能鼻、牙龈以及胃肠道等部位出血。触诊时还发现双下肢中度浮肿,是由于肝脏功能障碍,合成白蛋白减少,产生了低蛋白血症。血浆胶体渗透压下降,毛细血管内液体进入组织间隙,由于重力作用,体液在下肢淤积,出现双下肢浮肿。下肢水肿程度随病情严重程度加重。有些患者可出现肝区痛、腹痛等。发生机制与肝大累及包膜和脾脏炎症等有关。

3. 叩诊时发现　腹部移动性浊音,提示腹腔内存在腹水,发生的机制和上述全腹膨隆的机制是一致的。当患者腹水量达到 3 000～4 000 ml 时,触诊可出现液波震颤体征。该患者仅有叩诊移动性浊音阳性,无触诊液波震颤,说明患者腹水量超过 1 000 ml,并未达到 3 000 ml。叩诊时可发现肝大或肝缩小,肝大由肝脏细胞损伤代偿性增大,失代偿后正常组织被假小叶和纤维组织取代,肝脏变硬,则表现为肝脏缩小。

4. 听诊时发现　听诊时可闻及血管杂音,肝硬化引起门静脉压力过高,促使出生后闭锁的脐静脉重新开放与胸腹壁静脉形成侧支循环。血流从门静脉流入迂曲的静脉时形成湍流而产生杂音。在脐周或上腹部可听到一种连续的静脉嗡鸣声。有些患者可出现肠鸣音减少或消失,发生机制与胃肠道淤血、肠道蠕动减弱有关。

（三）思考

1. 结合案例,罗列异常体征及其临床意义,同时表述正常的体征是什么。

2. 结合病理生理等基础知识,解释腹部压痛与临床相关疾病之间的关系。

六、护理思维训练

（一）护理诊断

1. 体液过多 与肝功能减退、门静脉高压引起水钠潴留有关。

2. 有皮肤完整性受损的危险 与水肿、腹泻有关。

3. 营养失调:低于机体需要量 与肝功能减退、门静脉高压引起食欲减退、消化和吸收障碍有关。

4. 有感染的危险 与机体抵抗力低下、门脉侧支循环开放等因素有关。

5. 潜在并发症 上消化道出血、感染、肝性脑病、原发性肝癌、肝肾综合征、电解质酸碱平衡紊乱、肝肺综合征、门静脉血栓形成。

（二）护理措施

1. 一般护理 严重时应卧床休息,或半坐卧位以减轻腹胀引起的不适,减轻心肺负荷。平卧位有利于增加肝、肾血流量,改善肝细胞的营养,提高肾小球滤过率,故应多卧床休息。可抬高下肢,以减轻水肿。大量腹水者卧床时可取半卧位,以使膈下降,有利于呼吸运动,减轻呼吸困难和心悸。大量腹水时,应避免使腹内压突然剧增的因素,例如剧烈咳嗽、打喷嚏等,保持大便通畅,避免用力排便,避免腹内压骤增。缓解后可参加较轻的工作,养成有规律性的生活方式,劳逸结合,避免过度劳累,保证充足睡眠,有利于改善肝脏循环,促进体力恢复。

定时通风,保持床单位整洁,保持患者皮肤清洁。定时翻身,在床上进行主动运动或被动运动,根据患者耐受情况调整活动量。排便后应用温水清洗肛周,保持清洁干燥。若出现红肿或损伤,可涂无菌凡士林或抗生素软膏以保护肛周皮肤,促进损伤处愈合。水肿者要注意皮肤保护,衣着要宽大、柔软。皮肤瘙痒者勿用手搔,给予止痒处理,以免皮肤破损和感染。注意保暖和个人卫生,转氨酶升高时做好隔离工作,尤其是餐具用后要煮沸 30~60 min,不能与家人混用。

2. 饮食护理

（1）有腹水者应限制摄入钠盐,500~800 mg/d(氯化钠 1.2~2.0 g/d),限制钠和水的摄入。进水量 1 000 ml/d 以内,如有低钠血症,应限制在 500 ml/d 左右。应向患者介绍各种食物的成分,如:高钠食物有咸肉、酱菜、酱油、罐头食品、含钠味精等,应尽量少食用;含钠较少的食物有粮谷类、瓜茄类、水果等。评估患者有无因不恰当的饮食习惯而加重水钠潴留,切实控制钠和水的摄入量。限钠饮食常使患者感到食物淡而无味,可适量添加柠檬汁、食醋等,改善食品的调味,以增进食欲。

（2）高热量、高蛋白质、高维生素、易消化饮食,严禁烟酒,适当摄入脂肪,动物脂肪不宜摄入过多,并根据病情变化及时调整。避免生冷、多纤维、味道浓烈的刺激性食物。血氨升高时应限制或禁食蛋白质,待病情好转后再逐渐增加摄入量,并应选择植物蛋白,例如豆制品,因其含蛋氨酸、芳香氨基酸和产氨氨基酸较少。避免损伤曲张静脉,食管胃底曲张静脉管壁薄弱,缺乏弹性收缩,一旦损伤难以止血,死亡率增高。有静脉曲张者应食菜泥、肉末、软食,进餐时细嚼慢咽。

3. 对症护理:腹腔穿刺放腹水的护理。

(1) 术前说明注意事项,测量体重、腹围、生命体征,排空膀胱以免误伤。

(2) 术中及术后监测生命体征,观察有无不适反应;术毕用无菌敷料覆盖穿刺部位,如有溢液可用吸收性明胶海绵处置。

(3) 术毕缚紧腹带,以免腹内压骤然下降。记录抽出腹水的量、性质和颜色,腹水培养接种应在床旁进行,每个培养瓶至少接种 10 ml 腹水,标本及时送检。

4. 用药护理 使用利尿药时应特别注意维持水电解质和酸碱平衡。利尿药尽量白天使用,利尿速度不宜过快,每天体重减轻一般不超过 0.5 kg,有下肢水肿者每天体重减轻不超过 1 kg。必要静脉补充营养,如高渗葡萄糖液、复方氨基酸、白蛋白或新鲜血。指导患者及家属正确用药的方法、剂量等,科普疾病及药物的原理和知识,嘱患者定期复查。

5. 病情观察 观察腹水和下肢水肿的消长,准确记录出入量,测量腹围、体重,并教会患者正确的测量和记录方法。进食量不足、呕吐、腹泻者,遵医嘱应用利尿药,放腹水后更应密切观察。监测血清电解质和酸碱度的变化,以及时发现并纠正水电解质、酸碱平衡紊乱,防止肝性脑病、肝肾综合征的发生。

6. 心理护理 肝硬化往往迁延不愈,治疗效果不明显时,患者常对预后感到担忧,应注意患者心理状况的评估和护理,鼓励患者配合检查和治疗,使患者情绪保持稳定。在做宣教时应关心体贴患者,针对患者的心理情况,用诚恳的语言取得患者的信任,建立良好的护患关系。采用适当的心理学技巧来引导患者,减轻患者心理负担,如暗示法、音乐调节法、呼吸放松训练法等。请相关科室的医护人员给患者讲述肝硬化的治疗前景以及护理方法,并请恢复较好的患者介绍经验,消除患者紧张、焦虑等负面情绪,树立战胜疾病的信心。

(三) 护理操作

平车运送法

【操作目的】

运送不能起床的患者,做各种特殊检查、治疗、手术或转运。

【评估】

1. 评估患者的病情(根据病情选用合适的方法搬运患者)、意识状态、治疗、体重与躯体活动能力。

2. 评估患者的合作程度并做好解释。

3. 评估平车的担架是否完好,轮胎是否充气,刹车是否可以制动,护栏是否完好。

4. 评估环境是否宽敞明亮,便于操作。

【准备】

1. 患者 安置好患者身上的导管,跟患者做好解释及交待注意事项。

2. 护士 衣帽整洁、修剪指甲、洗手、戴口罩和查对医嘱。

3. 用物

(1) 治疗车上层:平车(放置一被单和橡胶单包好的垫子和枕头),套好的毛毯或棉被,必要时备氧气袋、输液架、木板(给予骨折患者使用)、中单(给予如颈椎腰椎骨折患者或病情较重的患者使用)。

(2)治疗车下层:锐器盒、生活垃圾桶、医疗垃圾桶。

4.环境　地面整洁干燥、无障碍物,环境宽敞。

【操作步骤】

1.平车推至患者床旁,核对解释。

2.移开床旁椅。

3.将各种导管妥善放置,避免移动中滑脱。

4.运送法

(1)挪动法(适用于能在床上配合的患者):平车移至床旁与床平行,大轮靠近床头,固定刹车;协助患者将上身、臀部、下肢依次向平车移动,盖好盖被。

(2)一人搬运法(适用于上肢活动自如,体重较轻的患者):平车移至床旁,大轮端移至床尾,使平车与床呈钝角,固定刹车;松开盖被,协助患者穿好衣服;搬运者一臂从患者腋下深入对侧肩部,另一臂托住患者臀部,患者双手交叉于搬运者颈后,搬运者抱起患者,将其放至平车中央,盖好盖被。

(3)二人搬运法(适用于不能活动,体重较重的患者):平车移至床旁,大轮端移至床尾,使平车与床呈钝角,固定刹车;松开盖被,协助患者穿好衣服;搬运者甲、乙站同侧床旁,协助患者双手交叉于胸前;甲一手托患者头颈肩部,另一手托患者腰下,乙一手托患者臀部,另一手托患者膝部下方,两人同时抬起患者至平车中央,盖好盖被。

(4)三人搬运法(适用于不能活动,体重超重的患者):平车移至床旁,大轮端移至床尾,使平车与床呈钝角,固定刹车;松开盖被,协助患者穿好衣服;搬运者甲、乙、丙站患者同侧床旁,协助患者双手交叉于胸前;甲双手托住患者头、颈、肩及胸部,乙双手托患者背、腰、臀部,丙双手托患者膝部及双足,三人同时抬起患者至平车中央,盖好盖被。

(5)四人搬运法(适用于颈椎、腰椎骨折和病情较重的患者):平车移至床旁,大轮端移至床头,使平车与床平行,固定刹车;松开盖被,协助患者穿好衣服;搬运者甲、乙分别站床头、床尾,搬运者丙、丁分别站床和平车的一侧;将帆布兜或中单放于患者腰臀部下方;甲抬患者头颈肩部,乙抬患者双足,丙、丁分别抓住帆布兜或中单四角,四人同时抬起患者至平车中央,盖好盖被。

5.重新检查各种导管。

6.整理床单位,铺成暂空床。

7.松开平车刹车,推至指定地点。

【评价】

1.搬运轻、稳、准确,患者安全、舒适、无损伤。

2.患者的持续性治疗未受影响。

【注意事项】

1.搬运患者时妥善安置导管,避免脱落、受压或液体逆流。

2.搬运过程中注意节力原则。

3.推行中,平车小轮端在前,患者头部位于平车大轮端(由于大轮转动时振动小且平稳),上、下坡时患者保持头高位以减少不适。

4.搬运中注意病情变化,颅脑损伤、颌面部外伤及昏迷的患者应将头偏向一侧。

5.保护患者安全、舒适,注意保暖,骨折患者应固定好骨折部位再搬运。

6. 平车在使用过程中如污染血渍或呕吐物,应使用含氯消毒剂擦拭干净后,再用清水清洁备用。

七、知识拓展

肝硬化患者营养支持

肝脏具有合成、调节和解毒功能,当肝细胞功能严重失调时,肝脏功能障碍,蛋白质合成减少,极易发生营养不良。即使肝病早期阶段,患者也有可能发生营养不良。一些研究表明,营养不良程度与肝硬化严重程度正相关,与肝硬化病因无关。通过选用结构脂肪乳剂、提供富含支链氨基酸的氨基酸制剂补充机体必需的氨基酸、积极实施早期肠内外营养等方法进行恰当的营养支持,能够减轻肝功能的损害,提高机体免疫力,有利于机体的早期康复,延长生存期,而对围手术期的肝硬化患者,营养支持能促进切口愈合、减少感染等,改善预后,提高生存率。

肝硬化严重程度不同,患者的营养需求有所差异。有代偿性肝病的患者能量需求与健康人相似,使用 Harris-Benedict 公式计算肝硬化患者的基础代谢率,无腹水时应当以实际体重为准,有腹水时则通常以身高计算其理想体重。Harris-Benedict 公式根据性别、体重和身高计算每日能量消耗,但肝硬化 50% 以上的患者并不适用此种算法。根据公式估计营养良好患者的需求量为 25~35 kcal/kg,营养不良的患者为 30~40 kcal/kg。在出血、感染和手术等应激情况下,患者营养需求会增加,特别是在患者已经存在营养不良的情况下,患者的营养需求量大约为 55 kcal/kg。但在为患者补充营养时,应注意避免热量过多,热量过多会促进肝脏功能紊乱,产生过量的二氧化碳,有必要对患者进行监测和调整。由于失代偿期的肝硬化患者常存在腹水、肝性脑病、肾脏损伤等情况,营养支持更为复杂。患者的能量需求计算遵循与代偿期肝硬化患者相同的标准。脂肪和碳水化合物的摄入取决于蛋白质的摄入,在肝性脑病的情况下可能需要限制蛋白质的摄入。

营养支持具体应用如下:① 对于无肝性脑病的肝硬化患者,无须蛋白质限制,给予高热量饮食 30~35 kcal/(kg·d),每日 5~7 次,少食多餐,晚间加餐(营养补充剂、高碳水食物、支链氨基酸补充剂)。若患者存在低钠血症应限制饮水,存在腹水和水肿应限制钠盐摄入。② 对于肝硬化伴急性肝性脑病,尽可能短时间内(48 h)限制蛋白质为 0.8 g/(kg·d)。对于存在肝性脑病、蛋白质不耐受或负氮平衡的患者使用支链氨基酸。尽早重新开始正常的蛋白质摄入 1~1.2 g/(kg·d),给予高蛋白高热量饮食 35 kcal/(kg·d)。若患者存在低钠血症应限制饮水,存在腹水和水肿应限制钠盐摄入。③ 对于肝硬化合并慢性肝性脑病患者适当限制蛋白质 0.8~1 g/(kg·d)或标准蛋白质摄入量 1~1.2 g/(kg·d),评估是否需要补充支链氨基酸。少食多餐,5~7 次/天,多给予蔬菜或乳制品蛋白、植物蛋白,减少动物蛋白摄入。控制热量和蛋白质比例,补充标准剂量的维生素和矿物质。若患者存在低钠血症应限制饮水,存在腹水和水肿应限制钠盐摄入。

临床上,大多数肝硬化患者可以经口进食耐受正常饮食,不需要饮食限制。医护人员应对患者进行评估,在个体化的基础上限制饮食。若患者因意识障碍无法经口进食满足其能量和蛋白质需求,建议使用肠内营养。

欧洲肠内外营养学会于 2009 年发布了《肝病肠外营养指南》,以提供肝病肠外营养建议。该指南由跨学科专家组依据公认的标准和 1985 年以来的相关研究而起草,选择了酒精性脂肪肝、肝硬化和急性肝衰竭作为代表性肝病进行详述,公布于欧洲肠内外营养学会网站。在肠外营养补充使用时机方面,该指南建议肝硬化患者如果不能经口或肠道获取足够营养,应在术后早期给予肠外营养。如果肝硬化患者能够经口或肠道获取足够营养,且禁食 12 h 以上(包括夜间禁食),应当静脉给予葡萄糖 2~3 g/(kg·d);如果禁食超过 72 h,须给予全胃肠外营养支持;伴有咳嗽、吞咽反射受限的肝性脑病患者,若无气道保护措施,应考虑肠外营养。

　　肠外营养一般使用简单的床边评估方法确定患者营养不良风险,如主观全面评估或人体测量法。在能量供给方面,应提供静息能量的 1.3 倍,葡萄糖供能应占 50%~60%,葡萄糖输注速率为 2~3 g/(kg·d),高血糖患者可静脉注射胰岛素。脂肪补充建议使用脂肪乳剂,提供 1.2~1.5 g/(kg·d)的氨基酸。对于Ⅲ期或Ⅳ期的肝性脑病患者,考虑使用富含支链氨基酸、低芳香族氨基酸的溶液。肠外营养需每天给予患者补充水溶性维生素和微量元素。酒精性肝硬化患者在开始输注葡萄糖之前,需服用维生素 B_1,以预防韦尼克氏脑病发生。使用肠外营养应监测患者血糖,对于营养不良患者还应监测其体内磷酸盐及钾和镁的浓度。肠外营养由于其侵入性和复杂性易发生多种并发症,如静脉导管相关性并发症、代谢性并发症、脏器损伤、代谢性骨病等。在如何更精准地为肝病患者提供营养护理,如何有效减少肠外并发症方面还需要护理人员进行进一步研究,探求更优质的营养方案。

八、榜样的力量

杨必纯(女,1939—,第 30 届南丁格尔奖获得者)

主要事迹:1939 年出生于四川省泸州市,1956 年毕业于泸州医士学校附属医院护训班。毕业以后在红十字会医院担任护理员两年。1958 年为了支援西部卫生事业的发展,去祖国最需要的地方——西南边远的凉山彝族自治州,为祖国西南少数民族卫生事业的发展做出了突出的贡献。在泸州市人民医院(红十字会医院)任内科护士长期间,实行护理责任制,开展了治疗护理和生活护理,还开展了危重病人的计划护理和心理护理,进一步提高护理质量。她开展的"斜面侧孔配液针头",大量减少了微粒进入人体,提高了输液的安全系数,又能减少液体的浪费。此外,她积极开展适合我国国情的社区护理及康复医疗模式的探索研究,为护理事业的发展做出了巨大的贡献。由于杨必纯同志在护理工作上的突出贡献,1985 年荣获国际红十字会授予护士的最高荣誉——"南丁格尔奖"。

滕丽萍　孙　郡

训练六　体格检查（脊柱、四肢与关节检查）

学习目标

知识要求：

　　1. 熟悉　脊柱、四肢与关节检查的内容、顺序及方法。

　　2. 了解　脊柱、四肢与关节检查的正常表现、异常体征及发生机理。

技能要求：

　　1. 能运用脊柱、四肢与关节检查的顺序和方法对被检查者进行完整、正确的检查。

　　2. 能初步应用检查的技巧和相关的知识辨别常见的异常体征，主动地应用评判性思维对异常体征进行分析。

训练流程

　　1. 问诊思维训练。

　　2. 脊柱、四肢与关节体格检查。

　　3. 脊柱、四肢与关节体格检查结果的书写范例。

　　4. 健康评估思维训练。

　　5. 护理思维训练。

一、导入案例和问诊思维训练

　　患者，女性，43岁，因"关节肿痛4年，加重1月"入院。患者于4年前劳累后出现指关节肿痛，未予重视。近1个月来逐渐出现双膝、肩关节晨僵、肿痛。责任护士小张对该患者进行入院评估，进行四肢体格检查时发现：双肩关节压痛，抬举、旋后活动受限，腕掌关节、掌指关节和指间关节肿胀、压痛，呈梭形畸形；双膝关节肿大畸形，伸直受限。

　　问诊思维训练

　　1. 询问患者的一般资料，包括姓名、年龄、职业等。

　　2. 重点询问患者关节疼痛的部位、性质、程度和造成疼痛加重或减轻的因素。观察患者关节的肿胀程度和晨僵发生的频率、每次发生持续的时间、缓解和加重的因素，询问患者出现关节肿痛时有没有一些伴随症状，包括局部症状如红肿热痛以及功能障碍和肌肉萎缩。询问患者以往用药情况，包括药物的名称、剂量、效果。

　　3. 询问患者的既往史、月经史，重点询问其家族史。

　　4. 询问患病以来，疾病对患者日常生活的影响，注意患者心理和社会的评估。

二、训练准备

(一)用物准备

叩诊锤、洗手液、卷尺、记号笔、听诊器、消毒棉签等。

(二)环境准备

光线明亮,环境安静,暴露部位检查时有屏风或床帘遮掩。

(三)被检查者准备

核对被检查者身份,解释检查目的和主要内容,嘱其做好准备。被检查者情绪稳定,可以向检查者提出保护隐私的具体要求。在检查时能够配合检查,检查过程中如有不适,及时告知检查者。被检查者可根据个体的耐受度选择体位。

(四)检查者准备

衣帽整齐清洁,仪表大方。检查前需检查听诊器等用具及各种配件是否完好干净。检查前需清洁双手,保持双手温暖,没有饰物,指甲修剪整洁。检查者需向被检查者告知自己的姓名,解释本次检查的内容和目的,告诫被检查者需及时表达不适感等主观感受。询问被检查者对保护隐私的具体要求。

三、脊柱、四肢与关节体格检查内容

(一)视诊

1. 方法

(1)评估脊柱弯曲度时,被检查者双足并拢直立,双臂自然下垂,检查者从侧面观察脊柱有无前凸或后凸畸形,从背面观察脊柱有无侧凸畸形,或用手指沿脊椎棘突从上向下划压后,使皮肤出现一条红色充血痕来观察脊柱有无侧凸。

(2)评估脊柱活动度时,嘱被检查者做前屈、后伸、左右侧弯和旋转等动作,以观察脊柱的活动情况。检查颈椎活动度时,应固定患者双肩,使躯干不参与运动。检查腰椎活动度时,应固定患者臀部,使髋关节不参与运动。已有脊柱外伤、可疑骨折或关节脱位者,应避免脊柱活动,防止损伤脊髓。

(3)评估四肢与关节时,观察四肢、关节的形态与运动情况,同时了解皮肤与指(趾)甲的颜色、形态、有无皮肤损害及局部肿胀等情况。

2. 内容

(1)脊柱弯曲度

① 正常表现:生理性弯曲,正常人直立时从脊柱背面观察无侧弯。侧面观察可见"S"形生理弯曲,即颈段稍向前凸,胸段稍向后凸,腰椎明显向前凸,骶椎明显向后凸。

② 异常表现:脊柱后凸("驼背")、脊柱前凸、脊柱侧凸(姿势性侧凸和器质性侧凸)。

(2)脊柱活动度

① 正常表现:正常人脊柱有一定的活动度,颈椎段和腰椎段活动范围最大,胸段活动范围较小,骶段几乎无活动。一般颈段可前屈或后伸各 $35°\sim45°$,左右侧弯各 $45°$,旋转 $60°$。腰段在臀部固定的情况下可前屈、后伸 $45°$。左右侧弯各 $30°$,旋转为 $45°$。

② 异常表现:软组织损伤、骨质增生、骨质破坏、椎间盘突出、脊椎骨折或脱位可导致

脊柱活动受限。

（3）四肢、关节形态与运动

① 正常表现：正常人双上肢等长，双肩对称呈弧形，肘关节伸直时轻度外翻，双手自然休息时呈半握拳状。双下肢等长，双腿可伸直，双脚可伸直，双脚并拢时双膝和双踝可靠拢，站立时足掌、足跟可着地。四肢、关节左右对称，形态正常。关节活动可达到各自的活动幅度。

② 异常表现：形态异常和运动功能障碍（指关节、腕关节、肘关节、肩关节、髋关节、膝关节、踝关节和跖趾关节）。

A. 匙状甲：又称反甲，表现为指甲中央凹陷，边缘翘起，指甲变薄，表面粗糙带条纹。

B. 杵状指（趾）：表现为手指或足趾末端指节明显增宽增厚，指（趾）甲从根部到末端拱形隆起呈杵状。病变早期甲面与甲根部由正常的 $160°$ 变为 $180°$。晚期可见逐渐突出的甲床高于甲面。

C. 肢端肥大：表现为手指、足趾粗而短，手背、足背厚而宽。

D. 指关节变形：包括梭形关节，指间关节增生、肿胀呈梭形畸形，活动受限，重者手指及腕部向尺侧偏移，多为双侧性；爪形手，掌指关节过伸，指间关节屈曲，骨间肌和大小鱼际萎缩，手呈鸟爪样；猿掌，拇指不能外展、对掌，大鱼际萎缩，手显平坦。

E. 腕关节畸形：包括腕垂症、餐叉样畸形。

F. 肘关节异常：正常人肘关节伸直时，肱骨内上髁、外上髁与尺骨鹰嘴位于一直线，屈肘 $90°$ 时，此三点成一等腰三角形，称为肘后三角。肘关节脱位时，鹰嘴向肘后方突出，肘后三角关系改变，患者屈肘时较易扪及。若肱骨外上髁出现压痛，称"网球肘"。当内上髁有压痛时，则称"高尔夫肘"。

G. 肩关节异常：包括方肩，肩关节弧形轮廓消失，肩峰突出；耸肩，两肩关节一高一低，短颈耸肩；肩章状肩，锁骨骨折导致其远端下垂，肩部突起畸形。

H. 髋关节畸形：包括内收畸形，一侧下肢超越躯干中线向对侧偏移，且不能外展；外展畸形，下肢离开中线向外侧偏移，不能内收；旋转畸形，仰卧位时，正常髌骨及踇指指向上方，若向外侧偏斜，为髋关节内外旋畸形。

I. 膝关节变形：关节腔积液时，膝关节均匀性肿胀，双侧膝眼消失并突出，可出现浮髌现象。

J. 膝内、外翻：若双膝靠拢时，双踝分离呈"X"形，称为膝外翻。双踝并拢时双膝分离呈"O"形，称为膝内翻。

K. 膝反张：膝反张表现为膝关节过度后伸形成向前的反屈状。

L. 足内、外翻畸形：足内外翻畸形者呈固定内翻、内收位，足外翻畸形者呈固定外翻、外展位。

M. 足弓与足负重异常：包括扁平足，足纵弓塌陷，足跟外翻，前半足外展，形成足旋前畸形，横弓塌陷，前足增宽，足底前部形成胼胝。直立时，足底变平，足底中部内侧及前足掌、足趾和足跟都着地；弓形足，足纵弓高起，横弓下陷，足背隆起，足趾分开；马蹄足，踝关节跖屈，前半足着地；跟足畸形，足不能跖屈，伸肌牵拉使踝关节背伸，行走和站立时足跟着地。

N. 关节脱位与骨折：关节脱位后有肢体位置改变，关节活动受限制。

O. 肌肉萎缩：为中枢或周围神经病变，肌炎或肢体失用所致的部分或全部肌肉组织体积缩小、松弛无力。

(二)触诊

1. 方法　被检查者取端坐位,身体稍前倾。检查者以右手拇指自上而下逐个按压脊椎棘突及椎旁肌肉(图6-1)。触诊四肢与关节有无肿块、压痛。

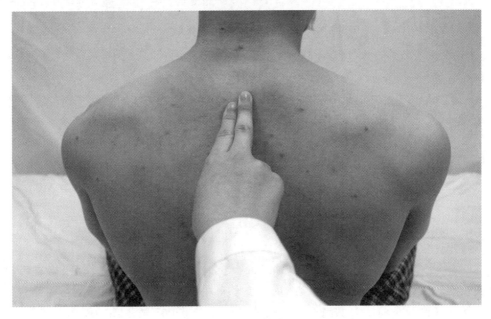

图6-1　触诊

2. 内容

(1)正常表现:每个棘突和椎旁肌肉均无压痛。四肢与关节无压痛。

(2)异常表现:棘突和椎旁肌肉有压痛,常见于脊椎结核、椎间盘脱出及脊椎外伤或骨折、腰背劳损等。四肢与关节有压痛,常见于外伤或骨折等。

(三)叩诊

1. 方法

(1)直接叩诊:用叩诊锤直接叩击各脊柱棘突,观察有无疼痛,多用于胸椎和腰椎的检查。

(2)间接叩诊:被检查者取坐位,检查者以左手掌心向下置于其头顶,右手握拳以小鱼际部叩击左手背,询问被检查者脊柱各部位有无疼痛。

2. 内容

(1)正常表现:正常人脊柱无叩击痛。

(2)异常表现:叩击痛阳性,见于脊椎结核、脊柱骨折及椎间盘脱出等。

(四)脊柱、四肢及关节的几种特殊试验

1. 颈椎特殊试验

(1)Jackson压头试验(图6-2):病人取端坐位,检查者双手重叠放于其头顶部,向下加压。如病人出现颈痛或上肢放射痛即为阳性,多见于颈椎病及颈椎间盘突出症。

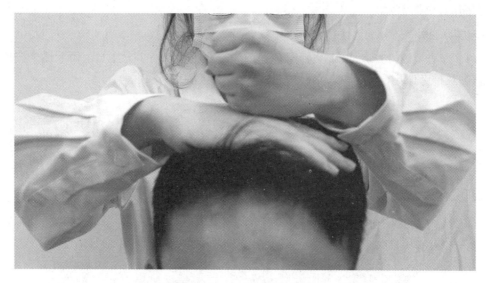

图 6-2 Jackson 压头试验

(2) 前屈旋颈试验(Fenz 征):嘱病人头颈部前屈,并左右旋转,如果颈椎处感觉疼痛,则属阳性,多提示颈椎小关节的退行改变。

(3) 颈静脉加压试验(压颈试验,Naffziger 试验)(图 6-3):病人仰卧,检查者以双手指按压病人两侧颈静脉,如其颈部及上肢疼痛加重,为根性颈椎病,此乃因脑脊液回流不畅致蛛网膜下腔压力增高所致。此试验也常用于下肢坐骨神经痛病人的检查,颈部加压时若下肢症状加重,则提示其下肢的疼痛症状源于腰椎管内病变,即根性坐骨神经痛。

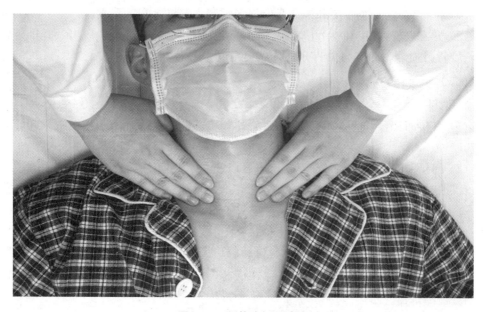

图 6-3 颈静脉加压试验

(4) 旋颈试验(图 6-4):病人取坐位,头略后仰,并自动向左、右做旋颈动作。如病人出现头昏、头痛、视力模糊症状,提示椎动脉型颈椎病。因转动头部时椎动脉受到扭曲,加重椎-基底动脉供血不足,头部停止转动,症状亦随即消失。

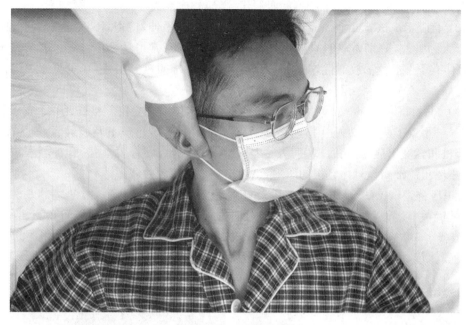

图6-4 旋颈试验

2. 腰骶椎的特殊试验

(1)摇摆试验(图6-5):病人平卧,屈膝、髋,双手抱于膝前。检查者手扶病人双膝,左右摇摆,如腰部疼痛为阳性,多见于腰骶部病变。

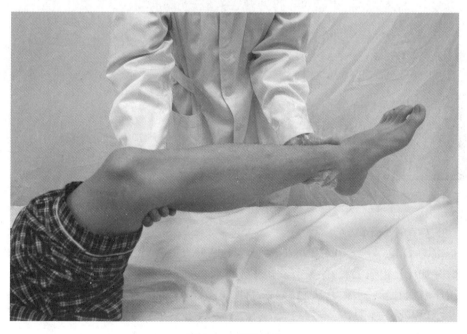

图6-5 摇摆试验

(2)拾物试验:将一物品放在地上,嘱病人拾起。腰椎正常者可两膝伸直,腰部自然弯曲,俯身将物品拾起。如病人先以一手扶膝蹲下,腰部挺直地用手接近物品,此即为拾物试验阳性,多见腰椎病变,如腰椎间盘脱出、腰肌外伤及炎症。

(3)直腿抬高试验(Lasegue 征):病人仰卧,双下肢平伸,检查者一手握病人踝部,一手置于大腿伸侧,分别做双侧直腿抬高动作,腰与大腿正常可达 80°~90°。若抬高不足 70°,且伴有下肢后侧的放射性疼痛,则为阳性,见于腰椎间盘突出症,也可见于单纯性坐骨神经痛。

(4)屈颈试验(Linder 征):病人仰卧,也可取端坐位或直立位。检查者一手置于病人胸前,另一手置于枕后,缓慢、用力上抬其头部,使颈前屈,若出现下肢放射痛,则为阳性,见于腰椎间盘突出症的"根肩型"病人。其机制是曲颈时,硬脊膜上移,脊神经根被动牵扯,加重突出的椎间盘对神经根的压迫,因而出现下肢的放射痛。

(5)股神经牵拉试验(图 6-6):病人俯卧,髋、膝关节完全伸直。检查者将一侧下肢抬起,使髋关节过伸,如大腿前方出现放射痛为阳性。可见于高位腰椎间盘突出症(腰 2~3 或腰 3~4)病人。其机制是上述动作加剧了股神经本身及组成股神经的腰 2~4 神经根的紧张度,加重对受累神经根的压迫,因而出现上述症状。

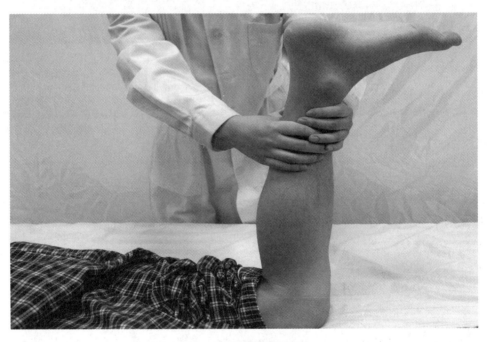

图 6-6　股神经牵拉试验

3. 膝关节的特殊试验

(1)浮髌试验(图 6-7):患者取平卧位,下肢伸直放松,检查者一手虎口卡于患膝髌骨上极,并加压压迫髌上囊,使关节液集中于髌骨底面,另一手食指垂直按压髌骨并迅速抬起,按压时髌骨与关节面有碰触感,松手时髌骨浮起,即为浮髌试验阳性,提示有中等量以上关节积液(50 ml)。

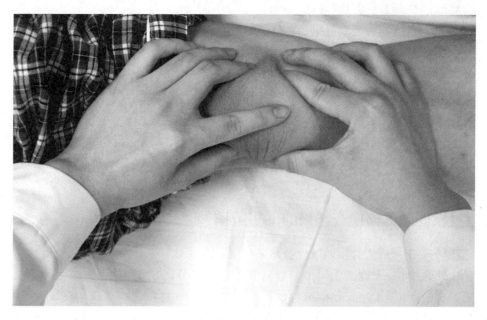

图 6-7　浮髌试验

　　(2) 侧方加压试验:患者取仰卧位,膝关节伸直,检查者一手握住踝关节向外侧推抬,另一手置于膝关节外上方向内侧推压,使内侧副韧带紧张度增加,如膝关节内侧疼痛为阳性,提示内侧副韧带损伤,如向相反方向加压,外侧膝关节疼痛,提示外侧副韧带损伤。

　　(五) 临床见习

　　学生符合下述条件后方能进入临床见习环节。第一,学生通过互查能够单独熟练正确地进行脊柱、四肢与关节的体格检查。第二,学生在对被检查者实施体格检查时能够主动沟通,并且注意保护被检查者的隐私。临床见习时,临床指导教师选择典型的异常体征进行示范性带教,然后 4～5 位学生组成一组,分组开展临床见习。教师需为每组学生提供临床真实的病人或标准化病人,教师向学生介绍患者或标准化病人的病史情况后,由一位学生在教师的指导下对患者或标准化病人进行体格检查,口头表述发现的异常体征,其他学生进行纠正和补充。临床见习结束前,带教教师进行点评。临床见习结束后,每位学生需撰写临床见习报告,教师需对每组学生的表现进行综合评价。

　　(1) 脊柱弯曲度异常的临床见习:脊柱后凸、脊柱前凸和脊柱侧凸。

　　(2) 脊柱活动度异常的临床见习:活动受限。

　　(3) 四肢及关节异常的临床见习:形态、运动异常。

　　(4) 佝偻病的症状及脊柱异常体征的临床见习

　　① 症状:烦躁、多汗和枕秃等。

　　② 体征:脊柱后凸,侧弯,活动受限,无压痛、叩击痛。

　　(5) 脊柱结核的症状及脊柱异常体征的临床见习

　　① 症状:疲乏无力,午后低热,腰背部疼痛。

　　② 体征:脊柱活动度受限,有压痛和叩击痛。病变常在胸椎下段及腰段,由于椎体被破坏、压缩,棘突明显向后凸出,形成特征性的成角畸形。

　　(6) 强直性脊柱炎的症状及脊柱异常体征的临床见习

① 症状:腰部僵硬、疼痛、发热。

② 体征:脊柱后凸,活动受限、有压痛和叩击痛。

(7) 类风湿性关节炎的症状及四肢关节异常体征的临床见习

① 症状:关节疼痛,体重减轻,全身乏力等。

② 体征:关节肿胀,畸形,活动受限,压痛明显。

（六）注意事项

1. 已有外伤、可疑骨折或关节脱位者,应避免脊柱活动,防止损伤脊髓。

2. 上肢、踝关节与足部检查时,患者一般取立位或坐位。髋关节检查时,患者取仰卧位,双下肢伸直,腰部放松。膝关节检查时,取立位及仰卧位。必要时可辅以步行。

四、脊柱、四肢体格检查结果的书写范例

［范例一］正常成人脊椎四肢检查结果如下:

脊柱处正中位,无侧凸无畸形。脊柱侧弯、后伸、旋转功能未见异常,活动不受限,无压痛、反跳痛和叩击痛。拾物试验阴性,双下肢4字试验阴性,直腿抬高试验及加强试验阴性。四肢及关节形态无异常,无匙状甲、杵状指(趾)、指关节变形、膝关节变形、肌肉萎缩等异常改变。四肢肌力5级,肌张力无异常。生理反射存在,病理反射未引出。

［范例二］男性,40岁,腰部扭动疼痛。医疗诊断为:腰椎间盘突出症。该患者脊柱体格检查结果如下:

脊柱处正中位,无侧凸无畸形。脊柱侧弯、后伸、旋转活动受限,存在压痛和叩击痛。拾物试验阳性,直腿抬高试验及加强试验阳性,双下肢4字试验阴性。四肢及关节形态无异常,无匙状甲、杵状指(趾)、指关节变形、膝关节变形、肌肉萎缩等异常改变。四肢肌力5级,肌张力正常,生理反射存在。

五、健康评估思维训练

（一）问题导入

结合导入案例分析患者类风湿性关节炎发作时四肢检查可能出现的异常体征,并阐明其原因。

（二）思维训练引导

类风湿性关节炎的基本病理改变为关节滑膜的慢性炎症、血管翳形成,并逐渐出现关节软骨和骨破坏,导致关节畸形和功能丧失。

1. 视诊时发现　关节肿胀、畸形、活动受限和晨僵,多因关节腔积液、滑膜增生和软组织水肿所致。

2. 触诊时发现　关节肿痛,这主要与滑膜炎症、滑膜增生有关。

3. 听诊时发现　累及肺脏时,可闻及双肺有干湿啰音,可能是炎症扩散的原因。

上述体征和患者的疾病进展和严重程度有关,当疾病处于轻度时,一系列的阳性体征将无法发现。

（三）思考

1. 脊柱弯曲度的常见病理改变有哪些?
2. 可能给病人的健康带来哪些影响?

六、护理思维训练

（一）护理诊断

1. 疼痛　与关节炎性反应刺激有关。
2. 舒适度减弱　与关节晨僵、肿痛有关。
3. 躯体移动障碍　与关节病变有关。
4. 有废用综合征的危险　与关节炎反复发作、疼痛和骨关节骨质破坏有关。

（二）护理措施

1. 一般护理　给患者提供一个安静、舒适的环境。经常巡视患者,加用床档,避免发生跌倒。尽可能地满足病人对舒适的需求,如帮助变换体位,减少压迫。做好各项清洁卫生护理。急性活动期,应卧床休息,以减少体力消耗,保护关节功能,避免脏器受损,但不宜绝对卧床。限制受累关节活动,保持关节功能位。

2. 饮食护理　饮食宜清淡,避免摄入高盐、高脂、高嘌呤类食物,戒烟戒酒。避免摄入易过敏食物而加重类风湿性关节炎的病情。

3. 对症护理

（1）晨僵护理:鼓励患者晨起后行温水浴,或用热水浸泡僵硬的关节,而后活动关节。夜间睡眠戴弹力手套保暖,可减轻晨僵程度。

（2）预防关节失用:为保持关节功能,防止关节畸形和肌肉萎缩,应指导患者锻炼,在症状基本控制后,鼓励患者及早下床活动,必要时提供辅助工具(如沙袋、滑轮等)。训练手的灵活性、协调性,加强日常生活活动训练,提高熟练度和技巧性。肢体锻炼如摸高、伸腰、踢腿及其他全身性伸展运动等,配合理疗、按摩,以增加局部血液循环,松弛肌肉,活络关节,防止关节失用,活动强度应以患者能承受为限。

4. 用药护理　指导患者用药方法和注意事项,遵医嘱用药,切勿自行停药、换药、增减药量,坚持规则用药,减少复发。严密观察疗效及不良反应,定期检测血、尿常规及肝、肾功能等,一旦发现严重的不良反应,应立即停药并及时就医,病情复发时及早就医,以免重要脏器受损。

5. 病情观察　注意观察关节疼痛的部位,患者对疼痛性质的描述,关节肿胀和活动受限的程度,有无畸形,晨僵的程度等,以判断病情及疗效。注意关节外症状,如胸闷、心前区疼痛、腹痛、消化道出血、头痛、发热、咳嗽、呼吸困难等,提示病情严重,应尽早给予适当的处理。

6. 心理护理　患者因病情反复发作、顽固的关节疼痛、疗效不佳等原因,常表现出情绪低落、忧虑、孤独,对生活失去信心。与患者接触时应态度和蔼,采取疏导、解释、安慰、鼓励等方法做好心理护理。嘱家属亲友给予患者支持和鼓励。亲人的关心会使患者情绪稳定,从而增强战胜疾病的信心。

（三）护理操作

热疗法

【操作目的】

1. 热可使局部血管扩张,改善血液循环,促进炎症的消散。

2. 热能降低痛觉神经的兴奋性,有解除疼痛的作用。

3. 热可使局部血管扩张,减轻深部组织充血。

4. 对老年人、婴幼儿、体温过低、末梢神经不良者,可用热进行保暖,使患者舒适。

【评估】

1. 评估病情、年龄、意识状态、合作程度等。

2. 评估观察患者待热敷的局部皮肤,若在伤口部位施热敷,应按照无菌操作进行。

3. 评估热水袋有无破损、水温计是否准确。

4. 评估环境是否适宜操作。

【准备】

1. 患者:嘱患者放松,告知患者若测量过程中感到不适,要及时报告。

2. 护士:衣帽整洁、修剪指甲、洗手、戴口罩。核对病人,解释热疗的目的和主要内容,嘱其做好配合。

3. 用物

（1）治疗车上层:治疗盘内盛小盆热水、敷布 2 块、敷钳 2 把、凡士林、棉签、纱布、棉垫、塑料纸、小橡胶单、治疗巾、大毛巾、热水袋、水温计。

（2）治疗车下层:锐器盒、医用垃圾桶、生活垃圾桶。

4. 环境:环境干净整洁,宽敞明亮,30 min 内无人打扫和进食,适宜操作。

【操作步骤】

1. 携用物至床边。

2. 敷布放于热水盆中,水温一般为 50～60 ℃。

3. 铺橡胶单治疗巾,局部涂凡士林,盖上单层纱布。

4. 用敷钳拧干敷布,抖开试温,敷于局部,盖塑料薄膜及棉垫。

5. 敷布每 3～5 min 更换一次,热敷 15～20 min。

6. 热敷结束,整理安置。

【评价】

1. 观察局部皮肤的颜色,防止烫伤。

2. 面部施热敷者,敷后 15 min 方能外出,以防感冒。

3. 操作中与病人随时交流,了解其感受及需要并给予适当处理。

【注意事项】

1. 急性腹部疼痛尚未明确前,面部危险三角区感染时各种脏器内出血时,软组织挫伤、钝伤 3 天内忌用热疗法。

2. 婴幼儿、老年人、昏迷意识不清等患者,应用热水袋时需多包一层包布或放于两层毯子中间,使热水袋不直接接触患者皮肤。

3. 使用热水袋,要严格执行交接班制度,加强巡视。严密观察患者皮肤颜色,如有皮肤潮红,应即刻停止使用,并在局部涂凡士林以保护皮肤。

4. 需持续用热水袋时,应经常注意保持热水袋温度及时更换热水。

七、知识拓展

疼痛评估

2001 年国际疼痛学会(International Association for the Study of Pain,IASP)对疼痛的定义是:疼痛是一种令人不快的感觉和情绪上的主观感受,伴有现在的和潜在的组织损伤。疼痛严重危害患者的身心健康,长时间被疼痛困扰的患者常常伴有心理或精神的改变,甚至会导致某些功能障碍。2004 年 IASP 确定每年的 10 月 11 日为"世界镇痛日",并提出"免除疼痛,是患者的基本权利"的口号。在生活中我们或多或少都经历过疼痛的困扰,对疼痛也都不算陌生。同时,疼痛也是临床上最常见的症状之一,约 63.08% 的住院患者都伴有不同程度和性质的疼痛。伴随着医学的进步和发展加上人们对疼痛认识的不断深化,疼痛已经成为继血压、体温、脉搏、呼吸后的第五大生命体征。在日常的疼痛管理中,医护人员是承担着重要的角色的,甚至可以说,我们是缓解甚至解决患者疼痛的核心环节,我们是患者疼痛状态的主要评估者,疼痛管理措施的具体落实者,其他多学科合作人员的协作者,患者及家属的健康教育指导者。疼痛评估是控制疼痛关键的第一步。疼痛评估也是护士的基本职责,是疼痛得到治疗的基础,也是保证疼痛管理质量的前提条件。所以,我们作为一名护士,应该做好患者的疼痛评估,以避免给后续的健康管理造成阻碍。

1. 疼痛筛查 疼痛筛查是指评估患者是否已经发生疼痛或者存在发生疼痛的风险。《最佳护理实践指南:疼痛评估与管理》对筛查疼痛的临床情境作出了如下规定:① 在患者入院时,要筛查患者是否已经存在疼痛现象;② 患者疼痛发生变化时,要筛查患者(特别是癌症患者,持续性非癌性疼痛患者,纤维肌痛患者,骨关节炎患者和老年病患者)是否存在疼痛现象;③ 患者接受有创性操作(如:穿刺、置管、拔管)时,要筛查患者是否存在疼痛现象。《成人癌痛管理指南》建议首次评估时(如:入院评估、门诊评估)就筛查患者是否存在疼痛,更强调医务人员在每次查房时都应该筛查患者是否存在疼痛,已经存在的疼痛是否有加重或者减轻的现象。关于疼痛筛查场景、时机和频率,护理工作者应该结合自身工作的特点,通过循证的方式来选择。

2. 全面综合的疼痛评估 对于疼痛筛查后确认有疼痛的患者或者存在疼痛的高危患者,我们要对其进行全面且综合的疼痛评估。《最佳护理实践指南:疼痛评估与管理》指出:全面的疼痛评估包括患者疼痛发生和治疗的既往史、部位、性质、强度、疼痛发生的时间特征。有无节律性、缓解或者加重患者疼痛的因素、疼痛对患者日常生活(如:睡眠、工作、娱乐等)的影响,疼痛对患者心理状态(如:情绪、经济负担等)的影响。需要强调的是评估患者疼痛的部位、强度、性质、疼痛发生的时间特征、缓解或加重疼痛的因素、疼痛对患者日常生活和心理的影响。在完成疼痛基线评估的基础上,为了更全面地了解疼痛对患者各个方面的影响,需要对疼痛进行综合性的评估。主要包括以下 11 个方面:① 体格检查、诊断性检查和相关实验室检查;② 患者对疾病的理解以及疾病对患者的影响;③ 患者的疼痛经历;④ 现在及过去对疼痛及其所引起的压力体会;⑤ 对疼痛及应激的应对;⑥ 疼痛对日常生活的影响;⑦ 疼痛对患者精神、心理及社会层面的影响;⑧ 心理-社会变量的状态(如:抑郁和焦虑等);⑨ 情景因素,包括语言、文化、伦理以及疼痛和治疗对患者经济状况的影响等;⑩ 患者对于疼痛管理策略的个人偏好、信仰和期望;⑪ 患者在获取疾病及疼痛相关信息时的反应。对于认识能力和言语能力完好的患者,自我报告是疼痛评估的最主要资料来源,对于婴幼儿、昏迷患者等不能完成自我报告的成人来说,家属和照护的表述则是疼痛评估的主要资料来源。

3. 疼痛的动态评估和再评估 护理评估是动态的、连续的过程,贯穿于整个护理实践之中。护士在疼痛评估过程中必须动态掌握患者的主观资料和客观资料,持续更新科学证据,不断进行循证护理实践,进而提高疼痛评估循证护理实践行为。疼痛的再评估指在给予患者镇痛干预措施(包括药物和非药物性的干预措施)后,再次评估患者的疼痛状况,以确认疗效以及是否需要采取干预措施。疼痛受到多方因素的影响(心理、身体、社会、精神等),是一个长时间的、动态的评估过程,将疼痛作为第五大生命体征进行评估,可以动态监测患者疼痛部位、性状、强度等的变化,从而根据患者的实际情况调整疼痛护理实践。我们应该将疼痛的评估和血压、呼吸、脉搏、体温的评估放到同等的地位。

选择患者适合的、信效度良好的疼痛评估工具。疼痛评估工具的选择应符合以下几个原则:① 信效度良好;② 便于快速而简单地使用;③ 便于持续地评估;④ 适合患者的年龄和文化背景。常见评价工具包括:① Abbey 疼痛量表;② 非言语性疼痛指标量表;③ 交流障碍患者疼痛评估工具;④ 活动-观察-行为-强度-痴呆患者疼痛评估量表。为评估疼痛的程度,可采用已确定有效的标准化测量工具:① 言语描述评分量表;② 面部表情;③ 行为等级测定量表;④ 简易疼痛评估汇总表;⑤ 视觉模拟量表;⑥ 数字评定量表。《最佳护理实践指南:疼痛评估与管理》指出,对于能进行交流的患者应选用自我报告型且信效度良好的疼痛评估工具。

4. 评估患者及家属有关疼痛管理的知识及理念 患者和家属对疼痛管理知识的了解程度和他们对待疼痛治疗的态度密切相关。护士通过评估患者和家属对于疼痛管理的理念和知识,发现其态度上的偏差,从而有针对性地采取健康宣教,对提高患者治疗的依从性有积极意义。通过与患者及其照护者的交流,确认疼痛评估结果能够真实地反映患者的实际情况以及发现新的问题和方法。

5. 疼痛评估的记录 《最佳护理实践指南:疼痛评估与管理》指出:医护人员以及患者(患者照护者)应对患者的疼痛特征(全面疼痛评估结果、疼痛筛查结果、实施镇痛干预后的疼痛再评估结果)进行记录,指导患者及其照护者(在代为记录的情况下)学习如何在照护过程中,采用适当的工具记录疼痛的评估结果,这一措施能够促使患者及其照护者在制订疼痛管理计划过程中做出相应的贡献,并使有效的管理策略和流程在各种治疗环境中得以贯彻实施。建议采用标准化表格记录特定人群和处于某种照护情境中的患者的疼痛经历。

我国疼痛评估循证护理相关的研究甚少,仅集中在专科护理(外科护理)或特殊人群(老年患者)上,且护理工作者的疼痛评估循证护理实践能力亟待提高,有必要借鉴国外疼痛评估循证护理相关的研究。推进疼痛评估循证护理实践,需要护理管理者、从事护理教育工作的人、研究人员和临床护士的通力合作。护理管理者应大规模开展疼痛培训,提高护士的循证意识,加快促进循证护理指南向临床护理实践转化。开发疼痛管理规范体系,开展疼痛知识和技能培训,从而提高疼痛评估循证护理实践水平,改善疼痛管理的现状。护理研究人员应该能够提出具体的疼痛评估问题,使用最恰当、精确的研究设计在目标人群中进行相关研究并及时发布研究结果。对于护理工作者来说,就是要加强理论的学习,不断提高循证能力并通过实践不断地完善。调查显示,学历越高、职称越高的护士其疼痛循证护理实践行为越好。理论是护理实践的基础。我国学者黎晓梅在文献回顾的基础上将有关疼痛评估循证护理实践的内容构建了《护士疼痛评估循证护理实践问卷》,给临床护士提供了有力的指导。

八、榜样的力量

林菊英(女,1920—2008,第 32 届南丁格尔奖获得者)

主要事迹:1920 年出生于北京,1937 年就读燕京大学护理预科,1941 年毕业于北京协和医学院高等护士学校,1989 年因在平时护理工作中做出突出成绩,并且具有非凡的勇气和献身精神荣获第 32 届南丁格尔奖。林菊英女士作为一位护理学家,长期致力于理顺护理管理体系,健全护理教育层次和提高护理教育水准,完善干部医疗护理保健制度,多渠道地培养护理人才,撰写了《关于恢复高等教育的座谈摘要》《责任制护理与护理程序》《国外护理高等教育》《近三十年来护理学的进展》等文章和书籍。她还为护士争取评定高级职称的权利,争取恢复高等护理教育,并积极开展国际交流,推进我国护理体系的发展与完善。2008 年 12 月 1 日,德高望重、学识渊博、受人尊敬的林菊英因病逝世于北京医院,走完了她不平凡的一生,享年 88 岁。

滕丽萍 周 州

训练七 体格检查（神经检查）

学习目标

知识要求：

1. 掌握 神经系统检查的内容、方法及意义。

2. 熟悉 神经系统检查的异常体征。

3. 了解 神经系统检查中异常体征的发生机理。

技能要求：

1. 能运用神经系统检查的顺序和方法对被检查者进行完整、正确的检查，检查时能够注意被检查者的反应。

2. 能初步应用检查的技巧和相关的知识辨别常见的异常体征，主动地应用评判性思维对异常体征进行分析。

训练流程

1. 问诊思维训练。

2. 神经体格检查。

3. 神经体格检查结果的书写范例。

4. 健康评估思维训练。

5. 护理思维训练。

一、导入案例和问诊思维训练

患者，男性，57岁，因"言语不清伴呛咳五天"急诊就诊，头颅 CT 示两侧基底节腔隙性梗死灶，急诊给予"醒脑静、血栓通、天麻素、甲钴胺"等治疗，现为进一步治疗，拟"脑梗死"收治入院。患者既往有"急性脑梗死"住院史，现生命体征如下：T 37 ℃，P 82 次/分，R 16 次/分，Bp 163/96 mmHg。责任护士小张对该患者进行入院评估，重点进行神经系统的体格检查。

问诊思维训练

1. 询问患者的一般资料，包括姓名、年龄、职业等。

2. 重点询问"言语不清、呛咳"的症状特点。了解起病的缓急以及发病时的状况，有无病因或诱因；"言语不清"的程度及其发展演变情况；"呛咳"的表现和程度及其发展进展情况；有无头晕、头痛、呕吐、肢体无力等伴随症状；疾病发生后，有无就诊或自行服药等情况，若有，具体了解治疗措施及治疗效果等。

3. 询问患者的既往健康状况,有无类似情况,有无短暂性脑缺血发作史,有无高血压、糖尿病、高脂血症等病史及治疗、控制情况。

4. 询问患者的饮食及运动习惯,有无烟酒等不良嗜好。患病以来,疾病对日常生活的影响,注意患者心理和社会的评估。

5. 询问患者家族史,是否有高血压、糖尿病、高脂血症等病史及类似疾病病史。

二、训练准备

(一)用物准备

大头针、音叉、压舌板、听诊器、视力表、软尺、叩诊锤、记录单、记号笔、视力表、手电筒、棉签、洗手液等。

(二)环境准备

光线明亮,环境安静,注意保护病人隐私。

(三)被检查者准备

被检查者情绪稳定,可以向检查者提出保护隐私的具体要求。在检查时能够配合检查,了解检查过程中如感到不适,能及时告知检查者。被检查者可根据个体的耐受度选择体位。

(四)检查者准备

衣帽整齐清洁,仪表大方。检查前需检查听诊器等用具及各种配件是否完好干净。检查前需清洁双手,保持双手温暖,双手没有饰物,指甲修剪整洁。检查者需向被检查者告知自己的姓名,解释本次检查的内容和目的,告知被检查者需及时汇报不适感等主观感受。询问被检查者对保护隐私的具体要求。

三、神经体格检查内容

(一)脑神经检查

脑神经检查对神经系统病变的定位诊断具有重要价值。检查时按顺序进行,并注意两侧对比观察。

1. 嗅神经　嘱被检查者闭目并按压住一侧鼻孔,用另一侧鼻孔闻有特殊气味的物品(如肥皂、咖啡、香水等),分别测试被检查者的双侧嗅觉。嗅觉障碍可见于前颅凹病变、颅底脑膜结核及鼻黏膜病变。

2. 视神经　包括视力、视野和眼底的检查。

(1)视力:视力分为远视力和近视力,近视力通常是指阅读视力,其检测是用通用国际标准视力表进行的。远距离视力表:在距视力表5 m范围处,两眼分别检查,嘱受检者从上至下指出"E"字形视标开口的方向,记录所能看清的最小一行视力读数,即为该眼的远视力。能看清"1.0"行视标者为正常视力。近距离视力表:在距离视力表33 cm处,能看清"1.0"行视标者为正常视力。

(2)视野:检查者和被检查者相对而坐,距离约1 m,两眼分别检查。如检查右眼,则嘱其用手遮住左眼,右眼注视检查者的左眼,此时检查者亦将自己的右眼遮盖。然后检查者将手指置于自己与被检查者中间等距离处,分别自上、下、左、右等不同方位从外周逐渐向眼的中央部移动,嘱被检查者在发现手指时,立即示意。如能在各方位同时看到手指,则大致属于正常视野。若对比检查法结果异常或怀疑有视野缺失,可利用视野计做精确的视野测定。

(3)眼底:使用眼底镜在暗室内进行检查。主要应用于高血压动脉硬化、糖尿病、慢性肾衰竭、白血病和颅内压增高等病变时的协助诊断。

3. 运动眼球的神经:包括动眼神经、滑车神经和展神经。

(1)检查内容

① 外观:眼裂大小,有无眼睑下垂、眼球前凸内陷及斜视等。

② 运动:眼球能否运动自如。

③ 瞳孔:大小、形状、直接对光反射、间接对光反射及调节反射等。

(2)检查方法

① 眼球运动:检查者将食指置于被检查者眼前 30～40 cm 处,嘱其头部固定,按左、左上、左下、水平向右、右上、右下 6 个方向移动,观察被检查者眼球随该食指移动情况,并观察在移动时是否有眼球震颤。

② 瞳孔检查

A. 形状与大小:正常瞳孔为圆形,直径 3～4 mm,双侧等大。

B. 对光反射:是判断瞳孔功能活动度的检查。直接对光反射(图 7-1):是指用手电筒直接照射一侧瞳孔,当眼受到光线刺激后同侧瞳孔立即缩小,移开光源后瞳孔迅速恢复。间接对光反射(图 7-2):是指光线照射一只眼时,另一只眼瞳孔立即缩小,移开光线,瞳孔复原。

C. 集合反射(图 7-3):嘱被检查者注视 3 m 以外的目标,然后将目标逐渐移至近眼球 5～10 cm 处,正常人可见双眼内聚,瞳孔缩小,称为集合反射。

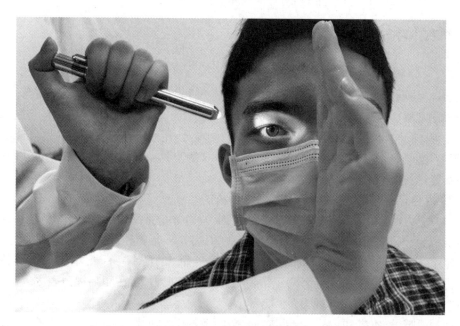

图 7-1　直接对光反射

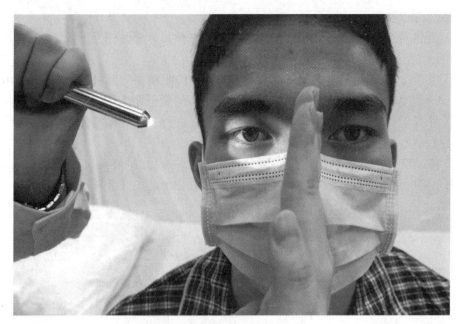

图 7 - 2　间接对光反射

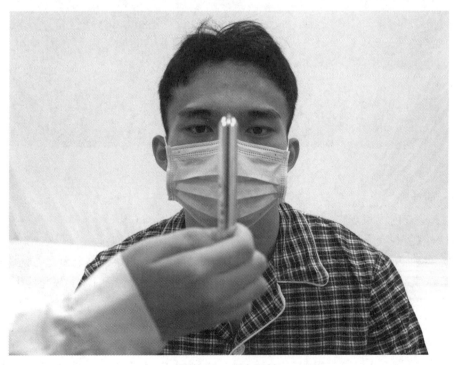

图 7 - 3　集合反射

（3）临床意义：斜视见于动眼神经、展神经受损，如脑炎、脑膜炎、脑出血、脑肿瘤等；眼球震颤多见于耳源性眩晕、小脑疾病等；集合反射消失见于动眼神经功能损害，睫状肌和双眼内直肌麻痹。

4．三叉神经

（1）检查内容：包括面部感觉、咀嚼动作、角膜反射。

（2）检查方法：

① 面部感觉：用棉签自上而下、由内向外轻触前额、鼻部两侧及下颌，两侧对比并随时询问受检者有无感觉减退、消失或过敏。

② 咀嚼动作：将双手置于受检者两侧下颌角上的咀嚼肌隆起处，让受检者做咀嚼动作，比较两侧咀嚼肌力量的强弱；再将手置于受检者的颏下向上用力，嘱受检者做张口动作，感觉张口时的肌力，观察张口时下颌有无偏斜。一侧三叉神经纤维受损时，患侧咀嚼肌肌力减弱或出现萎缩，张口时下颌偏向患侧。

③ 角膜反射（图 7-4）：嘱受检者眼睛向内上方注视，用棉签毛由角膜外缘向内轻触患者的角膜。正常时可见眼睑迅速闭合。角膜反射完全消失见于深昏迷的患者。

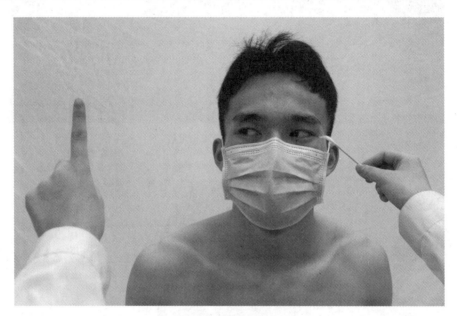

图 7-4　角膜反射

5. 面神经

（1）检查内容和方法

① 外观：观察受检者两侧额纹、眼裂、鼻唇沟、口角是否对称。

② 运动：嘱受检者做皱额、闭眼、露齿、吹哨、鼓腮动作，观察左右两侧是否对称。

③ 味觉：用棉签将食醋等有味道的物品点在舌前 2/3 的舌面上，了解受检者味觉有无减退或消失。

（2）临床意义

① 周围性面瘫：患侧额纹减少、眼裂较大、鼻唇沟变浅，不能皱额、闭眼，露齿时口角歪向健侧，鼓腮或吹口哨时患侧漏气；若面神经管内受损，尚存在舌前 2/3 味觉障碍。

② 中枢性面瘫：健侧下半部面肌无力、鼻唇沟变浅、口角下垂，而皱额和闭眼无明显影响。

6. 前庭蜗神经

（1）检查内容和方法

① 听力：包括粗测法测定和音叉或电测听器设备测定。

② 前庭功能:询问受检者有无眩晕、平衡失调,检查有无自发性眼球震颤。

(2)临床意义:前庭功能受损时,受检者出现睁眼站立不能,闭眼后倾倒,并有眩晕、眼球震颤等。

7. 舌咽神经和迷走神经

(1)检查内容与方法

① 运动:询问患者发音是否低哑,有无呛咳、吞咽困难;嘱受检者张口发"啊"音,观察腭垂(有无偏斜)、软腭的活动情况(上抬是否有力)。

② 感觉:用棉签将食醋等有味道的物品点在受检者舌后 1/3 舌面及咽后壁上,了解受检者味觉有无减退或消失。

(2)临床意义:一侧神经受损时,患侧软腭上提减退,腭垂偏向健侧;舌后 1/3 味觉减退为舌咽神经功能损害。

8. 副神经

(1)检查内容与方法:观察胸锁乳突肌和斜方肌有无萎缩;检查这两块肌肉的肌力。检查者一手置于受检者的腮部,嘱其对抗阻力转颈,以测试胸锁乳突肌肌力;将两手置于受检者双肩并向下压,嘱受检者对抗阻力耸肩,以测试斜方肌肌力。

(2)临床意义:副神经受损时,可出现一侧肌力下降或肌肉萎缩,头偏向对侧,不能耸肩、挑担。

9. 舌下神经

(1)检查内容与方法:检查时嘱受检者伸舌,观察有无舌偏斜、舌肌萎缩和颤动。

(2)临床意义:舌下神经周围瘫时,一侧损伤,伸舌偏向患侧伴舌肌萎缩;舌下神经中枢瘫时,一侧损伤,伸舌偏向患侧且有舌肌颤动,无舌肌萎缩;双侧舌下神经麻痹时,舌不能伸出口外,伴语言及吞咽功能障碍。

(二)运动功能

运动功能分为随意运动和不随意运动。随意运动,是指有意识地执行某种动作。不随意运动,是指肌肉不受意识控制地收缩而产生的无目的的异常运动。

1. 肌力 是指做随意运动时肌肉的收缩力。

(1)检查方法:检查时嘱受检者做主动的肢体运动,观察其运动的幅度和力量,检查者从运动的相反方向给予一定的阻力,观察其抵抗阻力的情况。评估肌力时,注意排除因疼痛、关节强直或肌张力过高所导致的活动受限。

(2)检查内容:肌力分级采用 0~5 级的 6 级评分法。0 级完全瘫痪,肌力完全丧失;1 级仅见肌肉轻微收缩,但无肢体运动;2 级肢体能在床上水平移动,但不能抬离床面;3 级肢体能抬离床面,但不能抵抗阻力;4 级肢体能做部分抗阻力运动,但力量较差;5 级肌力正常,运动自如。

2. 肌张力 是指肌肉在静息状态下的紧张度。

(1)检查方法:触摸肌肉的硬度或测试完全放松的肢体做被动运动时的阻力大小。

(2)检查内容

① 肌张力增高:肌肉触之坚硬,被动运动阻力增大,见于锥体束或锥体外系受损。

② 肌张力降低:触诊时肌肉软而无弹性,被动运动阻力减少时消失。见于周围神经病变、小脑疾患、低血钾、深度昏迷及肌肉疾患。

3. 不随意运动 是指在意识清楚情况下,随意肌不自主收缩而产生的一些无目的的

异常动作,多为锥体外系损害的表现。主要包括以下三种类型:

(1)震颤:指主动肌和拮抗肌交替收缩所引起的不自主动作。可分为:

① 静止性震颤:静止时出现,运动时减轻,睡眠时消失,常伴肌张力增高,见于帕金森病。

② 姿势性震颤:身体保持某种姿势时出现,运动及休息时消失,见于甲状腺功能亢进症、肝性脑病等。

③ 动作性震颤:也称意向性震颤。在做动作时出现,动作终末越接近目的物时越明显,休息时消失,多见于小脑病变。

(2)舞蹈样动作:由肌张力降低引起的动作增多,表现为耸肩、缩颈、伸舌、噘嘴、挤眉弄眼等四肢和面部的异常不规律动作,于兴奋或注意力集中时加剧,入睡后消失,见于儿童脑风湿病变和遗传性舞蹈病。

(3)手足搐搦:手足肌肉痉挛,上肢表现为腕关节和掌指关节屈曲,指间关节伸直,拇指和小指均向掌心内收,呈"助产士手";下肢表现为足踝部跖屈,趾关节屈曲。见于婴儿维生素 D 缺乏、低血钙、碱中毒、高热等。

4. 共济运动 是指机体完成任一动作时所依赖的某种肌群协调一致的运动,其协调有赖于小脑、前庭神经、深感觉及锥体系的共同参与。当上述结构发生病变时,动作协调发生障碍,称为共济失调。共济失调检查方法如下:

(1)指鼻试验:嘱受检者一侧上肢前臂外展伸直,用食指触碰自己的鼻尖,动作先慢后快,先睁眼后闭眼,再换另一侧上肢重复同样的动作。正常人动作精准,共济失调者指鼻动作经常失误。

(2)跟-膝-胫试验:受检者取仰卧位,上抬一侧下肢,将足跟置于另一下肢膝盖下,再沿胫骨前缘向下移动,先睁眼后闭眼重复进行。观察其动作是否准确无误。

(3)快速轮替动作:嘱受检者伸直手掌,并以前臂做快速旋前旋后动作。共济失调者动作缓慢、不协调。

(4)闭目难立征:嘱患者足跟并拢站立,闭目,双手向前平伸。如果身体出现摇晃或倾斜即为阳性。

(三)感觉功能

感觉功能检查时,受检者意识必须清楚,环境须安静。评估部位应充分暴露,并进行两侧对称比较。感觉过敏区应由健处向障碍区移行,注意两侧对比。检查时,受检者应闭目。检查项目的名称、方法和临床意义见表 7-1。

表 7-1 感觉功能评估及其障碍的临床意义

类型	感觉	方法	临床意义
浅感觉	痛觉	用大头针针尖轻刺受检者皮肤	脊髓丘脑侧束受损
	温度觉	用盛有热水或冷水的试管交替测试受检者皮肤的温度觉	后索病变
	触觉	用棉签轻触受检者的皮肤和黏膜	脊髓丘脑侧束受损

类型	感觉	方法	临床意义
深感觉	运动觉	轻轻夹住受检者的手指或足趾两侧,上下移动,请受检者说出"向上"或"向下"	后索病变
	位置觉	将受检者的肢体摆成某一姿势,请受检者说出姿势或用对侧肢体模仿	后索病变
	振动觉	用振动的音叉(128 Hz)柄置于骨突起处,询问受检者有无振动感	后索病变
复合感觉	皮肤定位觉	以手指或棉签轻触受检者某处皮肤,让受检者说出被触部位	皮质病变
	两点辨别觉	以钝角分规轻轻刺激皮肤上的两点,再逐渐缩小间距,直到受检者感到一点为止	额叶病变
	实体觉	请受检者单手触摸熟悉的物品,并说出其名称	皮质病变
	体表图形觉	受检者闭目,在其皮肤上画图形或写简单的字	丘脑水平以上病变

(四)神经反射

1. 浅反射　刺激皮肤、黏膜或角膜引起的反射称为浅反射。

(1)角膜反射:嘱受检者眼睛向内上方注视,用棉签毛由角膜外缘向内轻触患者的角膜。正常时可见眼睑迅速闭合。角膜反射完全消失见于深昏迷的患者。

(2)腹壁反射:受检者仰卧,下肢稍屈曲使腹壁放松,然后用竹签钝头自外向内按上、中、下三个部位轻划腹壁皮肤。正常为该处腹肌收缩。上部反射消失见于胸髓 7~8 节受损;中部反射消失见于胸髓 9~10 节受损;下部反射消失见于胸髓 11~12 节受损。双侧上、中、下三部反射均消失见于昏迷或急腹症患者。一侧腹壁反射消失见于同侧锥体束病变。

(3)提睾反射:用竹签钝头由下而上轻划股内上方皮肤,正常为同侧提睾肌收缩而致同侧睾丸上提。双侧反射消失见于腰髓 1~2 节病损;一侧反射减弱或消失见于锥体束损害、老年人及局部病变(腹股沟疝、阴囊水肿、睾丸炎)。

(4)跖反射:嘱患者仰卧,双下肢伸直,护士手持患者踝部,用棉签杆沿足底外侧,由足跟向前划至小趾根部足掌时再转向蹈趾侧。正常反应为足趾向跖面屈曲。反射消失见于骶髓 1~2 节病损。

2. 深反射　又称腱反射,是指刺激肌腱、骨膜引起的肌肉收缩反应。评估时,用叩诊锤叩击肌腱或骨膜的力量要均匀适当,并注意转移受检者的注意力,以免由于受检者精神紧张或注意力集中于检查部位使反射受到抑制。

(1)肱二头肌反射(图 7-5):被检查者前臂屈曲 90°,检查者以左手拇指置于其肱二头肌肌腱上,右手持叩诊锤叩击自己的左手拇指。正常反应为肱二头肌收缩致前臂快速屈曲。

(3)肱三头肌反射(图 7-6):被检查者前臂半屈并旋前,检查者托住其肘部,叩击鹰嘴突上方肱三头肌肌腱。正常反应为前臂伸展。

(3)桡骨骨膜反射(图 7-7):被检查者前臂置于半屈半旋前位,腕部自然下垂。检查者左手托住其腕部,用叩诊锤叩击桡骨茎突。正常反应为前臂旋前、屈肘。

(4)膝腱反射(图 7-8):被检查者取仰卧位,检查者以左手托住其膝部,使之屈曲约120°(或取坐位,使下肢完全放松),叩击膝盖下方的股四头肌肌腱。正常反应为下腿伸展。

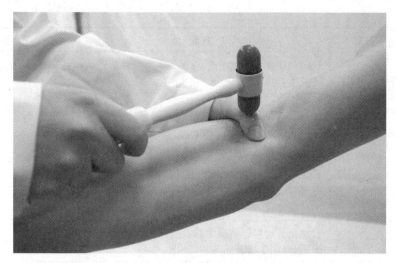

图 7 - 5　肱二头肌反射

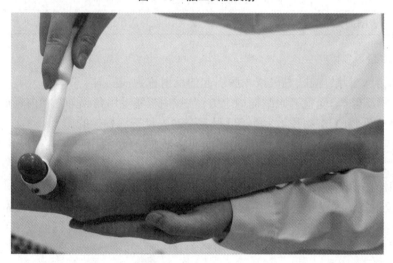

图 7 - 6　肱三头肌反射

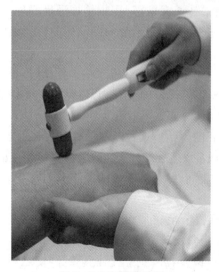

图 7 - 7　桡骨膜反射

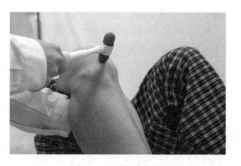

图 7 - 8　膝腱反射

（5）跟腱（踝）反射（图7-9）：被检查者取仰卧位，髋关节、膝关节均微屈曲，下肢呈外旋外展位，检查者左手将其足部背屈成直角，叩击跟腱。正常反应为腓肠肌收缩，足向跖面屈曲。

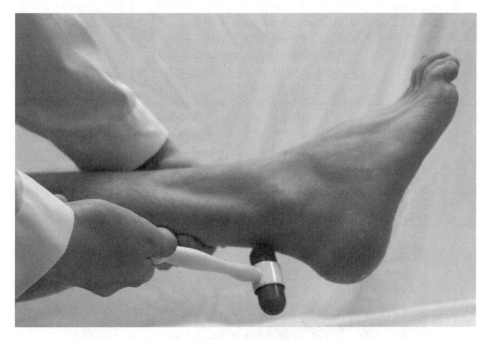

图7-9 跟腱（踝）反射

（6）阵挛常见的有踝阵挛和髌阵挛，见于锥体束以上部位病变，是由于病变致深反射高度亢进所引起。

① 踝阵挛：患者仰卧位，髋关节、膝关节稍屈曲，护士一手托住患者的小腿，另一手托住其足掌前端，突然用力使踝关节背屈并持续施压于足底。阳性表现为腓肠肌与比目鱼肌发生持续性节律性收缩使足部呈现交替性屈伸动作。

② 髌阵挛：患者仰卧位，下肢伸直，护士用拇指和食指按住患者髌骨上缘，用力向远端快速连续推动数次后维持推力。阳性反应为股四头肌发生节律性收缩，使髌骨上下移动。

3. 病理反射 病理反射是指锥体束损害时，失去了对脑干和脊髓的抑制作用而出现的异常反射。1岁以内的婴幼儿锥体束未发育完善，可出现此类反射，且多为两侧，不属于病理性。常见的病理反射如表7-2。

表7-2 常见的病理反射

反射名称	检查方法	阳性反应
巴宾斯基(Babinski)征 （图7-10）	受检者取仰卧位，下肢伸直，用竹签钝头沿足底外侧缘由后向前划至小跖指关节处再转向拇趾侧	踇趾背伸，其余4趾呈扇形展开
奥本海姆(Oppenheim)征 （图7-11）	检查者用拇指和食指沿受检者胫骨前缘用力向下滑压	踇趾背伸，其余4趾呈扇形展开

反射名称	检查方法	阳性反应
戈登(Gordon)征 （图 7 - 12）	用手以一定力量捏挤受检者的腓肠肌	踇趾背伸，其余 4 趾呈扇形展开
霍夫曼(Hoffmann)征	检查者左手持握患者腕关节的上方，右手中指及食指夹持患者的中指并稍向上提，使其腕部轻度过伸，然后检查者以右手拇指快速弹刮患者的中指指甲	其余四指轻度掌屈

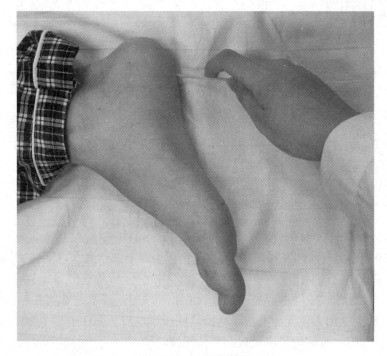

图 7 - 10　巴宾斯基征

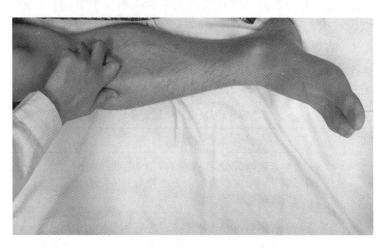

图 7 - 11　奥本海姆征

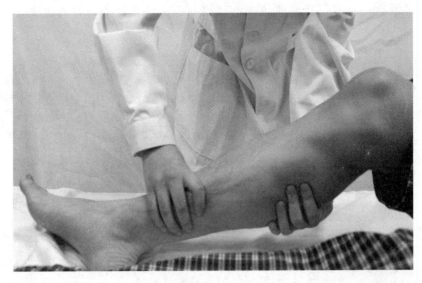

图 7 - 12　戈登征

4. 脑膜刺激征　是指脑膜受激惹的表现,见于脑膜炎、蛛网膜下腔出血、颅压增高等。

(1)颈强直:受检者仰卧,检查者以手托扶其颈部做被动曲颈动作,以评估其颈肌抵抗力。如曲颈颈肌的抵抗力增强,即为颈强直。

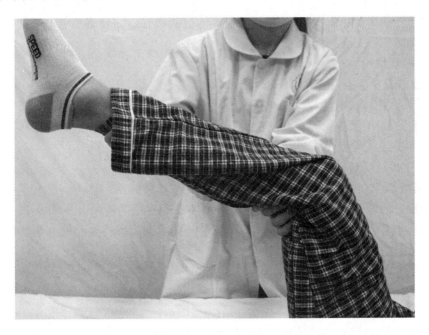

图 7 - 13　克尼格征

(2)克尼格征(Kernig 征)(图 7 - 13):受检者去枕仰卧,检查者将其一侧下肢髋、膝关节屈曲成直角,再将其小腿抬高伸膝。正常人膝关节可伸达 135°以上。阳性表现为伸膝受限并伴有疼痛和屈肌痉挛。

(3)布鲁津斯基征(Brudzinski 征)(图 7 - 14):受检者去枕仰卧,下肢伸直,检查者一手托起其枕部,另一手按于其胸部,然后使其头部前屈。阳性表现为两侧膝关节和髋关节屈曲。

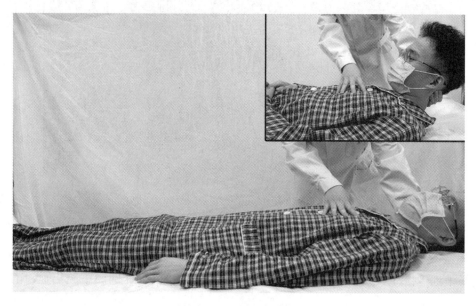

图 7－14 布鲁津斯基征

（五）自主神经功能

自主神经的主要功能是控制内脏、心血管的运动和腺体的分泌及竖毛肌的活动。可分为交感神经和副交感神经两部分。

1. 一般观察

（1）皮肤及黏膜:注意有无下列改变:① 质地是否光滑、变硬、增厚、脱屑、潮湿、干燥等;② 色泽是否苍白、潮红、发绀、红斑等;③ 水肿;④ 溃疡。

（2）毛发、指甲营养状况:毛发有无稀少、脱落;指甲有无条纹、枯脆、裂痕等。

（3）出汗:有无全身或局部出汗过多、过少或无汗。

2. 自主神经反射

（1）眼心反射:先嘱受检者仰卧,眼睑自然闭合,计数脉率。检查者将右手中指及食指置于受检者眼球的两侧,逐渐施压(以受检者不感到疼痛为度),加压 10～30 s 后再次计数脉率。正常可减少 10～12 次/分,＞12 次/分提示副交感神经功能亢进。压迫后脉率不减少反而增加,提示交感神经功能亢进。

（2）卧立试验:在受检者平卧位时计数 1 min 脉率。然后使受检者起立,再次计数脉率。由卧位到立位脉率增加＞12 次/分,为交感神经兴奋性增强;反之,如由立位到卧位脉率减慢＜10 次/分为副交感神经兴奋性增强。

（3）皮肤划纹试验:用棉签棒加适度压力在受检者皮肤上划压,数秒后皮肤上会出现白色划痕并高起皮面。正常持续 1～5 min 后消失。若持续时间＞5 min,提示交感神经兴奋性增高。若划痕后很快出现红色条纹并持续时间较长,提示副交感神经兴奋性增强。

（4）竖毛反射:将冰块置于受检者颈后或腋窝,数秒后可见竖毛肌收缩,毛囊处隆起如鸡皮。根据竖毛反射的部位来判断交感神经功能障碍范围。

（5）发汗试验:常用碘淀粉法,即以碘 1.5 g、蓖麻油 10.0 ml,与 95％酒精 100 ml 混合成淡碘酊涂布于皮肤,干后再敷以淀粉。皮下注射毛果芸香碱 10 mg,作用于交感神经节后纤维而引起出汗,出汗处淀粉变黄色,无汗处颜色不变,借此可协助判断交感神经功能障碍的范围。

(6) Valsalva 动作:患者深吸气后,在屏气状态下用力做呼气动作 10~15 s。计算此期间最长心搏间期与最短心搏间期的比值,正常人大于或等于 1.4。若小于 1.4,提示压力感受器功能不灵敏或其反射弧的传入或传出纤维损害。

(六) 临床见习

学生符合下述条件后方能进入临床见习环节。第一,学生通过互查能够单独熟练正确地进行神经体格检查;第二,学生在对被检查者实施体格检查时能够主动沟通,并且注意保护被检查者的隐私。临床见习时,临床指导教师选择典型的异常体征进行示范性带教,然后 4~5 位学生组成一组,分组开展临床见习。教师需为每组学生提供临床真实的病人或标准化病人,教师向学生介绍患者或标准化病人的病史情况后,由一位学生在教师的指导下对患者或标准化病人进行体格检查,口头表述发现的异常体征,其他学生进行纠正和补充。临床见习结束前,带教教师进行点评。临床见习结束后,每位学生需撰写临床见习报告,教师需对每组学生的表现进行综合评价。

(1) 脑神经异常的临床见习:嗅神经、视神经、动眼神经、滑车神经、展神经、三叉神经、面神经、前庭蜗神经、舌咽神经、迷走神经、副神经、舌下神经。

(2) 运动功能异常的临床见习:肌力、肌张力、不随意运动、共济运动。

(3) 感觉功能异常的临床见习:浅感觉、深感觉、复合感觉。

(4) 神经反射功能异常的临床见习:浅反射、深反射、病理反射、脑膜刺激征。

(5) 自主神经功能异常的临床见习:眼心反射、卧立试验、皮肤划痕试验、竖毛反射、发汗试验、Valsalva 动作。

(6) 三叉神经痛的症状及神经异常体征的临床见习

① 症状:面部剧痛、憔悴、情绪低落。

② 体征:原发性三叉神经痛者神经系统检查无阳性体征。继发性三叉神经疼痛,多伴有其他脑神经及脑干受损的体征。

(7) 脑出血的症状及神经异常体征的临床见习

① 症状:头痛、呕吐、感觉障碍。

② 体征:视诊可见患者喷射样呕吐、昏迷。触诊可见患者肢体瘫痪。

(8) 脑梗死的症状及神经异常体征的临床见习

① 症状:头痛、意识模糊、感觉障碍。

② 体征:患者有昏迷、共济失调、失语、偏瘫和偏身感觉障碍等体征。

(七) 注意事项

1. 检查时应注意左右对比。

2. 检查时注意保护被检查者,以免发生跌倒损伤等。

四、神经体格检查结果的书写范例

[范例一] 正常成人神经检查结果如下:

右利手,神清,对答切题,反应灵敏,记忆力、理解力、计算力、判断力无异常,定向力无异常。双侧软腭上抬可,双侧咽反射灵敏,饮水试验I级。双侧颜面、四肢针刺痛觉对称。腱反射无异常,双侧上肢 Hoffmann 征(一),双侧下肢 Babinski 征(一)、Oppenheim 征(一)、Gordon 征(一)、Chaddock 征(一)。双侧指鼻试验、快速轮替试验、跟膝胫试验稳准。颈强直(一),双侧 Kernig 征(一)、Brudzinski 征(一)。

[范例二] 女性患儿,6岁。医疗诊断为化脓性脑膜炎。该患者神经体格检查结果如下:

右利手,精神差,对答欠切题,反应迟钝,记忆力、理解力、计算力、判断力差,定向力无异常。双侧软腭上抬可,双侧咽反射灵敏,饮水试验I级。双侧颜面、四肢针刺痛觉对称。腱反射无异常。双侧上肢 Hoffmann 征(一),双侧下肢 Babinski 征(一)、Oppenheim 征(一)、Gordon 征(一)、Chaddock 征(一)。双侧指鼻试验、快速轮替试验、跟膝胫试验稳准。颈强直(十),双侧 Kernig 征(十)、Brudzinski 征(十)。

五、健康评估思维训练

(一)问题引导

结合导入案例分析患者脑血管意外发作时神经系统检查可能出现的异常体征。解释案例中患者可能出现的异常体征的原因。

(二)思维训练引导

患者"言语不清"为大脑语言中枢受损的表现,"呛咳"与延髓麻痹导致的吞咽困难有关,以上均为脑部血液供应障碍,而导致相应供血区脑组织发生缺血坏死及功能障碍的临床表现。脑卒中发作时,由于脑部血管突然破裂或因血管阻塞,导致血液不能流入大脑或压迫脑组织而引起脑组织损伤,这种病理生理改变累及了神经系统,导致神经系统体格检查相关体征的变化。神经系统专科检查,主要包括意识状况(神志、定向力、语言功能等)、颅神经功能检查以及感觉功能、运动功能、生理反射、病理反射、脑膜刺激征等。语言功能及脑神经检查时发现:患者言语不清、咽反射减弱,右侧鼻唇沟稍浅、口角稍左歪。运动功能及神经反射检查时发现:患者右侧肢体肌力4级,左侧肢体肌力5级,右侧指鼻试验欠稳准,双侧巴氏征阳性。以上阳性体征与脑血管阻塞导致大脑相应功能区缺血坏死,神经系统功能受损有关。

(三)思考题

1. 结合基础知识解释神经反射产生的机理及其临床意义。
2. 如何确定患者有无瘫痪及其程度?

六、护理思维训练

(一)护理诊断

1. 吞咽障碍:与脑血管疾病所致的吞咽功能障碍等有关。
2. 语言沟通障碍:与语言中枢损害有关。
3. 有误吸的危险:与吞咽障碍所致饮水呛咳有关。

(二)护理措施

1. 一般护理 给患者提供一个安静舒适的环境。急性期伴有颅脑高压症状者卧床休息1～2周,头偏向一侧,头部忌冷敷,无颅脑高压者应鼓励其尽早进行功能锻炼。

2. 饮食护理

(1)体位选择:选择既安全又有利于进食的体位。能坐起的病人坐位下进食,头略前屈,不能坐起的患者取仰卧位下将床头摇起30°,头下垫枕使头部前屈。此种体位下进食,食物不易从口腔中漏出,又有利于食物向舌根运送。还可以减少向鼻腔逆流及误吸的危险。

(2)食物的选择:选择患者喜爱的营养丰富易消化的食物,注意食物的色、香、味及温度,为防止误吸,便于食物在口腔内的移动和吞咽,食物应符合:柔软,密度与性状均一,不易松散。

3. 对症护理

(1)空吞咽和吞咽食物交替进行。侧方吞咽:吞咽时头侧向健侧肩部,防止食物残留在患侧梨状隐窝内,尤其适合偏瘫的患者。点头样吞咽:吞咽时,配合头前屈、下颌内收如点头样的动作,加强对气道的保护,利于食物进入食管。对于不能吞咽的病人,应予以鼻饲饮食,并教会照顾者鼻饲的方法及注意事项,加强留置胃管的护理。

(2)脑卒中所致失语症的患者,由卒中单元制订个体化的全面语言康复计划,并组织实施。构音障碍的康复以发音训练为主,遵循由易到难的原则。

(3)因疲劳有增加误吸的危险,所以进食前应注意休息。保持进餐环境的安静、舒适。告知患者进餐时不要讲话,减少进餐时环境中分散注意力的干扰因素。床旁备吸引装置,如果患者呛咳、误吸或呕吐,应立即指导其取头侧位,及时清理口、鼻腔内分泌物和呕吐物,保持呼吸道通畅,预防窒息和吸入性肺炎。

4. 用药护理　病人常联合应用溶栓、抗凝、脑代谢活化剂等多种药物治疗。护士应熟悉患者所用药物的药理作用、用药注意事项、不良反应和观察要点,提醒患者遵医嘱正确用药。

5. 病情观察　观察患者能否经口进食及进食类型(固体、流质、半流质)、进食量和进食速度,饮水时有无呛咳。注意观察患者的营养状况、意识状态、有无药物不良反应等。

6. 心理护理　患者的日常生活需要长时间依赖他人照顾,可使患者产生焦虑、抑郁等心理问题,进而影响疾病的康复和患者的生活质量。应关心、尊重患者,鼓励其表达自己的感受,避免任何刺激和伤害患者的言行。多与患者和家属沟通,耐心解答患者和家属提出的问题,解除患者的思想顾虑。鼓励病人和家属主动参与治疗、护理活动。

(三)护理操作

经口鼻吸痰操作技术

【操作目的】

1. 清理呼吸道分泌物,保持呼吸道通畅。

2. 促进呼吸功能改善肺通气,预防并发症的发生。

3. 将呼吸道分泌物或误吸的呕吐物吸出,以保持呼吸道通畅,预防吸入性肺炎、呼吸困难、发绀,甚至窒息。

【评估】

1. 评估病人的病情、治疗、呼吸情况,听诊有无痰鸣音,以及病人的合作程度。

2. 评估口、鼻腔黏膜是否正常,有无鼻中隔偏曲,是否有义齿。

3. 评估负压吸引器的性能,电源电压与吸引器是否相吻合。检查一次性物品的质量及有效期。

4. 评估环境是否适宜操作。

【准备】

1. 患者 了解吸痰目的、方法、注意事项及配合要点,体位舒适。

2. 护士 衣帽整洁、洗手、戴口罩。

3. 用物

(1) 治疗车上层:电动吸引器、灭菌注射用水或 0.9% 氯化钠注射液、无菌纱布、弯盘、听诊器、手电筒、8～12 号一次性吸痰管数根、快速手消毒剂,必要时备压舌板、开口器。

(2) 治疗车下层:锐器盒、医用垃圾桶、生活垃圾桶。

4. 环境 宽敞明亮,干净整洁。

【操作步骤】

1. 携用物至患者旁,使用标准化核对流程。

2. 向清醒患者解释操作目的、方法、配合要点,取得配合,协助患者取舒适的体位。

3. 查看监护仪参数,肺部双侧对称听诊,评估患者的痰量及分布的位置,评估患者的排痰能力。检查口、鼻腔及有无活动性义齿;有活动性义齿者取下。

4. 打开灭菌注射用水或 0.9% 氯化钠注射液,向患者或家属解释,协助患者头转向操作者或头部略后仰,接通电源,打开吸引器开关,检查吸引器性能,连接负压连接管,调节负压(口述:一般成人 0.040～0.053 MPa)将负压管放入瓶中。

5. 打开吸痰管外包装,暴露末端,戴手套,连接吸痰管并吸少量液体检查管道是否通畅,插入口腔或鼻腔,吸出口腔及咽部分泌物,手法正确(夹持吸痰管插至口咽部,迅速左右旋转向上提出吸痰,切忌将吸痰管上下提插)。

6. 拔出吸痰管,将吸痰管连接管的前端用手套包裹作为医疗废物处理。液体冲洗连接管。每次吸痰时间不超过 15 s。吸痰完毕,擦净患者面部分泌物,关闭吸引器开关,观察吸出物的量、性状、颜色。

7. 询问患者感觉,听诊肺部,评估吸痰效果。评估口腔、鼻腔情况,告知注意事项。

8. 协助患者取舒适卧位,整理床单位。

9. 正确处理用物,洗手。

【评价】

1. 病人和家属理解吸痰的必要性。

2. 病人呼吸道分泌物被及时吸净,气道通畅,缺氧改善。

3. 及时发现病人病情变化。

4. 熟练程度,人文关怀,语言沟通表达能力,心理素质等。

【注意事项】

1. 操作人员一定要严格无菌操作原则。

2. 吸痰时要针对不同的病人,采取不同的方法,比如昏迷病人,要注意把病人的口腔尽量撑开,要垫牙垫,去掉义齿。要气管插管和气管切开上机的,要经过插管或者气管套管进行吸痰。

3. 吸痰时要动作轻柔、迅速,吸痰的时间一次不能超过 15 s,吸痰连续不超过 4 次。如果病人需要多次吸痰,中间要间隔 3～5 min,病人缺氧严重,在吸痰前吸痰后,可以给予吸氧,病人恢复生命体征稳定以后,再进行相应的吸痰。吸痰时吸痰管尽量垂直,不要吸到气管壁上,以免吸痰不顺利,把气管黏膜吸破,导致出血。吸痰时,痰量不能超过储存瓶 2/3 高,尽量及时倒掉。

4. 吸痰后,嘱咐病人和家属要随时观察、密切观察,出现情况立即呼叫医护人员。

七、知识拓展

脑出血患者的早期康复护理

脑出血属于临床上常见的急危重症之一,是指非脑外伤实质的脑血管破裂出血,多数患者会遗留程度不一的意识、肢体及语言功能障碍,这会给其预后生活带来严重的影响。脑出血的发生主要与脑血管病变有关,其中动脉硬化和高血压是脑出血常见的临床发病机制。目前,通过康复护理措施来提高脑出血患者预后的日常生活能力已成为临床上常见的选择,其中康复护理的实施时机也成为临床讨论的焦点。临床观察发现,在术后给予早期的康复护理,能显著改善患者的神经功能,促进患者恢复,提高患者的预后生活质量。脑出血患者的早期康复护理措施如下:

(1)早期运动康复护理措施:指导患者进行适量的运动,运动量应循序渐进,由肩、肘,逐步至各个关节,每天 2~3 次,每次约 20 min。在刚开始的肢体康复训练中,注意对各运动关节的保护,注意运动度,以不疼痛为限。患者的康复锻炼应先床上逐步转到床下,注意每天的运动量,护理人员要不断鼓励患者,从而增强其信心。

(2)早期语言康复护理:护理人员可以通过对患者定时播放音乐,以刺激患者的语言、听觉,同时对患者语言、手势并用,不间断地强化刺激,让患者开口讲话,声音由小到大,关心鼓励患者,激发患者兴致。

(3)早期饮食,吞咽障碍的护理:由于患者在脑出血后常会伴随吞咽神经功能的受损,对患者的进食、吞咽产生非常重要的影响,所以对患者进行早期的吞咽训练就显得尤为重要。护理人员应对患者进行口腔护理,保持口腔卫生。对出血量较少、术后病情稳定的患者,给予一定的咽部刺激和空吞咽动作训练,缓慢增强吞咽力度;对于出血量较多的患者,待其病情稳定后,进行上述的吞咽训练。当患者吞咽有力时,便可进行进食练习,将全流质食物约 5 ml 置入患者口腔,叮嘱患者自行吞咽,逐步增加,若发生呛咳,患者则仍需吞咽训练。在患者的每次进食后,都应做相关的空吞咽练习。

(4)预防并发症康复护理:① 预防压疮护理:保持患者床铺平整无碎屑,用防压疮气垫或骨突部位垫气圈,保持皮肤清洁干燥,每小时翻身 1 次,避免拖、拉、推等过大的动作以防擦破皮肤,严格记录并交班。同时帮助和指导家属用温水擦浴,按摩骨突处及受压部位,促进血液循环。营养不良既是导致压疮的内因之一,又可能影响压疮的愈合。因此,应注意补充营养,增强抵抗力。② 预防坠积性肺炎及肺部感染护理:由于患者处于绝对卧床状态,痰液易积聚,支气管纤毛运动减慢,不能将痰液以及分泌物有效地排出而出现坠积性肺炎。保证良好的病室环境,采取预见性的护理程序,定时给予患者翻身拍背,必要时进行预防性的雾化吸入能有效地预防坠积性肺炎及肺部感染的发生。

近年来,随着临床康复医学的不断发展与完善,康复护理也成为患者预后不可缺少的单元。康复护理是在常规护理方法的基础上,将各科特色护理技术更系统化地应用于临床,对有残疾的患者进行功能训练,以便激发其残余技能,最大限度地改善或减轻致残因素所致的不良反应,提高日常生活能力与自理能力,甚至重新参与社会活动。目前,康复干预时机仍是临床学者研究与关注的焦点。传统观念认为,脑神经细胞的再生能力较差,当发生损伤后其功能往往不易恢复。部分患者认为,早期康复干预具有一定的风险性,加之部分护理人员尚未掌握熟练的康复技术,所以主张脑出血患者在结束治疗后再转入康复科进行机体康复锻炼。然而,上述康复锻炼方法极大程度地限制了临床护理效果,使脑出血患者错失了早期脑神经恢复的时机,继而影响日常生活活动能力。近年来研究发现,脑出血患者采取早期康复干预后,约有60%的患者能够恢复日常生活能力,可见康复干预对脑出血患者的预后具有积极的影响。总之,早期康复护理干预在脑出血患者中具有显著的应用效果,有效提高其日常生活能力,适于临床推广。

八、榜样的力量

张云清(女,1925—,第31届南丁格尔奖获得者)

主要事迹:1925年生,1946年毕业于中国盛京医科大学吉林医学院高级护校,1965年毕业于中国医科大学。几十年来忠诚于护理事业,为伤病员、残疾人付出了极大的代价和努力。热爱护理工作,终生献身事业是她的思想基础,她爱这一行、钻这一行,决心将毕生精力献给这一行,几十年来,从未动摇。她忠于职守,热心为病人服务。一直工作在病人身边,兢兢业业,不怕脏,不怕累,哪里需要就到哪里去。她曾陪伴病人度过了三十多个除夕之夜,病人康复出院时,她同他们一起感到无限欣慰。在通往南丁格尔的大道上,张云清走了整整40个春夏秋冬。

滕丽萍　周　州

训练八　心理、社会评估

一、导入案例和问诊思维训练

　　一位 22 岁青年女性，因情绪低落、兴趣丧失，经常哭闹，感到绝望、苦恼，甚至有过自杀的想法，故前来心理门诊求医。

　　问题：如果需要给该位女士进行临床评定，应考虑选用何种评估方法及工具？

　　问诊思维训练

　　1. 询问患者的一般资料，包括姓名、年龄、职业等。

　　2. 重点询问患者的心理状态，包括情绪低落、兴趣丧失、经常哭闹以及感到绝望、苦恼的原因，症状持续时间，什么时候有过自杀的想法，当出现以上状态时患者会做出什么反应，有无缓解等。

　　3. 询问患者及其家属患者的既往史、有无精神病史和家族史。重点询问患者的用药史，如用药的种类、剂量和频次。

二、训练准备

（一）用物准备

纸、笔、相关评估量表、录音笔、多参数生物反馈仪（图8-1）等。

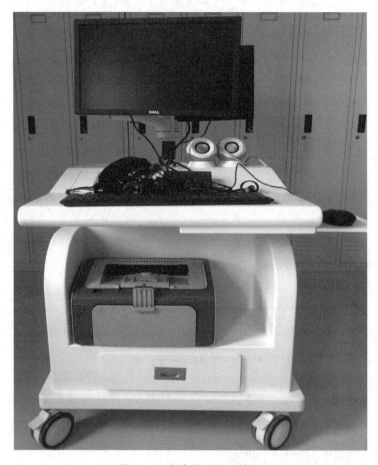

图8-1　多参数生物反馈仪

（二）环境准备

环境整洁、安静，光线明亮，能够保护被评估者的隐私。

（三）被评估者准备

被评估者情绪稳定，知晓本次评估的目的、内容及所需时间，能够配合评估者完成本次评估；在评估过程中可以向评估者反馈评估过程中出现的生理、心理不适感等主观感受，并可提出保护隐私的具体要求。

（四）评估者准备

衣帽整齐清洁，仪表大方；做好用物及环境准备。评估前需提前向被评估者告知自己的姓名，解释本次评估的目的、内容及所需时间等，并告知被评估者可及时反馈评估过程中生理、心理不适感等主观感受。询问被评估者对隐私保护的具体要求并承诺保护其隐私。如需录音，提前告知被评估者，并征得其同意。

三、训练内容

（一）心理、社会评估项目

1. 心理评估项目

（1）认知的评估：感知觉评估（感知觉障碍）、注意力评估（注意障碍）、记忆评估（记忆障碍）、思维评估（思维障碍）、语言能力评估（语言障碍）、定向力的评估（定向障碍）、智能评估（智能障碍）等。

（2）情绪与情感的评估：焦虑、抑郁、恐惧、情感高涨、易激惹、情绪不稳等。

（3）应激与应对的评估：应激源强度的评估、应激心理中介因素的评估、应激反应、应对方式的评估等。

（4）健康行为的评估：健康行为、健康损害行为（不良生活方式与习惯、日常健康危害行为、不良病感行为、致病行为模式）等。

（5）自我概念的评估：身体意象、社会认同、自我认同与自尊、自我概念的现存与潜在的威胁等。

（6）精神信仰的评估：精神或宗教信仰、精神困扰等。

2. 社会评估项目

（1）角色与角色适应的评估：角色数量与任务、角色感知、角色满意度、角色紧张等。

（2）文化的评估：价值观、信念与信仰、习俗等，文化休克原因、分期及影响因素等。

（3）家庭的评估：家庭类型、家庭生活周期、家庭结构、家庭功能及家庭危机等。

（4）环境的评估：物理环境、社会环境等。

（二）评估方法

1. 会谈法　会谈法又称"访谈法""交谈法"等，是一种通过面对面的谈话方式所进行的评估方法，也是心理社会评估中最常用的一种基本方法。会谈过程中可以灵活提问，使资料收集具有弹性；在倾听病人回答问题的同时，注意察言观色，分析环境状况，及时辨别真伪，还可能获到意想不到的信息。会谈法是一种有目的的会话，依据在访谈过程中的控制程度，可将会谈法分为自由式会谈和结构式会谈两种类型

（1）自由式会谈：是指事先不拟定固定的会谈问题，或不按固定的问题顺序去提问，会谈双方进行自由交谈。自由式会谈是开放式的，气氛比较轻松，病人较少受到约束，有更多的机会表述自己的想法，收集的信息量大。其不足之处是用时相对较多，有时会谈内容可能较松散，影响评估的效率。

（2）结构式会谈：是指按照事先设计好的会谈提纲或主题有目的、有计划、有步骤地进行会谈。结构式会谈对会谈内容有所限定，在会谈过程中可根据会谈提纲或评估表逐项提问，然后根据病人的回答进行评定。结构式会谈具有省时、高效、切题等优点，但容易限制病人的表述，遗漏信息，甚至会使病人感到拘谨或有例行公事的感觉。

会谈法是会谈双方互动的过程，会谈过程中，护士应灵活运用相应的沟通技巧，取得病人的信任，以真实、全面而准确地了解病人的心理和社会状况。会谈具有较好的灵活性。护士可依据具体情况适当调整会谈问题的多少，决定会谈时间的长短等。会谈法获得的信息量较大，但会谈结果的信度和效度较差，聚焦困难，并且费时。

2. 观察法 观察法是一种有目的、有计划地通过被观察者的行为表现直接或间接地进行考察、记录和分析的方法。护士在心理评估过程中可以通过观察所得到的关于病人行为表现的印象，推测病人心理活动过程及个性心理特质等。

(1) 自然观察：指在自然中观察和记录被观察者的行为表现。自然观察法在护理实践中应用较广。如护士在日常护理工作中对被观察者行为与心理反应的观察即自然观察法。由于所观察的情景是被观察者生活或工作的原本状态，因此所获得的资料比较真实和客观。但需要较多的时间与被观察者接触，同时要求观察者具有敏锐的观察能力。

(2) 控制观察：又称实验观察，指在特殊的实验环境下观察个体对特定刺激的反应，需预先设计，并按既定程序进行，每个受试者都接受同样的刺激。可获取具有较强可比性和科学性的结果，但由于受实验控制过程中人为因素的影响，以及被观察者意识到正在接受实验，其结果的客观性可能会受到干扰。因此，护理心理评估应以自然观察法为宜。

3. 作品分析法 作品分析法指通过分析病人的作品，对病人的心理水平和心理状态进行评估，并且作为护理诊断的客观依据。所谓"作品"是指病人日常生活中创作的日记、书信、图画和手工艺品等，也包括生活和劳动中所做的事情和生产的其他物品，可反映病人的心理发展水平、心理特征、行为模式以及当时的心理状态等内容。

4. 心理测量学方法 心理测量学方法就是依据一定的法则，用数量化手段对病人的心理现象或行为加以确定和测定。测量时让病人对测量内容做出回答或反应，然后根据一定标准计算得分，从而得出结论。心理测量学方法是心理评估常用的标准化手段之一，所得到的结果也比较客观和科学。常用的心理测量学方法包括心理测验法评定量表法。

(1) 心理测验法：是依据心理学理论，使用一定的操作程序，在标准情境下，用统一的测量手段测试个体对测验项目集所做出的行为反应的方法。其基本要素包括：① 行为样本：能够表现人的某种心理特质的一组代表性的行为，即被试者对测试题目的反应。② 标准化：就是按照统一的标准筛选项目、编制量表、实施测验、评定分数和解释测验结果，其目的是为了尽可能控制无关变量，对所有的被测验者都能保持测验程序的一致。③ 客观性：指测试结果尽可能不受被试者和主试者主观因素的影响，如测验题目必须采用客观的方法选定，测验题目难度的确定也必须客观和适当。

心理测验作为心理评估的主要技术和工具，有其自身的特点，包括：① 间接性：心理特质是内在的、抽象的东西，无法直接测量。心理测验即是通过测量外显行为去推论个体的内在品质。② 相对性：心理特质的测量不像物理特征的测量，没有绝对的零点，而是一种相对的比较。③ 客观性：心理测验的客观性实质上就是测验的标准化问题。由于心理测量采用标准化、数量化的原则，同时对结果的解释可以参照常模进行比较，避免了主观因素的影响，因此，评估结果较为客观。

(2) 评定量表法：是指应用量表，即一套预先已标准化的测试项目，对被评估者的某种心理品质进行测量、分析和鉴别的方法。依据测试项目不同的编排方式，可分为二择一量表、数字等级量表、描述评定量表、Likert 评定量表、检核表、语义量表和视觉类似物量表等。依据量表评估的方式可分为自评量表和他评量表两种基本形式。自评量表是被评估者依据量表内容自行选择答案进行判断的方法,可比较真实地反映被评估者内心的主观体验;他评量表则是评估者根据对被评估者的行为观察或会谈结果对其进行的客观评定。常用的评估量表较多,如生活事件量表、社会支持量表、应对方式量表等,在选用量表时应依据测量的目的和被评估者的具体情况进行合理选择。

5. 医学检测法 医学检测法主要用于心理评估,其内容包括对病人进行体格检查和实验室检查,如测量体温、脉搏、呼吸、血压,测定血液中肾上腺皮质激素的浓度等。检测结果可为心理评估提供客观依据,并对通过会谈法、观察法或心理测量学法收集到的资料的真实性和准确性进行验证。

（三）量表

1. 心理评估量表

（1）智能评估相关量表:① 简明智能状态检查(MMSE)(表8-2);② 长谷川痴呆量表(HDS);③ 神经行为认知状态测试(NCSE);④ 洛文斯作业疗法认知评估(LOTCA);⑤ 画钟测验。

表8-2 简明智能状态检查（MMSE）

序号	检查内容	正确	错误	得分
1	现在我要问你一些问题来检查你的记忆力和计算力,多数都很简单			
	（1）请说出今年的年份。	1	0	
	（2）现在是什么季节?	1	0	
	（3）现在是几月份?	1	0	
	（4）今天是几号?	1	0	
	（5）今天是星期几?	1	0	
	（6）这是什么城市?	1	0	
	（7）你住在什么区（县）?	1	0	
	（8）你住在什么街道（乡,镇）?	1	0	
	（9）这是第几层楼?	1	0	
	（10）这儿是什么地方?	1	0	
2	现在我告诉你3样东西的名称,在我讲完之后,请你重复说一遍,请你好好记住这3样东西,等一下我还要再问你（请仔细说清楚,每一样东西一秒钟）。			
	皮球	1	0	
	国旗	1	0	
	树木	1	0	

序号	检查内容	正确	错误	得分
3	现在请你算一算，从 100 减去 7，然后从所得的数目再减去 7，如此一直计算下去，把每一个答案都告诉我，直到我说"停"为止。			
	100 减 7(93)	1	0	
	93 减 7(86)	1	0	
	86 减 7(79)	1	0	
	79 减 7(72)	1	0	
	72 减 7(65)	1	0	
	停			
4	现在请你说出刚才我让你记住的 3 样东西是什么？	1	0	
	皮球	1	0	
	国旗	1	0	
	树木			
5	（护士出示自己的手表）			
	请问这是什么？	1	0	
	（护士出示自己的铅笔）			
	请问这是什么？	1	0	
6	请你跟我说"四十四只石狮子"	1	0	
7	（护士给受试者一张卡片，上面写着"请闭上你的眼睛"）请你念一念这句话，并按上面的意思去做。	1	0	
8	我给你一张纸，请你按我说的去做。现在开始：			
	请用右手拿起这张纸	1	0	
	再用双手把纸对折	1	0	
	然后将纸放在你的大腿上	1	0	
9	请你给我写一个完整的句子。	1	0	
10	（出示图案）请你照着这个样子把它画下来（正确：两个五边形图案，交叉处形成个小四边形，如下图）。	1	0	

注：MMSE 是目前公认的一种用于认知功能初步筛查和评价的方法，较为敏感，主要评估定向、注意、学习、计算、抽象、信息加工、空间结构能力和记忆等，总分为 0～30 分。正常与不正常的分界值与受教育程度有关：文盲（未受教育）组 17 分；小学（受教育年限≤6 年）组 20 分；中学或以上（受教育年限＞6 年）组 24 分。低于分界值为有认知功能缺损。

（2）情绪与情感相关评定量表：① Avillo 情绪与情感形容词量表（表 8 - 3）；② Zung 焦虑自评量表（SAS）（表 8 - 4）；③ Zung 抑郁自评量表（SDS）（表 8 - 5）；④ Beck 焦虑量表（BAI）；⑤ Beck 抑郁量表（BDI）；⑥ 综合性医院焦虑抑郁量表（HADS）。

表 8 - 3 Avillo 情绪与情感形容词量表

1	2	3	4	5	6	7	1	2	3	4	5	6	7
变化的				稳定的			冷淡的				热情的		
举棋不定的				自信的			被动的				主动的		
沮丧的				高兴的			淡漠的				有兴趣的		
孤立的				合群的			孤僻的				友好的		
混乱的				有条理的			不适的				舒适的		
漠不关心的				关切的			神经质的				冷静的		

注：该表特别适用于不能用语言表达自己情绪与情感或对自己的情绪与情感定位不明者。总分在 84 分以上者为情绪与情感积极；否则提示情绪与情感消极。

表 8 - 4 Zung 焦虑自评量表（SAS）

指导语：下面有 20 条文字，请仔细阅读并理解每一条目内容。然后根据你最近一周的实际感觉，在适当的方格里画一个"√"，每一条文字后有 4 个格，分别表示没有或很少时间有、小部分时间有、相当多时间有、绝大部分或全部时间有。

项目	没有或很少时间有	小部分时间有	相当多时间有	绝大部分或全部时间有
1. 我觉得比平常容易紧张和着急	□	□	□	□
2. 我无缘无故地感到害怕	□	□	□	□
3. 我容易心里烦乱或觉得惊恐	□	□	□	□
4. 我觉得我可能要发疯	□	□	□	□
5.* 我觉得一切都很好，也不会发生什么不幸	□	□	□	□
6. 我手脚发抖、打颤	□	□	□	□
7. 我因为头痛、头颈痛和背痛而苦恼	□	□	□	□
8. 我感觉容易衰弱和疲乏	□	□	□	□
9.* 我觉得心平气和，并且容易安静坐着	□	□	□	□
10. 我觉得心跳得很快	□	□	□	□
11. 我因为一阵阵头晕而苦恼	□	□	□	□
12. 我有晕倒发作或觉得要晕倒似的	□	□	□	□
13.* 我呼气，吸气都感到很容易	□	□	□	□
14. 我手脚麻木和刺痛	□	□	□	□
15. 我因为胃痛和消化不良而苦恼	□	□	□	□
16. 我常常要小便	□	□	□	□

（续表 8 - 4）

项目	没有或很少时间有	小部分时间有	相当多时间有	绝大部分或全部时间有
17.* 我的手常常是干燥温暖的	□	□	□	□
18. 我脸红发热	□	□	□	□
19.* 我容易入睡并且一夜睡得很好	□	□	□	□
20. 我做噩梦	□	□	□	□

注：*为反向计分项目。

　　该表用于反映有无焦虑症状及其严重程度，适用于具有焦虑症状的成年人。每一项目按 1～4 级评分，1 表示没有或很少时间有，2 表示小部分时间有，3 表示相当多时间有，4 表示绝大部分或全部时间有，如为反向提问，则按 4～1 级评分。评定完后将 20 项评分相加得出总分，然后乘以 1.25，取其整数部分，即得标准分。按照中国常模，总分的正常上限为 40 分，标准分为 50 分。

表 8 - 5　Zung 抑郁自评量表（SDS）

指导语：下面有 20 条文字，请仔细阅读并理解每一条目内容。然后根据你最近一周的实际感觉，在适当的方格里画一个"√"，每一条文字后有 4 个格，分别表示没有或很少时间有、小部分时间有、相当多时间有、绝大部分或全部时间有。

项目	没有或很少时间有	小部分时间有	相当多时间有	绝大部分或全部时间有
1. 我觉得闷闷不乐、情绪低沉	□	□	□	□
2.* 我觉得一天中早晨最好	□	□	□	□
3. 我一阵阵哭出来或觉得想哭	□	□	□	□
4. 我晚上睡眠不好	□	□	□	□
5. 我吃得跟平常一样多	□	□	□	□
6.* 我与异性密切接触时和以往一样感到愉快	□	□	□	□
7. 我发觉我的体重在下降	□	□	□	□
8. 我有便秘的苦恼	□	□	□	□
9. 我心跳比平常快	□	□	□	□
10. 我无缘无故地感到疲乏	□	□	□	□
11.* 我的头脑和平时一样清楚	□	□	□	□
12.* 我觉得经常做的事情并没有困难	□	□	□	□
13. 我觉得不安而平静不下来	□	□	□	□
14.* 我对将来抱有希望	□	□	□	□
15. 我比平时容易生气、激动	□	□	□	□
16.* 我觉得做出决定是容易的	□	□	□	□

（续表 8 - 5）

项目	没有或很少时间有	小部分时间有	相当多时间有	绝大部分或全部时间有
17.* 我觉得自己是个有用的人	□	□	□	□
18.* 我的生活过得很有意思	□	□	□	□
19. 我认为如果我死了,别人会生活得好些	□	□	□	□
20.* 平常感兴趣的事我仍然感兴趣	□	□	□	□

注:＊为反向计分项目。

　　该表用于反映有无抑郁症状及其严重程度。条目按 4 级评定,计分方法同焦虑自评量表。按照中国常模,总分的分界值为 41 分,标准分为 53 分。

　　（3）应激评估相关量表

　　① 应激源强度的评估:社会再适应评定量表（SRRS）（表 8 - 6）、生活事件量表（LES）、住院患者压力评定量表（表 8 - 7）。

　　② 应激心理中介因素的评估:应对方式评定量表:Jaloviee 应对方式量表（表 8 - 8）、简易应对方式问卷（SCSQ）、特质应对方式问卷（TCSQ）、Feifel 医学应对问卷（MCMQ）;社会支持量表:领悟社会支持量表（PSSS）、社会支持调查表（SSI）、社会支持问卷（SSQ）（表 8 - 9）;人格测试:明尼苏达多相人格问卷（MMPI）、艾森克人格问卷（EPQ）。

表 8 - 6　社会再适应评定量表（SRRS）

生活事件	生活事件单位	生活事件	生活事件单位
1. 配偶死亡	100	23. 子女离家	29
2. 离婚	73	24. 司法纠纷	29
3. 夫妻分居	65	25. 个人突出成就	28
4. 拘禁	63	26. 妻子开始工作或离职	26
5. 家庭成员死亡	63	27. 上学或专业	26
6. 外伤或生病	53	28. 生活条件变化	25
7. 结婚	50	29. 个人习惯改变	24
8. 解雇	47	30. 与上级矛盾	23
9. 复婚	45	31. 工作时间或条件改变	20
10. 退休	45	32. 搬家	20
11. 家庭成员患病	44	33. 转学	20
12. 怀孕	40	34. 娱乐改变	19
13. 性生活问题	39	35. 宗教活动改变	19
14. 家庭添员	39	36. 社交活动改变	18
15. 调换工作	39	37. 小量贷款	17
16. 经济状况改变	38	38. 睡眠习惯改变	16

（续表 8－6）

生活事件	生活事件单位	生活事件	生活事件单位
17. 好友死亡	37	39. 家庭成员数量改变	15
18. 工作性质改变	36	40. 饮食习惯改变	15
19. 夫妻不和	35	41. 休假	13
20. 中量借贷	31	42. 过节	12
21. 归还借贷	30	43. 轻微的违法行为	11
22. 职别改变	29		

注：该量表用于测评近 1 年来不同类型的生活事件对个体的影响，预测个体出现健康问题的可能性，该量表的评价标准为生活事件单位，总和超过 300 分者，80% 可能患病；150～300 分者，50% 可能患病；小于 150 分，30% 可能患病。

表 8－7　住院患者压力评定量表

生活事件	权重	生活事件	权重
1. 和陌生人同住一室	13.9	26. 担心给医护人员增添负担	24.5
2. 不得不改变饮食习惯	15.4	27. 想到住院后收入会减少	25.9
3. 不得不睡在陌生床上	15.9	28. 对药物不能耐受	26.0
4. 不得不穿患者衣服	16.0	29. 听不懂医护人员的话	26.4
5. 四周有陌生机器	16.0	30. 想到将长期用药	26.4
6. 夜里被护士叫醒	16.9	31. 家人没来探视	26.5
7. 生活上不得不依赖他人帮助	17.0	32. 不得不手术	26.9
8. 不能随时读报、看电视、听收音机	17.7	33. 因住院而不得不离开家	27.1
9. 同室病友探访者太多	18.1	34. 毫无预测而突然住院	27.2
10. 四周气味难闻	19.1	35. 按呼叫器无人应答	27.3
11. 不得不整天睡在床上	19.4	36. 不能支付医疗费用	27.4
12. 同室病友病情严重	21.4	37. 有问题得不到解答	27.6
13. 排便排尿需他人帮助	21.5	38. 思念家人	28.4
14. 同室患者不友好	21.6	39. 靠鼻饲进食	29.2
15. 没有亲友探视	21.7	40. 用止痛药无效	31.2
16. 病房色彩太鲜艳、太刺眼	21.7	41. 不清楚治疗目的和效果	31.9
17. 想到外貌会改变	22.7	42. 疼痛时未用止痛药	32.4
18. 节日或家庭纪念日住院	22.3	43. 对疾病缺乏认识	34.0
19. 想到手术或其他治疗可能带来的痛苦	22.4	44. 不清楚自己的诊断	34.1
20. 担心配偶疏远	22.7	45. 想到自己可能再也不能说话	34.5
21. 只能吃不对胃口的食物	23.1	46. 想到可能失去听力	34.5
22. 不能与家人、朋友联系	23.4	47. 想到自己患了严重疾病	34.6

（续表 8 - 7）

生活事件	权重	生活事件	权重
23. 对医生护士不熟悉	23.4	48. 想到会失去肾脏或其他器官	39.2
24. 因事故住院	23.6	49. 想到自己可能得了癌症	39.2
25. 不知接受治疗护理的时间	24.2	50. 想到自己可能失去视力	40.6

注：该量表可用于测评住院患者所经历的应激，累计分越高，压力越大。

表 8 - 8　Jaloviee 应对方式量表

应对方式	从不	偶尔	有时	经常	总是
1. 担心					
2. 哭泣					
3. 干体力活					
4. 相信事情会变好					
5. 一笑了之					
6. 寻求其他解决问题的办法					
7. 从事情中学会更多东西					
8. 祈祷					
9. 努力控制局面					
10. 紧张，有些神经质					
11. 客观、全面地看待问题					
12. 寻求解决问题的最佳办法					
13. 向家人、朋友寻求安慰或帮助					
14. 独处					
15. 回想以往解决问题的办法并分析是否仍有用					
16. 吃食物，如瓜子、口香糖					
17. 努力从事情中发现新的含义					
18. 将问题暂时放在一边					
19. 将问题化解					
20. 幻想					
21. 设立解决问题的具体目标					
22. 做最坏的打算					
23. 接受事实					
24. 疯狂、大喊大叫					

(续表 8-8)

应对方式	从不	偶尔	有时	经常	总是
25. 与相同处境的人商讨解决问题的办法					
26. 睡一觉,相信第二天事情就会变好					
27. 不担心,凡事终会有好结果					
28. 主动寻求改变处境的方式					
29. 回避					
30. 能做什么就做些什么,即使并无效果					
31. 让其他人来处理这件事					
32. 将注意力转移至他人或他处					
33. 饮酒					
34. 认为事情已经无望而听之任之					
35. 认为自己命该如此而顺从					
36. 埋怨他人使你陷入此困境					
37. 静思					
38. 服用药物					
39. 绝望、放弃					
40. 吸烟					

注:该量表适用于测评普通人群面对挫折或压力时所采用的应对方式。

表 8-9 社会支持问卷(SSQ)

1	如果你需要帮忙时,谁可以真的帮你?			
	没有任何人	1)	4)	7)
		2)	5)	8)
		3)	6)	9)
2	你对他们的满意程度如何?			
		6 非常满意	4 有点满意	2 颇不满意
		5 颇满意	3 有点不满意	1 非常不满意
3	当你感到有压力,或情绪紧张时,谁可以令你得到舒缓?			
	没有任何人	1)	4)	7)
		2)	5)	8)
		3)	6)	9)
4	你对他们的满意程度如何?			
		6 非常满意	4 有点满意	2 颇不满意
		5 颇满意	3 有点不满意	1 非常不满意

（续表 8 - 9）

5	谁会无条件接纳你,包括你的优点及缺点?			
	没有任何人	1)	4)	7)
		2)	5)	8)
		3)	6)	9)
6	你对他们的满意程度如何?			
		6 非常满意	4 有点满意	2 颇不满意
		5 颇满意	3 有点不满意	1 非常不满意
7	无论发生任何事情,谁会全心全意地关怀你?			
	没有任何人	1)	4)	7)
		2)	5)	8)
		3)	6)	9)
8	你对他们的满意程度如何?			
		6 非常满意	4 有点满意	2 颇不满意
		5 颇满意	3 有点不满意	1 非常不满意
9	当你情绪极度低落时/陷于谷底时,谁会令你好过些?			
	没有任何人	1)	4)	7)
		2)	5)	8)
		3)	6)	9)
10	你对他们的满意程度如何?			
		6 非常满意	4 有点满意	2 颇不满意
		5 颇满意	3 有点不满意	1 非常不满意
11	当你非常沮丧时,谁可真的安慰你?			
	没有任何人	1)	4)	7)
		2)	5)	8)
		3)	6)	9)
12	你对他们的满意程度如何?			
		6 非常满意	4 有点满意	2 颇不满意
		5 颇满意	3 有点不满意	1 非常不满意

注:该问卷包括社会支持的数量,即在需要的时候能够依靠别人的程度,以及对获得的支持的满意程度两个维度。

（4）健康行为评估的相关量表:① 健康促进生活方式问卷(HPLP)(表 8 - 10);② 酒精依赖疾患识别测验(AUDIT);③ A 型行为评定量表(TAPP)(表 8 - 11)。

表 8-10 健康促进生活方式问卷（HPLP）

指导语:这份问卷的内容是关于你目前的日常生活情况。请尽可能回答所有问题,并勾出你所选择的答案。

项目	从来不会	有时会	通常会	一定会
1. 你会不会与亲密好友谈及自己的问题,同时也关心他们?	☐	☐	☐	☐
2. 你会不会选择低脂肪、低饱和脂肪酸和低胆固醇的食物?	☐	☐	☐	☐
3. 当你出现任何不同寻常的症状时,你会告诉医生、护士等专业人士吗?	☐	☐	☐	☐
4. 你会不会实行已定好的运动计划?	☐	☐	☐	☐
5. 你有充足的睡眠吗?	☐	☐	☐	☐
6. 你是不是觉得自己仍然持续好的成长及向好的改变?	☐	☐	☐	☐
7. 你是不是乐于称赞其他人的成就?	☐	☐	☐	☐
8. 你会不会刻意减少吸取糖分及糖类食物,例如甜食?	☐	☐	☐	☐
9. 你会不会阅读或收看关于促进健康的书籍或电视节目?	☐	☐	☐	☐
10. 你会不会积极从事运动,每星期至少三次,每次至少 20 分钟。例如快步走、骑单车、爬楼梯等?	☐	☐	☐	☐
11. 你会不会每天都安排好时间,给自己休息?	☐	☐	☐	☐
12. 你有没有生活目标?	☐	☐	☐	☐
13. 你会不会令你的人际关系持续和更美好?	☐	☐	☐	☐
14. 你会不会每天都吃足够的淀粉类食物,例如 6～11 块面包、3～5 碗麦片、半碗到 3 碗饭或 3～5 碗面条等?	☐	☐	☐	☐
15. 你会不会详细询问医护人员给你的意见,以求明白?	☐	☐	☐	☐
16. 你会不会从事轻度至中度的体力运动?（例如每星期运动五次以上、每次持续步行 30～40 分钟）。	☐	☐	☐	☐
17. 你会不会勇于面对自己无法改变的事实?	☐	☐	☐	☐
18. 你会不会对未来的日子有所期待?	☐	☐	☐	☐
19. 你会不会拨出时间,与亲朋好友相处?	☐	☐	☐	☐
20. 你会不会每天都吃水果? 例如 2～3 个苹果或 1～2 个香蕉等。	☐	☐	☐	☐
21. 当你对医护人员的建议有疑问时,你会不会寻求第二位专家的意见?	☐	☐	☐	☐
22. 你会不会参加休闲性或娱乐性的运动? 例如游泳、跳舞、骑脚踏车等。	☐	☐	☐	☐
23. 每晚睡觉前,你会不会回想一些令你开心的事情?	☐	☐	☐	☐
24. 你会不会常常感觉到内心的满足及平和?	☐	☐	☐	☐

项目	从来不会	有时会	通常会	一定会
25. 你会不会很容易地表达出你对他人的关怀爱心？	☐	☐	☐	☐
26. 你会不会每天都吃蔬菜？例如 1～3 碗生菜或 1～3 碗茄子等。	☐	☐	☐	☐
27. 你会不会和医护人员讨论自己的健康问题？	☐	☐	☐	☐
28. 你会不会每星期至少做三次伸展运动？例如拉筋、压腿……	☐	☐	☐	☐
29. 你会不会找方法来舒缓自己的压力？	☐	☐	☐	☐
30. 你会不会为追求人生的长远目标而努力？	☐	☐	☐	☐
31. 你会不会与你所关心的人保持紧密的联系？	☐	☐	☐	☐
32. 你会不会每天都饮 1～2 盒鲜奶(240 ml)？	☐	☐	☐	☐
33. 你会不会每个月自我检查身体一次、留意身体有没有变化或发生危险征兆？	☐	☐	☐	☐
34. 在日常生活中,你会不会找机会做运动？例如舍电梯而用楼梯,少搭巴士而多步行等。	☐	☐	☐	☐
35. 你会不会设法在工作和娱乐之间取得平衡？	☐	☐	☐	☐
36. 你会不会感到每天的生活都是充满趣味及具挑战性？	☐	☐	☐	☐
37. 你会不会找方法,去满足自己精神或性的需要？	☐	☐	☐	☐
38. 你会不会每天都吃 2～3 两瘦肉或鸡或鱼或 2～3 个蛋、豆类或坚果类？	☐	☐	☐	☐
39. 你会不会向专业的医护人员请教如何自我照顾的方法？	☐	☐	☐	☐
40. 你会不会在运动时,测量自己的脉搏？	☐	☐	☐	☐
41. 你会不会每天用 15 至 20 分钟的时间,去练习放松或冥想？	☐	☐	☐	☐
42. 你会不会思考:在自己的生命中,什么是最重要的？	☐	☐	☐	☐
43. 你会不会从关怀你的亲朋好友中得到支持？	☐	☐	☐	☐
44. 你会不会留意食品包装上,有关营养的成分、脂肪和钠含量的卷标？	☐	☐	☐	☐
45. 你会不会参加促进个人健康的教育课程？	☐	☐	☐	☐
46. 运动时,你会不会达到自己的目标心率？	☐	☐	☐	☐
47. 你会不会自我调节,以免过分疲劳？	☐	☐	☐	☐
48. 你会不会感到:有某种超越自我的力量在身旁？	☐	☐	☐	☐
49. 你会不会用讨论和折中的办法,来解决和别人的冲突？	☐	☐	☐	☐
50. 你会不会每天都吃早餐？	☐	☐	☐	☐

项目	从来不会	有时会	通常会	一定会
51. 你会不会在需要时,寻求辅导、咨询或协助?	□	□	□	□
52. 你会不会乐于接受新的体验及新的挑战? 例如做一些从未做过的事、到一个陌生的地方等。	□	□	□	□

注:该量表采用 1~4 级评分,从来不会、有时会、通常会及一定会分别记为 1、2、3、4 分,总分为 52~208 分。得分越高表示健康促进生活水平越高;得分在 52~126 分表示生活方式不健康;得分在 126 分以上表示生活方式健康。

表 8 - 11 A 型行为评定量表(TAPP)

指导语:请根据你的情况回答下列问题。凡是符合你情况的就在"□"里打钩,每个问题必须回答,答案无所谓对与不对、好与不好。请尽快回答,不要在每道题上思索太多,回答时不要考虑"应该怎样",只回答你平时"是怎样"就行了。

项目	是	否
1. 我总是力图说服别人同意我的观点	□	□
2. 即使没有什么要紧的事,我走路也很快	□	□
3. 我经常感到应该做的事太多,有压力	□	□
4. 我自己决定的事,别人很难让我改变主意	□	□
5. 有些人和事常常使我十分恼火	□	□
6. 有急需买的东西但又要排长队时,我宁愿不买	□	□
7. 有些工作我根本安排不过来,只能临时挤时间去做	□	□
8. 上班或赴约会时,我从来不迟到	□	□
9. 当我正在做事时,谁要是打扰我,不管有意无意,我总是感到恼火	□	□
10. 我总看不惯那些慢条斯理、不紧不慢的人	□	□
11. 我常常忙得透不过气来,因为该做的事情太多了	□	□
12. 即使跟别人合作,我也总想单独完成一些更重要的部分	□	□
13. 有时我真想骂人	□	□
14. 我做事总是喜欢慢慢来,而且思前想后,拿不定主意	□	□
15. 排队买东西,要是有人加塞,我就忍不住要指责他或出来干涉	□	□
16. 我觉得自己是一个无忧无虑、悠闲自在的人	□	□
17. 有时连我自己都觉得,我所操心的事远远超过我应该操心的范围	□	□
18. 无论做什么事,即使比别人差,我也无所谓	□	□
19. 做什么事我也不着急,着急也没有用,不着急也耽误不了事	□	□
20. 我从来没想到过要按自己的想法办事	□	□
21. 每天的事情都使我精神十分紧张	□	□
22. 就是逛公园、赏花、观鱼等,我也总是先看完,等着同来的人	□	□

项 目	是	否
23. 我常常不能宽容别人的缺点和毛病	☐	☐
24. 在我认识的人里,个个我都喜欢	☐	☐
25. 听到别人发表不正确的见解,我总想立即就去纠正他	☐	☐
26. 无论做什么事,我都比别人快一些	☐	☐
27. 当别人对我无礼时,我对他也不客气	☐	☐
28. 我觉得我有能力把一切事情办好	☐	☐
29. 聊天时,我也总是急于说出自己的想法,甚至打断别人的话	☐	☐
30. 人们认为我是个安静、沉着、有耐性的人	☐	☐
31. 我觉得在我认识的人中值得我信任和佩服的人实在不多	☐	☐
32. 对未来我有许多想法和打算,并总想能尽快实现	☐	☐
33. 有时我也会说人家的闲话	☐	☐
34. 尽管时间很宽裕,我吃饭也快	☐	☐
35. 听人讲话或报告如讲得不好,我就非常着急,总想还不如我来讲	☐	☐
36. 即使有人欺负了我,我也不在乎	☐	☐
37. 我有时会把今天该做的事情拖到明天去做	☐	☐
38. 人们认为我是一个干脆、利落、高效率的人	☐	☐
39. 有人对我或我的工作吹毛求疵时,很容易挫伤我的积极性	☐	☐
40. 我常常感到时间已经晚了,可一看表还早呢	☐	☐
41. 我觉得我是一个非常敏感的人	☐	☐
42. 我做事总是匆匆忙忙的,力图用最少的时间办尽量多的事情	☐	☐
43. 如果犯有错误,不管大小,我全都主动承担	☐	☐
44. 坐公共汽车时,我常常感到车开得太慢	☐	☐
45. 无论做什么事,即使看着别人做不好我也不想拿来替他做	☐	☐
46. 我常常为工作没做完、一天又过去了而感到忧虑	☐	☐
47. 很多事情如果由我来负责,情况要比现在好得多	☐	☐
48. 有时我会想到一些说不出口的坏念头	☐	☐
49. 即使领导我的人能力差、水平低、不怎么样,我也能服从和合作	☐	☐
50. 必须等待什么的时候,我总是心急如焚,缺乏耐心	☐	☐
51. 我常常感到自己能力不够,所以在做事遇到不顺利时就想放弃不干了	☐	☐
52. 我每天都看电视,也看电影,不然心里就不舒服	☐	☐
53. 别人托我办的事,只要答应了,我从不拖延	☐	☐
54. 人们都说我很有耐性,干什么事都不着急	☐	☐

（续表 8-11）

项目	是	否
55. 外出乘车或跟人约时间办事,我很少迟到,如对方耽误我就恼火	☐	☐
56. 偶尔我也说一两句假话	☐	☐
57. 许多事本来可以大家分担,可我喜欢一个人去干	☐	☐
58. 我觉得别人对我的话理解太慢,甚至理解不了我的意思似的	☐	☐
59. 我是一个性子暴躁的人	☐	☐
60. 我常常容易看到别人的短处而忽视别人的长处	☐	☐

注:该量表包括3个部分:"TH"量表(25个项目),反应时间紧迫感等行为特征,"CH"量表(25个项目),反应争强好胜、怀有敌意或戒心等行为特征,"L"量表(10个项目),为真实性校正,若L≥7分考虑问卷无效。TH+CH的得分用于A型行为的评定。每题1分,共60分。答"否"得分题:1、13、14、18、19、30、33、36、37、45、48、49、51、54、56;其余为答"是"得分题。一般以常人得分的中间数27分为极端中间型,36分以上者为A型,18分以下者为B型,28～35分者为中间偏A型,19～26分者为中间偏B型。

　　(5) 自我概念评估的相关量表:① Rosenberg 自尊量表(表 8-12);② PieerHarries的儿童自我概念量表;③ Michigan 青少年自我概念量表;④ Coopersmith 少年自尊量表。

表 8-12　Rosenberg 自尊量表

项目	评分
1. 总的来说,我对自己满意	SA　A　D*　SD**
2. 有时,我觉得自己一点都不好	SA*　A*　D　SD
3. 我觉得我有不少优点	SA　A　D*　SD*
4. 我和绝大多数人一样能干	SA　A　D*　SD*
5. 我觉得我没什么值得骄傲的	SA*　A*　D　SD
6. 有时,我真觉得自己没用	SA*　A*　D　SD
7. 我觉得我是个有价值的人	SA　A　D*　SD*
8. 我能多一点自尊就好了	SA*　A*　D　SD
9. 无论如何我都觉得自己是个失败者	SA*　A*　D　SD
10. 我总以积极的态度看待自己	SA　A　D*　SD*

该量表含10个有关测评自尊的项目,回答方式为非常同意(SA)、同意(A)、不同意(D)、很不同意(SD)。凡选标有"*"号的答案表示自尊低下。

　　(6) 精神价值观评估的相关量表:① 精神价值观经验指数(SEI);② 精神健康调查(SHI);③ 日常精神体验量表(DSES)(表 8-13);④ 精神超越指数(STI);⑤ 米勒精神价值观量表(MMS)。

表 8－13　日常精神体验量表（DSES）

项目	评分					
1. 我感到上帝的存在	1	2	3	4	5	6
2. 我感觉与众生同在	1	2	3	4	5	6
3. 在做礼拜时,或与上帝沟通的其他时候,我感到高兴,它帮我从日常琐事中解脱出来	1	2	3	4	5	6
4. 我在我的宗教或精神信仰中获得了力量	1	2	3	4	5	6
5. 我在我的宗教或精神信仰中得到了安慰	1	2	3	4	5	6
6. 我感到内心深处的宁静和和谐	1	2	3	4	5	6
7. 我在日常活动中请求上帝的帮助	1	2	3	4	5	6
8. 我在日常活动中受到上帝的指引	1	2	3	4	5	6
9. 我感到上帝对我直接的爱	1	2	3	4	5	6
10. 我通过其他人感受到上帝对我的爱	1	2	3	4	5	6
11. 我在精神上被一种创造的美感动了	1	2	3	4	5	6
12. 我对祝福非常感激	1	2	3	4	5	6
13. 我无私地帮助他人	1	2	3	4	5	6
14. 即使我认为他人做的事情不对,我也接受他们	1	2	3	4	5	6
15. 我愿意与上帝更近些,或合为一体	1	2	3	4	5	6
16. 一般来说,你认为与上帝有多近? *						

注:16 题:4 一点也不近,3 有些近,2 非常近,1 尽可能近。

该量表主要用于评估人们在日常生活中精神/宗教信仰的表达或经历,采用 6 级评分:1 代表 1 天多次,2 代表每天,3 代表大多数日期,4 代表一些日子,5 代表偶尔,6 代表几乎从不。分值越低日常精神/宗教信仰方面的经历越多。

2. 社会评估量表

（1）家庭评估相关量表:① Procidano 与 Heller 的家庭支持量表（表 8－14）；② Smilkstein 的家庭功能量表（表 8－15）。

表 8－14　Procidano 与 Heller 的家庭支持量表

	是	否
1. 我的家人给予我所需的精神支持		
2. 遇到棘手的事时,我的家人帮我出主意		
3. 我的家人愿意倾听我的想法		
4. 我的家人给予我情感支持		
5. 我与我的家人能开诚布公地交谈		
6. 我的家人分享我的爱好与兴趣		

	是	否
7. 我的家人能时时觉察到我的需求		
8. 我的家人善于帮助我解决问题		
9. 我与家人感情深厚		

注：评分方法：是＝1分，否＝0分。总得分越高，家庭支持度越高。

表 8 - 15　Smilkstein 的家庭功能量表

	经常	有时	很少
1. 当我遇到困难时，可从家人得到满意帮助			
补充说明：			
2. 我很满意家人与我讨论与分担问题的方式			
补充说明：			
3. 当我从事新的活动或希望发展时，家人能接受并给我支持			
补充说明：			
4. 我很满意家人对我表达感情的方式以及对我情绪（如愤怒、悲伤、爱）的反应			
补充说明：			
5. 我很满意家人与我共度时光的方式			
补充说明：			

注：评分方法：经常＝3分，有时＝2分，很少＝1分。

评价标准：总分在 7～10 分表示家庭功能良好；4～6 分表示家庭功能重度障碍；0～3 分表示家庭功能严重障碍。

　　（2）环境评估相关量表：① 摩尔斯跌倒评估量表（MFS）（表 8 - 16）；② 病室环境评估表（表 8 - 17）。

表 8 - 16　摩尔斯跌倒评估量表（MFS）

评估内容	评分标准	得分
1. 近 3 个月内跌倒史	无：0 分	
	有：25 分	
2. 超过 1 个医学诊断	无：0 分	
	有：15 分	
3. 使用行走辅助用具	不需要/卧床休息/护士辅助：0 分	
	拐杖/手杖/助行器：15 分	
	依扶家具行走：30 分	
4. 静脉输液或有插管	无：0 分	

（续表 8 - 16）

评估内容	评分标准	得分
	有:20 分	
5. 步态	正常/卧床休息/坐轮椅:0 分	
	虚弱乏力:10 分	
	功能障碍/残疾:20 分	
6. 认知状态	量力而行:0 分	
	高估自己能力/忘记自己受限制:15 分	
总分:		

注:该量表专门用于测量住院患者跌倒风险,总分 125 分,0～24 分为跌倒低危人群,25～44 分为跌倒中危人群,>45 分为跌倒高危人群。

表 8 - 17　病室环境评估表

项目	内容
1. 病房设施	能否满足患者基本需求? 如开水、热水供应,厕所洁净,饭菜可口、营养,睡眠环境是否安静,地面是否干燥、平整、防滑? 走廊、厕所有无扶手? 夜间灯光是否合理?
2. 整洁卫生	是否整齐、干净、宽敞、明亮、舒适? 通风状态如何?
3. 温度、湿度、噪音	室内温度、湿度如何? 有无取暖或降温设备? 婴儿室是否有恒温设备? 有无噪声监测? 噪声是否在标准以下?
4. 用电用氧	电源是否妥善安置? 使用是否安全? 用氧时有无防火、放热、防油、防震标记? 是否被理解和执行?
5. 消毒用药	药品贮藏是否安全? 用药前有无执行查对制度? 护士是否执行消毒常规? 医疗垃圾是否得到妥善处理?

（四）注意事项

1. 心理评估的注意事项

（1）重视心理评估在健康评估中的意义。

（2）注意运用人际交往的技巧。

（3）以患者目前的心理状态为重点与生理评估同时进行。

（4）注意主观资料与客观资料的比较。

（5）避免护士态度、观念和偏见对评估结果的影响。

（6）选择评估方法时应充分考虑患者的个体差异。

2. 社会评估的注意事项

（1）提供适宜的环境。

（2）安排充分的时间。

（3）选择合适的方法。

（4）运用人际沟通的技巧。

此外,评估前应与被评估者建立良好关系,注意多种评估方法的综合运用及各评估量表的适用对象、使用方法和结果评定分析的标准。

（五）临床见习

学生符合下述三个条件后方能进入临床见习环节。第一，学生通过角色扮演能够单独完成心理、社会功能评估流程；第二，学生熟练掌握心理、社会评估的方法与技巧，能够熟练应用相关量表；第三，学生在对被检查实施心理、社会评估时能够良好沟通，能够发现被检查者的内心问题。

临床见习时，临床指导教师选择典型的案例进行示范性带教，然后4～5位学生组成一组，分组开展临床见习。教师需为每组学生提供临床真实的患者，教师向学生介绍患者的病史情况后，由一位学生在教师的指导下进行对患者心理、社会功能的评估，口头表述评估结果，其他学生进行纠正和补充。临床见习结束前，带教教师进行点评。临床见习结束后，每位学生需撰写临床见习报告，教师需对每组学生的表现进行综合评价。

1. 认知评估的见习：阿尔兹海默症患者的评估。

2. 情绪与情感的评估：焦虑症和抑郁症患者的评估。

3. 应激与应对的评估：应激源强度的评估、应激心理中介因素的评估、应激反应、应对方式的评估等。

4. 健康行为的评估：高血压、糖尿病患者生活方式的评估。

5. 自我概念的评估：女性乳房切除术或子宫切除术患者的评估。

6. 角色与角色适应的评估：初产妇及其家属的评估。

四、心理、社会评估结果的书写范例

［范例一］正常人心理、社会评估结果如下：

外表整洁，穿着得体。无感知觉、记忆力、注意力及定向力障碍，语言流畅，思路清晰，判断正确，无沟通障碍。表情自然，态度友好，情绪平稳。无宗教信仰，不重名利。

［范例二］女性，22岁，情绪低落、感到绝望、苦恼，有自杀想法，2月余。医疗诊断为"抑郁症"。该患者心理、社会评估结果如下：

外表整洁，穿着得体。无感知觉、记忆力、注意力及定向力障碍，语言流畅，思路清晰，判断正确，无沟通障碍。表情自然，情绪低落、感到绝望、苦恼，有自杀想法。无宗教信仰，不重名利。

五、健康评估思维训练

（一）问题引导

结合以上案例分析该选择何种方法对患者进行心理、社会评估，整个过程该如何实施以及尝试分析患者出现上述问题的原因。

（二）思维训练引导

不良的情绪和情感不仅可以直接作用于人的心理活动导致心理疾病，还可以通过神经、内分泌和免疫等一系列中介机制，影响人体组织器官的生理功能，甚至引起组织器官的器质性病理改变导致心身疾病，处于抑郁状态的患者会出现情感、认知、行为及生理等方面的改变。情感方面的表现主要为情绪低落、心境悲观、自我感觉低沉、生活枯燥无味、哭泣、无助感;认知方面表现为注意力不集中、思维缓慢、不能做出决定;行为方面表现为过分依赖、生活懒散、逃避现实甚至自杀;生理方面表现为易疲劳、食欲减退、体重下降、睡眠障碍、运动迟缓以及机体的其他功能减退。

（三）思考

1. 文化休克是如何分期的？各期有哪些表现？

2. 作为一名护士,能够给文化休克的患者提供哪些帮助？

六、护理思维训练

（一）护理诊断

有自伤/自杀的危险:与情绪抑郁、沮丧导致的自我评价低等有关。

（二）护理措施

1. 心理护理干预

（1）与患者建立良好的护患关系:消除患者因环境因素而产生的陌生感、不安全感以及孤独感,取得患者的信任,是建立良好护患关系的关键。善于使用语言技巧与患者沟通,多运用安慰性、解释性、鼓励性语言,启发诱导,耐心倾听患者的倾诉,了解患者的内心体验。

（2）加强健康宣教:针对患者的需求,分别采取计划性教育、随机性教育、交谈式教育和书面形式教育,给患者讲解抑郁症的病因和临床表现、药物治疗的作用、不良反应以及注意事项、心理健康及其标准、如何调节情绪等,强化处理应激的能力,减少患者自责、悲观、失望等情绪,保持适度的期望值。

（3）阻断患者的负性思维,不断强化患者的自信心:抑郁症患者对自己的评价往往过低,过多低估自己的能力,过高地估计他们所面临的困难和危险。要通过语言交流充分了解患者心理状态,并以温和的言语和讨论的语气来安慰患者,帮助其认识自我,正确认识功过是非,消除不必要的自责和悔恨等负性心理,必要时让治愈者现身说教,并对患者的点滴进步进行表扬和鼓励,增强自信。

（4）安全护理:对有自杀观念的患者,在心理护理中要公开、毫无保留地同患者谈论这一问题,在谈论中指导患者加强自我护理,树立正确的自我观念。同时将患者安排在易观察、设施安全、光线明亮的大房间,以防患者自杀行为的发生,并叮嘱家属照护患者时特别警惕自杀的危险。多数患者在自杀之前都能在话语中流露出相关迹象,护理人员应清醒地意识到,这是自杀的信号和前奏。护理人员及其家属要严加防范,防止意外发生。

（5）寻求家庭及社会的支持:应鼓励亲属和单位同事经常来院探视,做好亲属的思想工作。

2. 精神分析疗法　主要采用自由联想法。让患者自由地进行联想1小时,把自己头脑中所想的事情原封不动地自由倾诉,无论如何荒唐甚至有失体面都应和盘托出。从这种毫无保留的坦白中可以宣泄存在潜意识中的神秘动机,释放被压抑的心理能量,从而使心身症状得以缓解。

3. 音乐疗法　音乐疗法可通过物理、心理、生理作用改善和加强人的中枢神经系统、自主神经系统、边缘系统的功能,从而更好地调节和控制内脏器官的正常活动。音乐可以使人忘却烦恼、增进食欲、消除不安、减轻疲劳,美好的乐章还能增加体液中的脑啡肽水平,从而对人的异常情绪和行为产生积极的影响。音乐还可以唤起潜在的心理过程,增强自我,使情绪得以宣泄、疏导、升华,从而达到治疗疾病的目的。可采用接受式音乐治疗方法,播放一些舒缓的音乐,让患者集中注意力,积极听音乐,感受音乐与情感情绪的同步从而促进内省。并引导患者在音乐背景下进行联想,缓解心理情绪。还可以与患者讨论歌词,从而促进患者的创造力、互动和情绪情感分享。

（三）护理操作

正念瑜伽

【操作目的】
帮助患者缓解压力,改善心理健康水平。

【评估】
1. 评估患者的情绪、意识状态、心理状态、认知程度、合作程度等。
2. 评估用物是否准备齐全。
3. 评估操作环境是否清洁、光线是否明亮、温湿度是否适宜等。

【准备】
1. 患者　了解正念瑜伽的目的、方法及注意事项,能主动配合。
2. 护士　衣帽整洁、修剪指甲、洗手、戴口罩。
3. 用物　瑜伽垫。
4. 环境　环境宽敞、安静整洁。

【操作步骤】
通过讲解及演示帮助患者完成以下动作训练。

1. 山式坐立　安静地盘腿坐在垫子上,脊柱挺直,头顶向上,下巴稍稍内收,肩部放松。双手可舒服地放于膝盖上,或者交叠放于腹部下方。吸气的时候,感觉腹部慢慢往外凸起,吐气的时候,感觉腹部慢慢往内凹。持续 10 次呼吸。

2. 三角扭转式　站立于垫子上。呼气的时候,双脚分开,差不多一条腿的长度,双手往两侧伸展,与地面平行,手心朝下。吸气,左脚掌内扣,右脚掌往外 90°。呼气并将躯干从右腿的上方向右伸展,从髋关节而不是腰部弯曲。右手往下,放在胫骨上或者脚踝上,或右脚外侧的地板上。左手伸向天花板。每次吸气的时候拉伸脊椎,呼气的时候,打开身体的左侧。将觉知放到身体左侧,每次吸气的时候感知脊柱的伸长,每次呼气的时候,有意识地将身体更多地打开。保持 5 次呼吸。接着做另一侧。

3. 反三角式　站立于垫子上。呼气的时候,双脚分开,90~120 cm 的长度,双手往两侧伸展,与地面平行,手心朝下。吸气,左脚掌内扣,右脚掌往外 90°,弯曲右膝;呼气,身体往左倾,左手落于左膝盖上,右手跨过头顶往左前方向伸展。将觉知放在身体的右侧。每次吸气的时候,伸直脊椎,呼气的时候,有意识地更多地打开身体的右侧。在这里保持 5 次呼吸,然后换另一侧。

4. 下犬式　手掌和膝盖撑于垫子上,手掌稍稍置于肩膀前方,膝盖在胯部正下方,分开与胯部同宽。吸气,膝盖离开地面往上,到最高处。呼气的时候,将大腿往后推,脚后跟往下踩。将觉知放在腿的后侧直到脚后跟。每次吸气的时候,脊柱伸直,呼气的时候,拉伸腿部后侧,脚后跟有意识地往下踩。保持5次呼吸。

5. 单腿下犬式　在下犬式的基础上,保持上身不动。吸气的时候,抬起右脚往上,吐气的时候轻轻地落回右脚。再次吸气的时候,抬起左脚往上,吐气的时候轻轻地落回左脚。将觉知放在抬起的那条腿的内侧,感受它在拉伸时候的酸胀感。保持5次呼吸,然后换另一侧。

6. 树式　站立于垫子上,肩部放松,双手合十于胸前。吸气,弯曲右膝盖,将右脚掌压于左小腿的内侧,同时双手往上,举过头顶。吸气,感觉双手往上伸展更多,呼气,打开双肩。保持5次呼吸。之后,呼气的时候,可以打开双手往两侧,就仿佛是蓬勃生长的枝叶一般。保持5次呼吸。下一次吸气的时候,双手再次慢慢合十,呼气的时候,双手落于胸前,右脚放于地面上。然后换另一侧。

7. 战士三式　双脚站立在地面上,双手放在两侧,保持脊柱挺直,头顶往上。吸气,双臂向两侧张开。呼气,上半身缓慢向下,同时抬起右脚往上,勾脚。保持3～5次呼吸。吸气的时候,收回上身和右脚;呼气,收回双手放于身体两侧。然后换另一侧。

8. 椅子式　坐在垫子上,双脚伸直,双肩放松,双手落于身体的两侧。弯曲双膝,脚后跟靠近臀部,同时身体后仰,双手手背朝上,五指向前,后移至肩部下方。吸气时,抬起臀部往上,眼睛看向自己肚脐的方向,膝盖有意识地往内,吐气的时候,臀部缓慢往下落于垫子上。将觉知放于自己的核心部位,继续5次呼吸。回到坐立体式后,转动双手手腕,放松一下。

9. 扭转式　盘腿坐在垫子上,膝盖向下。吸气时,双手往上举;呼气,身体往右扭转,左手放在右膝盖上,右手放于身后;下一个吸气时,感觉脊柱往上,呼气,扭转打开肩膀。保持5次呼吸。然后换另一侧。

10. 挺尸式　仰卧,双脚打开,双手放于体侧。闭上眼睛,脊柱在一条直线上,全身重量放于垫子上,完全放松,让呼吸越来越缓慢。可以将觉知放在腹部。吸气的时候,感受腹部的凸起,呼气的时候,感受腹部的凹陷。或者在这个姿势上对身体的每个部位逐一进行感知。保持清醒,不要睡着。在这个体式上保留至少10 min,或者更长的时间。

【评价】

训练过程中患者主动配合、无受伤;患者压力缓解。

【注意事项】

整个过程注意及时评估患者的情绪状态,关注患者在整个过程中的安全状态,结束后询问放松治疗效果。

七、知识拓展

抑郁症的治疗——行为激活疗法

抑郁症是一种常见的精神类疾病,具有高患病率、高复发率、高致残率和高致死率等特点,给患者造成了巨大的疾病负担,严重者甚至会出现自杀行为。现在抑郁的防治成为精神心理科学方向研究的热点。目前抑郁症的常用疗法有认知行为疗法(Cognitive Behavior Therapy,CBT)、人际心理治疗(Interpersonal Psychotherapy,IPT)、问题解决疗法(Problem-Solving Therapy,PST)、生活回顾疗法(Life Review Therapy,LRT)、森田疗法等。本节内容将对行为激活疗法(Behavioral Activation Therapy,BAT)做一个简单的介绍。

行为激活疗法,是 20 世纪 70 年代早期 Lewinsohn 及同事为治疗抑郁症而设计的一种认知行为治疗方法,有着操作简单、易于实施、易于推广等特点。行为激活(Behavioral Activation,BA)源于抑郁症的行为模型,此模型将抑郁症概念化为缺乏积极强化的结果,认为抑郁症是一种行为问题(而不是认知问题),源于缺乏积极强化,尤其是在社会关系中。BA 是一种结构化、简短的心理治疗方法。是指通过与患者进行深入沟通后,帮助其安排或鼓励患者进行愉悦感和掌控感较高的活动,通过这些活动来激活他们的行为,在增加积极强化作用的同时避免回避退缩行为,使患者重新投入正常的生活状态。BA 侧重于患者日常生活中的行为变化,BA 干预可能涉及帮助患者计划更多他们真正喜欢做的活动,帮助患者发展他们的社交技能,或者只是让患者跟踪他们自己的情绪和活动。其理念为"让有抑郁症状的患者学会应对他们的消极情绪"和"通过帮助患者重新制订短期、中期、长期的个人目标来提高患者的积极意识"。与目前使用广泛的 CBT 相比,BAT 具有可根据个人价值观和能力进行定制,也可以针对特定类型的抑郁症患者进行定制。

BAT 的实施步骤及注意事项:行为激活疗法分为 12 次左右的短程治疗和 20 次左右的长程全面治疗,长短程各有优劣,短程治疗更为紧凑省时,长程治疗更为全面细致,适合更为复杂的抑郁症。

(1)治疗开始,治疗师需告诉患者有关抑郁症的基本知识和行为激活疗法的理论基础,然后通过一起来识别抑郁症的行为模式,让患者了解到他们可以做些事情来改变心情,尽可能缓解患者们由于抑郁情绪带来的无望感。

(2)治疗师对患者实施贝克抑郁量表(BDI)来了解他目前抑郁的严重程度,同时在整个治疗的前、中、后期可以通过量表分析来把握患者抑郁情绪的变化。

(3)患者需同治疗师一起通过识别抑郁症的行为模式,然后一起合作,因人而异地共同制订治疗目标。目标确定后,要进一步确定关键活动。

(4)治疗师在这一阶段应根据患者家庭、生活环境背景、文化教育水平、年龄等因素以及其活动日志与患者共同制订由易到难的活动计划。活动安排制订后,患者要在亲友和自身的监督下完成任务作为家庭作业。完成后,视完成情况可鼓励患者对自己进行奖励,通过正强化增加其愉悦感和掌控感,若作业未完成,则治疗师需与患者沟通后了解未按时完成作业的原因并视情况调整方案。

(5)通过每次会谈后布置的家庭作业监测行为及情绪、活动和心境、愉悦感和掌控感等的活动日志对患者的一周活动和心情心境进行评估,识别有效行为和无效行为,进而了解患者兴趣爱好及人际关系等,方便对接下来一周的活动安排做出调整。

(6)患者若接受短程行为激活疗法,每周一到两次,共 4~8 周,每次会谈时间应控制在 50 min 左右,在疗程结束后可进行回访或纵向调查。

在整个治疗过程结束后,治疗师还应当同患者一起根据治疗结果和治疗目标来制订防止抑郁复发的活动计划。在整个治疗过程中,治疗师需将"改变病人行为,其感受一定会得到改变"这一原则坚持到底,病人和治疗师一起制订活动计划,使病人最终对行为结果负有责任,最终的目标则是让病人成为自己的治疗师,恢复社会功能,引导自身回归正常生活。

目前在保障国民心理健康发展的过程中,我国人口基数较大成为精神心理卫生保健推广道路上的一个不可避免的挑战。而 BA 疗法作为一种操作较简单且社会效益较高的一种有效的心理治疗手段，在进行进一步改良后可以对建设中国本土特色的心理治疗做出一定的贡献，可以为国家谋福利，减少医疗系统的压力，值得大力开发推广。

八、榜样的力量

陆玉珍（女，1934—，第 32 届南丁格尔奖获得者）

主要事迹：1954 年，陆玉珍从上海第二护校毕业，她不顾世俗偏见，以及家属、亲友和同学的反对、议论，来到上海市麻风病医院工作。当时医院由政府接办仅四个月，院中无电、无自来水，工作人员和患者共用一个厨房。条件很艰苦，但她没有动摇，与同事一起建立了治疗室、供应室，添置了护理器械，还结合学到的护理知识，制订出麻风病的护理常规及规章制度，带头编写了《麻风护理常规》一书，填补了我国麻风护理工作的空白。几十年来，陆玉珍坚持宣传麻风病可防可治不可怕的科学知识，从精神上、生活上关心爱护患者。她经常陪同患者散步、拉家常、讲故事，以减轻患者的痛苦。她恪尽职守，无私奉献，以身作则，带领护士们为患者换药、喂饭、洗澡。那个年代由于缺医少药，有时患者伤口腐烂、恶臭，陆玉珍有时连续换药三个多小时。在她精心护理下，很多患者恢复了健康。陆玉珍不断提升自己，于 1960 年考入上海第二医学院夜校部医疗系，并以优异成绩毕业。正如周总理生前所说的"从事麻风防治工作的人，具有伟大的献身精神"，陆玉珍一直从事麻风护理工作，并做出了无私奉献。

蒋玉宇　邹雪琼

训练九　实验室检查

学习目标

知识要求：

　　1. 掌握　常用实验室检查项目的检验申请单的填写、标本采集方法、要求及注意事项。

　　2. 熟悉　各类常用检验项目的目的、检验结果的临床意义及简单分析。

　　3. 了解　各项常用检查的原理及检验程序。

技能要求：

　　1. 能够正确进行常用检查项目的检验申请单填写、标本采集及检验结果解读。

　　2. 明确各项常用检查的目的、要求、注意事项，并能够实施恰当的临床护理措施。

训练流程

　　1. 问诊思维训练。

　　2. 实验室检查流程及相关操作。

　　3. 健康评估思维训练。

　　4. 护理思维训练。

一、导入案例和问诊思维训练

　　女性，45岁，既往有消化道溃疡病史。患者于2周前出现餐后腹痛，大便呈柏油样。因发现大便颜色异常前来就诊。

　　问题：从上述问题判断该女士该做何种实验室检查？如果由你来负责该女士标本的采集，考虑该如何进行？如何对该女士进行指导？

　　问诊思维训练

　　1. 询问患者的一般资料，包括姓名、年龄、职业等。

　　2. 重点询问患者大便的次数、颜色、性状和量、气味及其变化，以及腹痛的程度、性质、频率等。询问患者有无与腹痛、黑便发生有关的饮食不当、饮酒以及服用肾上腺糖皮质激素、水杨酸类等诱发因素等。询问患者有无头晕、黑蒙、心悸等症状。

　　3. 重点询问患者用药史，如平时有无服用溃疡病的治疗性药物，以往溃疡病发作的原因及治疗状况。询问患者日常生活状况以及既往疾病史，如有无慢性胃炎等。

二、训练准备

（一）用物准备

1. 实验室临床常规检查

（1）血液检查：检验申请单、笔、洗手液、75％乙醇、安尔碘、棉签、注射器、采血针、压脉带、一次性垫巾、真空定量采血系统（包括持针器、采血针和真空采血管，图 9-1）等。

（2）尿液检查：检验申请单、笔、洗手液、一次性尿杯、pH 试纸、试管、滴管、防腐剂等。

（3）粪便检查：检验申请单、笔、洗手液、一次性大便杯、长棉签、一次性手套等。

2. 实验室临床生化检查

血糖测定：检验申请单、笔、洗手液、血糖仪、血糖试纸、采血笔或末梢血采血针、75％乙醇、无菌脱脂棉球、记录单等。

3. 其他常见检查：检验申请单、笔、洗手液及相应容器、工具等。

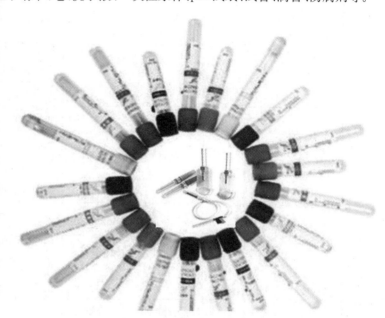

图 9-1　真空定量采血系统

（二）环境准备

光线明亮，环境安静，室内温度保持 18～25 ℃，相对湿度 50％～60％。

（三）被检查者准备

被检查者情绪稳定，知晓本次检查的目的、内容及所需时间，配合检查者完成本次检查的准备及实施；在检查过程中可以向检查者反馈出现的生理、心理不适感等主观感受，并可提出保护隐私的具体要求。

（四）检查者准备

衣帽整齐清洁，仪表大方；做好用物及环境准备。知晓本次检查的目的、要求、注意事项、相关的申请单填写、标本采集、检验结果的解读，并能够注意恰当的临床护理措施的实施；检查前需提前向被检查者告知本次检查的目的、内容及所需时间等，并告知被检查者需要配合的要点及注意事项，如需患者自行留取标本，则教会其正确采集标本的方法以防因标本留取失误或被污染而影响检验结果。

三、训练内容

（一）常见实验室检查分类

见表 9-1。

表 9-1 常见实验室检查分类

		红细胞计数与血红蛋白测定
		红细胞形态学检查
		红细胞比容测定
	红细胞检查	红细胞平均值测定
血液一般检查		红细胞体积分布宽度
		网织红细胞计数
		红细胞沉降率测定
	白细胞检查	白细胞计数
		白细胞分类计数
	血小板检查	血小板计数
		血浆游离血红蛋白测定
	溶血性贫血一般检查	血清结合珠蛋白测定
		血浆高铁血红素清蛋白测定
溶血性贫血检查		尿含铁血黄素试验
		检测红细胞膜缺陷的试验
	溶血性贫血特殊检查	检测红细胞酶缺陷的试验
		检测珠蛋白异常的试验
		检测免疫性溶血的试验
	骨髓细胞形态分类	—
骨髓细胞学检查		细胞化学染色
	骨髓细胞进一步检查	细胞免疫表型分析
		细胞遗传学分析
		出血时间测定
		血浆凝血酶原时间测定
	常用筛查试验	活化部分凝血活酶时间测定
		FDP 与 D-Dimer 测定
		凝血酶时间测定
出血性及血栓性疾病检查		血浆纤维蛋白原测定
		血小板计数
		血浆凝血酶原(PT)测定
	DIC 实验室检查	血浆纤维蛋白原测定
		FDP 与 D-Dimer 测定
		APTT 延长

注：左侧纵列为"血液实验室检查"

（续表 9 - 1）

体液实验室检查	尿液检查	一般性状检查	尿量
			尿液外观
			尿液气味
			尿比密
			尿渗量
		一般化学检查	尿 pH 值
			尿蛋白质定性试验
			尿糖定性试验
			尿酮体定性试验
			尿胆红素定性试验
			尿胆原定性试验
			尿亚硝酸盐
			尿血红蛋白（尿隐血）
			尿白细胞酯酶
		特殊化学检查	24 h 尿蛋白定量
			血红蛋白尿与肌红蛋白尿定性检查
			尿本周蛋白（凝溶蛋白）测定
			乳糜尿与脂肪尿检查
			人绒毛膜促性腺激素测定
		显微镜检查	尿液细胞成分检查
			尿液管型检查
			尿结晶检查
		尿液自动化检查	尿液干化学分析仪
			尿液有形成分分析仪
	粪便检查	一般性状检查	粪便量
			颜色与性状
			气味
			寄生虫虫体
		显微镜检查	细胞成分
			寄生虫卵及原虫
			食物残渣
		化学检查	粪便隐血试验

			颜色
体液实验室检查	脑脊液检查	一般性状检查	透明度
			凝固性
			压力
		化学检查	蛋白质检查
			葡萄糖测定
			氯化物测定
		显微镜检查	细胞计数和细胞分类
			细胞学检查
		微生物学检查	—
	浆膜腔积液检查	一般性状检查	颜色
			透明度
			凝固性
			比密
		化学检查	黏蛋白定性试验
			蛋白质定量
			葡萄糖定量
			酶学检查
		显微镜检查	细胞计数
			细胞分类
			寄生虫检查
			脱落细胞学检查
		微生物学检查	—
临床生物化学检查	心肌损伤实验室检查	心肌酶学检查	肌酸激酶及同工酶测定
			乳酸脱氢酶及同工酶测定
			天门冬氨酸氨基转移酶测定
		心肌蛋白检测	肌钙蛋白 T 和肌钙蛋白 I 测定
			肌红蛋白测定
		其他心肌损伤标志物检测	碳酸酐酶Ⅲ的测定
			缺血修饰型清蛋白
			B 钠尿肽

（续表 9-1）

临床生物化学检查	肝脏疾病实验室检查	血清酶学检查
		血清转氨酶及同工酶测定
		血清碱性磷酸酶及同工酶测定
		血清 γ-谷氨酰转移酶测定
		血清蛋白质检查
		血清总蛋白、清蛋白和球蛋白比值测定
		血清蛋白电泳
		血清前清蛋白测定
		血氨测定
		胆红素代谢检查
		血清胆红素测定
		尿内胆红素与尿胆原检验
		血清总胆汁酸代谢检查
		—
		肝脏纤维化检查
		单胺氧化酶测定
		其他实验室检测
	肾脏疾病实验室检查	肾小球滤过功能检查
		内生肌酐清除率测定
		血清肌酐测定
		血清尿素测定
		血清尿酸测定
		氨甲酰血红蛋白的测定
		血清胱抑素 C 测定
		肾小管功能检查
		尿浓缩稀释试验
		尿渗量测定
		肾脏功能受损早期实验室指标
		尿微量清蛋白测定
		尿转铁蛋白测定
		a1-微球蛋白测定
	血清脂质与脂蛋白检查	血清脂质测定
		血清总胆固醇测定
		血清甘油三酯测定
		血清脂蛋白测定
		血清高密度脂蛋白胆固醇测定
		血清低密度脂蛋白胆固醇测定
		血清脂蛋白（a）测定
		血清载脂蛋白测定
		血清载脂蛋白 a1 测定
		血清载脂蛋白 B 测定
		其他载脂蛋白测定

临床生物化学检查	葡萄糖及其代谢物实验室检查	空腹血糖测定	—
		口服葡萄糖耐量试验	—
		糖化血红蛋白测定	—
		糖化血清蛋白测定	—
		血清胰岛素测定和胰岛素释放试验	—
		血清 C-肽测定	—
	糖尿病相关抗体测试	胰岛素自身抗体测试
		胰岛素抗体测试
		胰岛细胞自身抗体测定
		谷氨酸脱羧酶自身抗体测定
	胰腺疾病实验室检查	血清淀粉酶与尿淀粉酶测定	—
		血清脂肪酶测定	—
	水、电解质与酸碱平衡紊乱实验室检查	血清电解质测定	血钾测定
			血钠测定
			血氯测定
			血钙测定
			血磷测定
			血镁测定
		血气分析	—
	内分泌激素实验室检查	甲状腺激素检查	血清 TT4 和 TT3 测定
			血清 FT4 和 FT3 测定
			反三碘甲状腺原氨酸测定
		肾上腺激素检查	肾上腺皮质激素检查
			肾上腺髓质激素检查
		性激素检查	黄体酮测定
			雌二醇测定
			睾酮测定
			人类绒毛膜促性腺激素测定
		下丘脑-垂体激素检查	血清促甲状腺激素测定
			促肾上腺皮质激素测定
			生长激素测定
			催乳素测定
	微量元素检查	必需微量元素测定	铁测定
			锌测定
			铜测定
			碘测定
		有害微量元素测定	—

临床常用免疫学检查	免疫球蛋白测定	IgG、IgA、IgM、IgD 测定	—
		IgE 测定	—
	血清补体测定	总补体溶血活性测定	—
		血清补体 C3 测定	—
		血清补体 C4 测定	—
	感染性疾病免疫学检查	甲型肝炎病毒标志物检测	—
		乙型肝炎病毒标志物检测	—
		丙型肝炎病毒标志物检测	—
		人体获得性免疫缺陷病毒	—
		感染检查	—
		梅毒血清学检查	—
		TORCH 血清学检查	风疹病毒抗体测定
			巨细胞病毒抗体测定
			弓形虫抗体检测
			单纯疱疹病毒抗体检测
	自身免疫性疾病实验室检查	类风湿因子检测	—
		抗核抗体检测	抗核抗体
			抗脱氧核糖核酸抗体
			抗可提取性核抗原抗体
		抗组织细胞抗体检测	血清抗线粒体抗体测定
			血清抗中性粒细胞浆抗体测定
			血清抗甲状腺球蛋白抗体测定
			血清抗甲状腺过氧化物酶抗体测定
	肿瘤标志物检测	血清甲胎蛋白测定	—
		血清癌胚抗原测定	—
		血清糖类抗原 125 测定	—
		血清糖类抗原 15 - 3 测定	—
		血清糖类抗原 19 - 9 测定	—
		血清前列腺特异性抗原测定	—

（续表 9-1）

临床微生物学检查	病原学检查方法	不染色标本检查	
		染色标本检查	
		病原体的分离培养及鉴定	分离培养
			生化反应
			检测病原体成分
			血清学检查
	体外抗微生物药物敏感试验	微量稀释法	—
		纸片扩散法	—
	临床感染性疾病常见病原体	细菌感染	—
		病毒感染	—
		真菌感染	—

（二）标本采集

1. 实验室临床常规检查

（1）血液标本的采集与处理

① 血液标本的类型：全血、血浆、血清。

② 血液标本的采集部位：毛细血管（婴幼儿可于足跟处采血、成人首选手指）、静脉（婴幼儿可于颈外静脉采血、成人首选肘部静脉）、动脉（肱动脉、桡动脉或股动脉）。

③ 血液标本的采集时间：通常情况下以上午 7～9 时为宜（空腹采血：一般指空腹 8～12 h；定时采血：即在规定的时间段内采血；随时或急诊采血：采血时间不受限制或无法限制。）

④ 真空采血的正确使用：计量准确、传送方便、标识醒目、容易保存、一次进针多管采血等优点。

A. 真空采血管分类及主要用途，见表 9-2。

表 9-2 真空采血管内所含添加剂及其主要用途

采血管帽颜色	添加剂	主要用途
红色（玻璃管）	无促凝剂	生成血清，生化/免疫学检查
红色（塑料管）	促凝剂	生成血清，生化/免疫学检查
金黄色	促凝剂/分离胶	生成血清，生化/免疫学检查
绿色	肝素锂、肝素钠	生成血浆，生化检查
浅绿色	肝素锂/分离胶	生成血浆，生化试验
紫色	EDTA 盐	血常规检查
蓝色	枸橼酸钠：血液＝1∶9	凝血检查
黑色	枸橼酸钠：血液＝1∶4	红细胞沉降率测定
灰色	葡萄糖酵解抑制剂（氟化钠）/草酸钾或 EDTA-Na_2	葡萄糖、乳酸测定

B. 注意事项:应用真空采血管,于采血后立即颠倒试管,以使试剂与血液标本混匀,其中蓝色帽试管应颠倒3～4次,其余试管颠倒5～8次;一针穿刺多管采血时推荐的采血顺序是:血培养—蓝头管/黑头管—金黄头管/红头管—绿头管—浅绿头管—紫头管—灰头管。

(2) 血液实验室检查的标本采集

① 血液一般检查:以前常采集耳垂或手指等部位的末梢血液作为检测标本,由于毛细血管采血时易混入组织液,末梢循环好坏亦直接影响检验结果,所以没有来自静脉的血液标本检验结果准确和恒定。目前临床上除新生儿因采血困难、肿瘤化疗病人需要反复采血外,其他病人普遍采用静脉血液做血液一般检查,以 EDTA - K$_2$ 或 EDTA - K$_3$ 抗凝,用紫色帽的真空抗凝管。

② 溶血性贫血检查:一般检查与特殊检查分别见表9-3、表9-4。

表9-3　溶血性贫血一般检查

检测项目	标本采集
血浆游离血红蛋白测定	EDTA 或肝素抗凝静脉血,紫色或绿色管帽真空采血管
血清结合珠蛋白测定	血清,黄色或红色管帽真空采血管
血浆高铁血红素清蛋白测定	EDTA 或肝素抗凝静脉血,紫色或绿色管帽真空采血管
尿含铁血黄素试验	晨尿,留尿后1h内立即送检

表9-4　溶血性贫血特殊检查

检测项目		标本采集
检测红细胞膜缺陷的试验	红细胞渗透脆性试验	肝素抗凝静脉血,绿色管帽真空采血管,防标本溶血
	酸溶血试验	EDTA 抗凝静脉血,紫色管帽真空采血管,防标本溶血
检测红细胞酶缺陷的试验	高铁血红蛋白还原试验	枸橼酸钠抗凝静脉血,蓝色管帽真空采血管,防标本溶血
	葡萄糖-6-磷酸脱氢酶荧光斑点试验和酶活性测定	EDTA 或肝素抗凝静脉血,紫色或绿色管帽真空采血管
	丙酮酸激酶荧光筛选试验和酶活性测定	
检测珠蛋白异常的试验	血红蛋白电泳	肝素或枸橼酸钠抗凝静脉血,绿色或蓝色管帽真空采血管
	血红蛋白 H 包涵体	
	异丙醇试验	
检测免疫性溶血的试验	抗球蛋白试验	EDTA 抗凝静脉血,紫色管帽真空采血管
	冷凝集素试验	血清,黄色或红色管帽真空采血管

（3）尿液标本的采集与处理

① 尿液标本的种类

A. 随机尿：任意时间留取的尿液，常见于门、急诊病人。

B. 晨尿：清晨起床后第一次排出的尿液。

C. 餐后尿：通常在午餐后 2 h 收集尿液。

D. 定时尿：最常用的是 24 h 尿，是指第一天早晨 8 时排空膀胱，放弃尿液，至第二天早晨 8 时收集的 24 h 内所有的尿液。

E. 中段尿、导尿、耻骨上膀胱穿刺尿：使用无菌容器收集尿液，多用于细菌培养。

② 尿液标本的保存：尿液一般检查的标本应及时送检，要求在采集后 2 h 内完成检验，若不能及时检查应采取保存措施。

A. 冷藏：从标本采集后到检验完成所间隔的时间，夏天不超过 1 h，冬天不超过 2 h。不能及时送检者，以 4 ℃ 6～8 h 冷藏为宜。

B. 化学法：根据检测内容加用防腐剂：甲苯或二甲苯（用于尿肌酐、尿糖、尿蛋白、丙酮、乙酰乙酸检测）；甲醛（适于细胞及管型的保存）；盐酸（用于尿 17-羟或 17-酮类固醇、肾上腺素或去甲肾上腺素、儿茶酚胺、香草扁桃酸、丙酮等化学成分定量检测）；冰乙酸（用于醛固酮及 5-羟色胺测定）。

（4）粪便标本的采集与处理

① 粪便标本宜采用自然排便法采集，经肛门指检、开塞露通便或灌肠采集的粪便不宜用作检验标本，如使用，需加以说明。

② 取样时尽可能选取含有脓液、血液或黏液的病理性粪便成分，但不能只取脓液、黏液或血液。若无明显脓液、血液、黏液，则应从粪便表面、深处及粪端多处取材，采取量应至少相当于拇指大小。

③ 常规检验时，送检的标本量只需要 5～10 g 或半匙量稀释便。用于血吸虫毛蚴孵化、计数寄生虫虫卵或成虫检查则需要留取全部或 24 h 粪便。

④ 必须用清洁不透水的一次性容器，如玻璃瓶、塑料瓶或涂蜡纸盒采集粪便标本。做细菌学培养时，则使用经灭菌后封口的容器，采集标本后立即送检。

⑤ 粪便中不应混入尿液、消化剂、污水等，以免破坏粪便中的有形成分。

⑥ 化学法做粪便隐血检查时，为避免食物中过氧化物的干扰，患者应于实验前 3 天禁食肉类、动物血、铁剂或维生素 C 等。免疫法检查不必做此准备。

⑦ 检查蛲虫卵必须用透明薄膜拭子或玻璃纸拭子于深夜 12 时或清晨排便前，自肛门周围皱襞处拭取粪便，立即送检。

⑧ 检查痢疾阿米巴滋养体应于排便后立即自脓血和稀软部分取样，尽快送检。寒冷季节标本送检需保温，以免滋养体因失去活力而难以检出。

⑨ 孵化血吸虫毛蚴时至少留取 30 g 粪便且需尽快处理。

⑩ 找寄生虫虫体及做虫卵计数时应采集 14 h 粪便混匀后检查。

2. 临床生物化学检查

（1）心肌损伤实验室检查：见表9-5。

表9-5　心肌损伤实验室检查

检查项目		标本采集
心肌酶学检查	肌酸激酶及同工酶测定	血清，黄色或红色管帽真空采血管
	乳酸脱氢酶及同工酶测定	
	天门冬氨酸氨基转移酶测定	血浆或血清，绿色、黄色或红色管帽真空采血管
心肌蛋白检测	肌钙蛋白T和肌钙蛋白I测定	血清（黄色或红色管帽真空采血管）或全血（紫色管帽真空采血管），主要用于床旁检查
	肌红蛋白测定	

（2）肝脏疾病实验室检查：见表9-6。

表9-6　肝脏疾病实验室检查

检查项目		标本采集
血清酶学检查	血清转氨酶及同工酶测定	血清，黄色或红色管帽真空采血管
	血清碱性磷酸酶及同工酶测定	
	血清γ-谷氨酰转移酶测定	
血清蛋白质检查	血清总蛋白、清蛋白和球蛋白比值测定	血清，黄色或红色管帽真空采血管空腹采血
	血清蛋白电泳	
	血清前清蛋白测定	
	血氨测定	肝素抗凝全血，绿色管帽真空采血管采血，标本要密封
胆红素代谢检查	血清胆红素测定	血清，黄色或红色管帽真空采血管空腹采血
	尿内胆红素与尿胆原检验	
血清总胆汁酸代谢检查	—	
肝脏纤维化检查	单胺氧化酶测定	
	其他实验室检测	

（3）肾脏疾病实验室检查：见表9－7。

表9－7 肾脏疾病实验室检查

检查项目		标本采集
肾小球滤过功能检查	内生肌酐清除率测定	连续3天每日蛋白质摄入量少于40 g，并禁食肉，避免剧烈运动，试验前24 h禁服利尿剂，取24 h或4 h尿，同时取血一次
	血清肌酐测定	血清，黄色或红色管帽真空采血管空腹采血
	血清尿素测定	
	血清尿酸测定	
	氨甲酰血红蛋白的测定	EDTA抗凝全血，紫色管帽真空采血管空腹采血
	血清胱抑素C测定	血清，黄色或红色管帽真空采血管空腹采血
肾小管功能检查	尿浓缩稀释试验	① 昼夜尿比密试验：受试日正常饮食，少饮水，晨8时排尿弃去，每2 h留尿1次，白天6次，晚上8时1次，共7个标本； ② 3 h尿比密试验：受试日正常饮食与活动，晨8时排尿弃去后，每3 h留尿1次至次晨8时，分装8个容器
	尿渗量测定	① 禁饮尿渗量测定：用于尿量基本正常的病人。晚饭后禁饮8 h，清晨一次性送尿液检查，同时空腹采集静脉血测血浆渗量； ② 随机尿尿渗量测定：常用于尿量减少的病人，同时空腹采集静脉血测血浆渗漏量
肾脏功能受损早期实验室指标	尿微量清蛋白测定	4 h、8 h、12 h和24 h定时留尿或随机尿，混匀后留5 ml用于测定
	尿转铁蛋白测定	随机尿，需要同时测定尿液肌酐进行校正
	α1-微球蛋白测定	① 血α1-微球蛋白测定：血清，黄色或红色管帽真空采血管空腹采血； ② 尿α1-微球蛋白测定：4 h、8 h、12 h和24 h定时留尿或随机尿，随机尿测定时需要测定尿液肌酐进行校正

（4）血清脂质与脂蛋白检查：见表 9-8。

表 9-8　血清脂质与脂蛋白检查

检测项目		标本采集
血清脂质测定	血清总胆固醇测定	素食或低脂饮食 3 天后,红色、黄色或绿色管帽真空采血管采集空腹静脉血
	血清甘油三酯测定	
血清脂蛋白测定	血清高密度脂蛋白胆固醇测定	
	血清低密度脂蛋白胆固醇测定	
	血清脂蛋白(a)测定	
血清载脂蛋白测定	血清载脂蛋白 a1 测定	
	血清载脂蛋白 B 测定	
	其他载脂蛋白测定	

（5）葡萄糖及其代谢物实验室检查：见表 9-9。

表 9-9　葡萄糖及其代谢物实验室检查

检测项目		标本采集
空腹血糖测定	—	空腹血浆葡萄糖检测,推荐采用含氟化钠的灰色帽真空采血管。采血前 12~24 h 内禁止进食、吸烟,停用胰岛素和降血糖药,避免精神紧张和剧烈运动等
口服葡萄糖耐量试验	—	试验前 3 天应有足够的碳水化合物饮食,每天食物中含糖量不得少于 200 g,同时停服所有影响试验的药物,可维持正常的活动。受试前晚餐后禁食 10~16 h。试验日于清晨采集空腹血糖标本后,将 75 g 葡萄糖溶于 300 ml 水中,5 min 内饮完,其后 30 min、1 h 和 2 h、3 h 各采集静脉血标本 1 次,采血同时留取尿标本,分别测定血糖和尿糖
糖化血红蛋白测定	—	EDTA 抗凝静脉血,紫色管帽真空采血管
糖化血清蛋白测定	—	血清,黄色或红色管帽真空采血管
血清胰岛素测定和胰岛素释放试验	—	血清胰岛素测定:血清,黄色或红色管帽真空采血管;胰岛素释放试验:于空腹及服糖后 0.5 h、1 h、2 h 和 3 h 分别采集静脉血测定胰岛素和 C 肽
血清 C-肽测定	—	血清,黄色或红色管帽真空采血管
糖尿病相关抗体测试	胰岛素自身抗体测试	血清,黄色或红色管帽真空采血管
	胰岛素抗体测试	
	胰岛细胞自身抗体测定	
	谷氨酸脱羧酶自身抗体测定	

（三）常用标本数据解读

1. 红细胞检查

（1）红细胞计数与血红蛋白测定

[参考范围] 红细胞数:成年男性:$(4.3\sim5.8)\times10^{12}/L$;

成年女性:$(3.8\sim5.1)\times10^{12}/L$;

新生儿:$(6.0\sim7.0)\times10^{12}/L$。

血红蛋白:成年男性:$130\sim175$ g/L;

成年女性:$115\sim150$ g/L;

新生儿:$170\sim200$ g/L。

[临床意义]

① 红细胞与血红蛋白相对性增多:因血浆容量减少,红细胞容量相对增多所致。见于剧烈呕吐、严重腹泻、大量出汗、大面积烧伤、尿崩症、甲状腺功能亢进症危象、糖尿病酮症酸中毒等。

② 红细胞与血红蛋白绝对性增多:按原因分原发性红细胞增多、继发性红细胞增多。

A. 原发性红细胞增多:即真性红细胞增多症,为一种原因不明的以红细胞增多为主的骨髓增殖性疾病,病人总血容量增加,白细胞和血小板也不同程度增多。本病具有潜在恶性趋势,部分病例可转变为白血病。

B. 继发性红细胞增多:主要由于EPO增多所引起。生理性见于胎儿、新生儿和高原地区居民。病理性见于阻塞性肺气肿、肺源性心脏病、发绀性先天性心脏病,也可见于肾癌、肝细胞癌、子宫肌瘤和卵巢癌等。

③ 红细胞与血红蛋白减少:即贫血。生理性见于婴幼儿、15岁前儿童、老年人和妊娠中、后期女性。病理性见于各种原因所致的贫血。轻度贫血:血红蛋白小于参考区间下限至90 g/L;中度贫血:血红蛋白$90\sim60$ g/L;重度贫血:血红蛋白$60\sim30$ g/L;极度贫血:血红蛋白<30 g/L。

（2）网织红细胞计数

[参考范围] 百分数:成人:$0.5\%\sim1.5\%$;新生儿:$3\%\sim6\%$。绝对值:$(24\sim84)\times10^9/L$。

[临床意义]

① 网织红细胞增多:网织红细胞的数目反映了骨髓造血功能状态。急性溶血或失血时,网织红细胞明显增多;缺铁性贫血和巨幼细胞贫血时,应用相关抗贫血药物治疗后会迅速增多。

② 网织红细胞减少:再生障碍性贫血时,网织红细胞减少,典型病例常低于$15\times10^9/L$,可作为急性再生障碍性贫血的实验诊断依据。

2. 白细胞检查

[参考范围] 白细胞数:成年男性:$(3.5\sim9.5)\times10^9/L$;

成年女性:$(3.5\sim9.5)\times10^9/L$;

儿童:$(8\sim10)\times10^9/L$;

婴儿:$(11\sim12)\times10^9/L$。

白细胞分类计数:

成人中性杆状核粒细胞:$1\%\sim5\%$,$(0.04\sim0.50)\times10^9/L$;

中性分叶核粒细胞:$40\%\sim75\%$,$(2\sim7)\times10^9/L$;

嗜酸性粒细胞:$0.4\%\sim8\%$,$(0.02\sim0.5)\times10^9/L$;

嗜碱性粒细胞:$0\%\sim1\%$,$(0\sim0.1)\times10^9/L$;

淋巴细胞:$20\%\sim40\%$,$(1.1\sim3.2)\times10^9/L$;

单核细胞:$3\%\sim8\%$,$(0.1\sim0.6)\times10^9/L$。

[临床意义]

① 中性粒细胞

A. 中性粒细胞生理性增多:年龄变化、日间变化、妊娠与分娩等。

B. 中性粒细胞病理性增多:急性感染、严重组织损伤或大量血细胞破坏、急性大出血、急性中毒、恶性肿瘤等。

C. 中性粒细胞减少:某些感染性疾病(伤寒杆菌、流感、麻疹和风疹等)、血液系统疾病、理化因素损伤、脾功能亢进、自身免疫性疾病等。

D. 中性粒细胞核象变化:核左移、核右移。

E. 中性粒细胞形态学变化:大小不等、中毒颗粒、空泡变性、核变性。

② 嗜酸性粒细胞

A. 嗜酸性粒细胞增多:变态反应性疾病、寄生虫感染、皮肤病、血液系统疾病、某些传染病(急性传染性嗜酸性粒细胞大多减少,猩红热急性期反而增多)。

B. 嗜酸性粒细胞减少:伤寒、副伤寒、手术后严重组织损伤、应用肾上腺皮质激素或促肾上腺皮质激素后。

③ 嗜碱性粒细胞

A. 嗜碱性粒细胞增多:过敏性疾病、血液病、恶性肿瘤、其他(如糖尿病,传染病如水痘、天花、结核等)。

B. 嗜碱性粒细胞减少:临床意义不大。

④ 淋巴细胞

A. 淋巴细胞增多:某些细菌或病毒感染、组织移植后排斥反应、急慢性淋巴细胞白血病、再生障碍性贫血时淋巴细胞相对增多。

B. 淋巴细胞减少:接触放射线、应用肾上腺糖皮质激素或促肾上腺皮质激素及先天性或获得性免疫缺陷性疾病等。急性化脓性细菌感染时,由于中性粒细胞显著增多,可致淋巴细胞相对减少。

⑤ 单核细胞

A. 单核细胞生理性增多:出生后2周的婴儿单核细胞可达15%及以上,正常儿童也比成年人稍多。

B. 单核细胞病理性增多:感染性疾病、血液系统疾病等。

C. 单核细胞减少:临床意义不大。

3. 血小板检查

[参考范围]　$(125\sim350)\times10^9/L$

[临床意义]

① 血小板减少:即低于$100\times10^9/L$,见于血小板生成障碍、血小板破坏或消耗亢进、血小板分布异常等。

② 血小板增多:即超过 $400\times10^9/L$,原发性增多见于骨髓增生性疾病和恶性肿瘤;反应性增多见于急性感染和急性溶血等。

4. 尿液检查

(1)尿液一般性状检查

① 尿量

[参考范围] 成年人:1 000～2 000 ml/24 h

[临床意义]

A. 尿量增多:成人 24 h 尿量多于 2500 ml 为多尿。暂时性多尿见于饮水过多、使用利尿剂或静脉输液过多;病理性多尿见于肾脏疾病、心血管疾病、内分泌疾病及精神性多尿。

B. 尿量减少或无尿:成人 24 h 尿量少于 400 ml 或每小时尿量持续少于 17 ml 为少尿,24 h 尿量少于 100 ml 称为无尿。肾前性少尿见于各种原因所致休克、严重脱水和心力衰竭等;肾性少尿见于各种肾实质性疾病如急性肾小球肾炎、慢性肾炎急性发作、急性肾衰竭少尿期以及肾移植急性排异等;肾后性少尿见于尿路结石、肿瘤压迫等所致尿路梗阻。

② 尿液外观

[参考范围] 正常新鲜尿液透明,呈淡黄色至黄色。

[临床意义]

A. 无色:见于尿量增多,如尿崩症、糖尿病,或饮水、输液过多。

B. 淡红色或红色洗肉水样:为肉眼血尿,此时每升尿液中血液超过 1 ml。多见于急性肾小球肾炎、泌尿系统感染、结核、肿瘤、结石、外伤等,也可见于血液系统疾病。

C. 浓茶色或酱油色:为血红蛋白尿,隐血试验阳性,主要见于血型不合输血反应、急性溶血性贫血等严重血管内溶血。

D. 深黄色或褐色:尿液的泡沫也呈黄色,为胆红素尿,见于阻塞性或肝细胞性黄疸。服用痢特灵(呋喃唑酮)、大黄、核黄素等药物也可使尿呈黄色,但尿液的泡沫不黄。

E. 白色浑浊:主要见于脓尿和菌尿(尿液外观呈不同程度的黄白色混浊,由于急性肾盂肾炎、膀胱炎、尿道炎和肾多发性脓肿等泌尿系统感染,尿中含大量脓细胞或细菌所引起)。还可见于乳糜尿,尿液外观呈不同程度的乳白色,由于丝虫病、肿瘤、腹部创伤等淋巴循环受阻所引起。

③ 尿液气味

[参考范围] 正常尿液内因含有挥发性酸及酯类物质而呈特殊的芳香气味,久置后因尿素分解可出现氨臭味。

[临床意义]

A. 生理性变化:进食葱、蒜等含有特殊气味的食品过多时,尿液中可出现相应特殊气味。

B. 病理性变化:新排出的尿液有氨臭味提示膀胱炎或慢性尿潴留;烂苹果味见于糖尿病酮症酸中毒;蒜臭味见于有机磷中毒;鼠臭味见于苯丙酮尿症。

④ 尿比密

[参考范围] 1.015～1.025 之间,晨尿最高,一般>1.020,婴幼儿尿比密偏低。
随机尿比密在 1.003～1.030 之间。

〔**临床意义**〕

A. 尿比密增高：见于高热、脱水、大量出汗、周围循环衰竭等导致血容量不足的肾前性少尿；尿量多而比密高见于糖尿病。

B. 尿比密降低：尿比密<1.015，见于大量饮水、慢性肾小球肾炎、慢性肾衰竭、间质性肾炎和尿崩症等影响尿液浓缩功能的疾病。

（2）尿液一般化学检查

① 尿 pH

〔**参考范围**〕　正常人在普通膳食条件下尿液多呈弱酸性，晨尿 pH 为 6.0～6.5，随机尿可波动在 4.6～8.0 之间。

〔**临床意义**〕

A. 尿 pH 降低：见于代谢性酸中毒、糖尿病、低钾血症、痛风或服用大剂量维生素 C 等。

B. 尿 pH 升高：见于代谢性碱中毒、尿潴留、膀胱炎、应用噻嗪类利尿剂或碱性药物，以及肾小管性酸中毒等。

② 尿蛋白质定性试验

〔**参考范围**〕　定性为阴性，定量<80 mg/24 h；

通常采用（－）表示定性检查结果。

〔**临床意义**〕

24 h 尿蛋白质排出量超过 150 mg 称为蛋白尿。通常采用阳性（＋）～（＋＋＋＋）表示定性检查的结果。

A. 生理性蛋白尿：分为功能性蛋白尿与体位性蛋白尿或直立性蛋白尿。

B. 病理性蛋白尿：分为肾前性蛋白尿、肾性蛋白尿及假性蛋白尿。

③ 尿糖定性试验

〔**参考范围**〕　阴性

〔**临床意义**〕

尿糖定性试验阳性称为葡萄糖尿。分为血糖增高性糖尿、血糖正常性糖尿、暂时性糖尿、非葡萄糖性糖尿。

（3）尿液显微镜检查

① 尿液细胞成分检查

A. 红细胞

〔**参考范围**〕　玻片法：0～3 个/HP；定量检查：0～5 个/μl。

〔**临床意义**〕

离心尿液每高倍镜视野红细胞超过 3 个称为镜下血尿。多形性红细胞$>80\%$为肾小球源性血尿，见于急、慢性肾小球肾炎、狼疮性肾炎等；多形性红细胞$<50\%$为非肾小球源性血尿，见于肾结石、泌尿系统肿瘤、结核、创伤、肾盂肾炎、急性膀胱炎等。

B. 白细胞

〔**参考范围**〕　玻片法：0～5 个/HP；定量检查：0～10 个/μl。

〔**临床意义**〕

离心尿液每高倍镜视野白细胞超过 5 个，称为镜下白细胞尿或脓尿；若尿中含大量白细胞，称为肉眼脓尿。

尿液中白细胞增多主要见于泌尿系统感染如急性肾盂肾炎、膀胱炎、尿道炎等,也可见于各种肾脏疾病、肾移植后。

② 尿液管型检查

[临床意义]

A. 透明管型:正常成人浓缩尿中偶尔可见。剧烈运动、发热、麻醉、心功能不全时,尿中可出现透明管型。急慢性肾小球肾炎、肾病综合征、肾盂肾炎、肾淤血等时尿中可见增多。

B. 细胞管型:为含有细胞成分的管型,按细胞类别可分为:

a. 红细胞管型:提示肾单位内有出血,见于急性肾小球肾炎、慢性肾炎急性发作、急性肾小管坏死、肾出血、肾移植术后排异反应、狼疮性肾炎;

b. 白细胞管型:提示肾实质有活动性感染,见于急性肾盂肾炎、间质性肾炎等;

c. 肾上皮细胞管型:提示肾小管病变,见于急性肾小管坏死及重金属、化学物质、药物中毒等。

C. 颗粒管型:根据颗粒的大小分为粗、细颗粒管型,见于肾实质性疾病,如急慢性肾小球肾炎、肾盂肾炎,药物中毒损伤肾小管及肾移植术发生急性排异反应时亦可见。

D. 混合管型:(同时含有上皮细胞、红细胞、白细胞及颗粒物),见于各种肾小球疾病。

E. 脂肪管型:为肾小管损伤后上皮细胞脂肪变性所致,见于慢性肾炎,尤多见于肾病综合征。

F. 蜡样管型:尿中出现多提示有严重的肾小管变性坏死,预后不良,见于肾小球肾炎晚期、肾衰竭等。

G. 肾功能不全管型:又称宽大管型,于急性肾功能不全多尿早期即可大量出现,随着肾功能改善而逐渐减少或消失。慢性肾衰竭病人出现此管型,提示预后不良。

5. 粪便检查

(1) 一般性状检查

① 粪便量

[参考范围] 正常人大多每天排便一次,排出量随进食量、食物种类及消化器官的功能状态而异。

② 颜色与性状

[参考范围] 正常成人:棕黄色成形软便;
婴儿:黄色或金黄色。

[临床意义]

A. 黏液便:小肠炎症时黏液增多,均匀地混于粪便之中;大肠炎症时黏液不易与粪便混合;直肠炎症时黏液附着粪便表面;单纯性黏液无色透明,细菌性痢疾、阿米巴痢疾时分泌的脓性黏液呈黄白色不透明状。

B. 脓性及脓血性:痢疾、溃疡性结肠炎、结肠或直肠癌等病变时排脓性及脓血便;阿米巴痢疾以血为主,血中带脓,呈暗红色果酱样;细菌性痢疾以黏液及脓为主,脓中带血,多呈鲜血状。

C. 黑便及柏油样便:上消化道出血量达 $50 \sim 75$ ml 时可出现黑便,粪便隐血试验强阳性;若出血量较大,持续 $2 \sim 3$ 天则可为黑色、发亮的柏油样便。服用铁剂、铋剂、活性炭等也可排出黑便,但无光泽,且隐血试验阴性。

D. 白陶土样便:粪便呈黄白色陶土样,是各种原因引起胆道阻塞,进入肠道的胆红素减少或缺如,使粪胆素减少或缺如所致。见于胆汁淤积性黄疸,钡餐胃肠道造影术后粪便也可呈白色或黄白色。

E. 鲜血便:见于直肠息肉、直肠癌、肛裂及痔疮等。痔疮时常在排便后有时滴落,其他疾病鲜血附着于粪便表面。

F. 水样便:多由于肠蠕动亢进或肠黏液分泌过多所致。假膜性肠炎常排出大量稀汁样便,并含有膜状物;艾滋病病人伴发肠道隐孢子虫感染时,可排出稀水样便;霍乱弧菌感染时可排出米泔样便;小儿肠炎时由于肠蠕动加快,粪便呈绿色稀糊状。

G. 异常形状便:球形硬便见于便秘;扁平带状便见于直肠或肛门狭窄。

③ 气味

[参考范围]　正常粪便因含吲哚与粪臭素而有臭味,食肉者粪便有强烈臭味,食蔬菜者臭味较轻。

[临床意义]

慢性肠炎、胰腺疾病、结肠或直肠癌溃烂时粪便有恶臭;阿米巴痢疾病人粪便有血腥臭味;脂肪或糖类消化不良时呈酸臭味。

(2) 显微镜检查

[参考范围]　正常人粪便中无红细胞、吞噬细胞、肠黏膜上皮细胞和肿瘤细胞,白细胞无或偶见,主要是中性粒细胞。无寄生虫卵及原虫。偶见淀粉颗粒和脂肪颗粒,肌肉纤维、植物细胞、植物纤维等少见。

[临床意义]

A. 红细胞:肠道下段炎症或出血,如菌痢、肠炎、结肠直肠癌、直肠息肉等可见到红细胞。阿米巴痢疾时,红细胞多于白细胞;细菌性痢疾时,红细胞少于白细胞。

B. 白细胞:肠道炎症时白细胞可增多,细菌性痢疾可见大量白细胞。白细胞成堆分布、结构模糊,称为脓细胞。过敏性肠炎、肠道寄生虫病病人粪便中可见嗜酸性粒细胞。

(3) 化学检查:粪便隐血试验。

[参考范围]　化学和免疫学方法:阴性。

[临床意义]

阳性结果对消化道出血有重要诊断价值,消化道溃疡时阳性率为 40%～70%,呈间歇阳性;消化道恶性肿瘤如胃癌、结肠癌、直肠癌等时阳性率可达 95%,呈持续性阳性。其他如急性胃黏膜病变、肠结核、Crohn 病、溃疡性结肠炎、钩虫病、肠流行性出血热等也可呈阳性。

6. 葡萄糖及其代谢物检查

空腹血糖测试:

[参考范围]　空腹血清/血浆:脐带血:2.5～5.3 mmol/L;早产儿:1.1～3.3 mmol/L;婴儿:1.7～3.3 mmol/L;新生儿(1 天):2.2～3.3 mmol/L;新生儿(>1 天):2.8～4.5 mmol/L;儿童:3.3～5.6 mmol/L;成年人:4.1～5.6 mmol/L;>60 岁:4.6～6.4 mmol/L;>90 岁:4.2～6.7 mmol/L;成人全血(肝素):3.5～5.3 mmol/L。

[临床意义]

A. 空腹血糖增高：空腹血糖增高而又未达到诊断糖尿病标准时，称为空腹血糖过高；空腹血糖增高超过 7.0 mmol/L 时称为高血糖症。根据空腹血糖水平将高血糖症分为 3 度：轻度增高，血糖 7.0～8.4 mmol/L；中度增高，血糖 8.4～10.1 mmol/L；重度增高，血糖 ＞10.1 mmol/L。当空腹血糖水平超过肾糖阈值（9 mmol/L）时则出现尿糖阳性。

B. 生理性增高：见于高糖饮食、剧烈运动或情绪激动等。

C. 病理性增高：见于各型糖尿病、内分泌疾病、应激、药物影响、肝脏或胰腺疾病等。

D. 空腹血糖降低：空腹血糖低于 3.9 mmol/L 为空腹血糖减低；空腹血糖低于 2.8 mmol/L 时称为低血糖症。

E. 生理性减低：见于饥饿、长期剧烈运动和妊娠期。

F. 病理性减低：见于胰岛素过多、对抗胰岛素的激素分泌不足、肝糖原储存缺乏、先天性糖原代谢酶缺乏、非降糖药物影响、特发性低血糖。

（四）注意事项

1. 影响实验室检查结果的主要因素

（1）标本采集前因素：饮食、情绪、运动、体位、药物、检验申请单填写质量。

（2）标本采集中因素：标本采集错误、应用止血带对静脉血液标本的影响（液体丢失、细胞内含物的漏出）、标本溶血、标本污染。

（3）标本采集后因素：主要涉及标本采集后的处理和送检。

2. 尿液标本采集注意事项

（1）尿液标本如果由病人自行留取，护士应根据尿液检验项目的目的及标本种类等，口头或书面指导病人如何正确收集尿液标本并告知注意事项。

（2）尿液一般检验标本应留取于清洁、干燥的容器内送检。

（3）不能配合的婴儿应先消毒会阴部后，将塑料采集袋黏附于尿道外口收集尿液，避免粪便混入。

（4）女性病人应冲洗外阴后留取中段尿，防止混入阴道分泌物或经血。

（5）男性病人应避免精液或前列腺液混入尿液。

（6）标本留取后应立即送检，以免因光照、细菌生长等造成化学物质和有形成分的改变和破坏。

（五）临床见习

学生符合下述条件后方能进入临床见习环节。第一，学生通过互查能够熟悉常用实验室检查的内容与流程；第二，学生在对被检查者实施检查时能够主动沟通，熟练进行相关操作。临床见习时，临床指导教师选择其中任一常见的实验室检查进行示范性带教，然后 4～5 位学生组成一组，分组开展临床见习。教师需为每组学生提供临床真实的病人或标准化病人，教师向学生介绍患者或标准化病人的病史情况后，由一位学生在教师的指导下对患者或标准化病人进行实验室检查的相关操作，其他学生对操作流程进行纠正和补充。临床见习结束前，带教教师进行点评。临床见习结束后，每位学生需撰写临床见习报告，教师需对每组学生的表现进行综合评价。

1. 血液实验室检查相关操作的见习，如血常规检查。

2. 体液实验室检查相关操作的见习,如粪便和尿液检查。

3. 临床生物化学检查相关操作的见习,如电解质的检查。

4. 临床免疫学检查相关操作的见习,如 C 反应蛋白的测定。

四、健康评估思维训练

(一)问题引导

结合导入案例分析患者粪便检查可能出现的异常结果,并分析其原因。

(二)思维训练引导

从上述问题判断该女士该做何种实验室检查? 如果你来负责该女士标本的采集,考虑该如何进行? 如何对该女士进行指导? 该项常规检查的主要内容有哪些? 该女士的哪些检查结果有助于疾病的诊断?

该患者有消化道溃疡病史,且近日发现大便颜色异常,应考虑此次大便颜色异常是否与既往史有关。消化性溃疡会引起上消化道出血,且上消化道出血者会出现黑便。黑便的颜色、性质与出血量和速度有关。柏油样黑便,黏稠而发亮,是因血红蛋白中铁与肠内硫化物作用,形成硫化铁所致。当出血量大且速度快时,血液在肠内推进快,粪便可呈暗红甚至鲜红色,需与下消化道出血鉴别;反之,空肠、回肠出血,若出血量不大,粪便在肠内停留时间较长,也可表现为黑便,需与上消化道出血鉴别。

因此,应对患者进行粪便相关检查,包括一般性状检查、显微镜检查和隐血试验。在标本采集时,应注意使用一次性无吸水性、无渗漏、有盖的洁净容器,并应注意留取不混有尿液等其他物质的新鲜标本。若患者出现黑便或者隐血试验阳性,则有助于疾病的诊断。

(三)思考

1. 简述中性粒细胞增高的病理原因。

2. 简述便隐血试验及其临床意义。

五、护理思维训练

(一)护理诊断

1. 疼痛:与胃酸刺激溃疡面,引起化学炎症反应有关。

2. 营养失调:低于机体需要量与疼痛致摄入量减少及消化吸收障碍有关。

3. 知识缺乏:缺乏消化道溃疡疾病相关知识。

4. 潜在并发症:出血、穿孔、癌变、幽门梗阻。

(二)护理措施

1. 一般护理　为患者提供舒适安静的环境。处于溃疡活动期且症状严重者,应嘱其卧床休息 1～2 周,症状较轻者应适当活动,可参加比较轻松的工作,应注意劳逸结合,避免过度劳累。指导患者保持乐观情绪,规律生活,进行适宜的锻炼,提高机体免疫力。

2. 饮食护理

(1)进餐方式:指导患者规律进食,以维持正常消化活动的节律。在溃疡活动期以少量多餐为宜,每天进餐 4～5 次,避免餐间零食和睡前进食,使胃酸分泌有规律。若症状得到控制,则应尽快恢复正常的饮食规律。患者饮食不宜过饱,以免胃窦部过度扩张而增加促胃液的分泌。进餐时应注意细嚼慢咽,避免急食,咀嚼可增加唾液分泌,后者具有稀释和中和胃酸的作用。

(2) 食物选择:应选择营养丰富、易消化的食物。除并发出血或症状较重者外,一般无须规定特殊食谱。症状较重的病人应以面食为主,因面食柔软易消化,且其含碱能有效中和胃酸,不习惯于面食者则以软米饭或米粥替代。蛋白质类食物具有中和胃酸作用,可适量摄取脱脂牛奶,宜安排在两餐之间饮用。但牛奶中的钙质吸收有刺激胃酸分泌的作用,故不宜多饮。脂肪到达十二指肠时虽能刺激小肠分泌抑促胃液素,抑制胃酸分泌,但同时又可引起胃排空减慢,胃窦扩张,致胃酸分泌增多,故脂肪摄取应适量。应避免食用生、冷、硬、粗纤维多的蔬菜、水果,避免食用咖啡、浓茶和辣椒、酸醋等刺激性食物。

(3) 营养监测:监督患者采取合理的饮食方式和结构,定期测量体重、监测血清蛋白和血红蛋白等营养指标。

3. 用药护理　遵医嘱给予药物治疗,并注意观察药物疗效及其不良反应,若有异常应及时报告医生。教育患者遵医嘱正确用药,学会观察药效及不良反应,不随意停药或减药,防止溃疡复发。指导患者慎用或勿用致溃疡药物,如阿司匹林、咖啡因和泼尼松等。

4. 疼痛护理

(1) 帮助病人认识和去除病因:向病人解释疼痛的原因和机制,指导其减少或去除加重和诱发疼痛的因素。

① 对服用非甾体抗炎药者,若病情允许应停药;若必须用药,可遵医嘱换用对胃黏膜损伤少的非甾体抗炎药,如塞来昔布或罗非昔布。

② 避免暴饮暴食和进食刺激性饮食,以免加重对胃黏膜的损伤。

③ 对嗜烟酒者,劝其戒除,但应注意突然戒断烟酒可引起焦虑、烦躁,反过来也会刺激胃酸分泌,故应与病人共同制订切实可行的戒烟酒计划,并督促其执行。不可突然戒断。

(2) 指导缓解疼痛:注意观察及详细了解病人疼痛的规律和特点,并按其疼痛特点指导缓解疼痛的方法。如十二指肠溃疡表现为空腹痛或夜间痛,指导病人在疼痛前或疼痛时进食碱性食物(如苏打饼干等),或服用制酸剂。给予患者舒适卧位缓解疼痛,也可采用局部热敷或针灸止痛。

5. 心理护理　不良的心理因素可诱发和加重病情,而消化性溃疡的病人因疼痛刺激或并发出血,易产生紧张、焦虑不良情绪,使胃黏膜保护因素减弱,损害因素增加,使病情加重,故应为病人创造安静、舒适的环境,减少不良刺激。同时多与病人交谈,使病人了解本病的诱发因素、疾病过程和治疗效果,增强治疗信心,克服焦虑、紧张心理。

6. 并发症的观察及护理　应定时测量生命体征,密切观察面色变化、腹痛部位、性质、时间与饮食、气候、药物、情绪等的关系;同时应注意观察呕吐物、粪便的量、性状和颜色,以便及时发现和处理出血、穿孔、梗阻、癌变等并发症。

(1) 大出血:当出现大出血时,应嘱病人卧床休息,并立即配合医生进行抢救,给予紧急输血、补充血容量、吸氧、止血等处理。

(2) 穿孔:若出现穿孔应早期发现病情,立即给予禁食、禁水、胃肠减压、静脉输液等处理,争取在穿孔后 6~8 h 内明确诊断,及早手术。

(3) 幽门梗阻:如发生幽门梗阻,严重者应立即禁食,给予胃肠减压、静脉输液和补充电解质,以维持水、电解质及酸碱平衡,必要时可每晚睡前用3%盐水做胃灌洗,准确记录出入水量。完全性梗阻,需手术治疗时,应立即配合做好术前准备。

（三）护理操作

静脉采血法

【操作目的】

1. 全血标本　测定血沉、血常规及血液中的某些物质的含量。

2. 血浆标本　测定内分泌激素、血栓和止血检测等。

3. 血清标本　测定肝功能、血清酶、脂类、电解质等。

4. 血培养标本　培养检测血液中的病原菌。

【评估】

1. 评估患者的病情、意识状态、心理状态、认知程度、合作程度等。

2. 评估患者采血部位的局部皮肤及血管状况,有无生理因素影响等。

3. 评估用物是否准备齐全,用物是否在有效期内。

4. 评估操作环境是否清洁、光线是否明亮、温湿度是否适宜等。

【准备】

1. 护士　衣帽整洁、修剪指甲、洗手、戴口罩,必要时戴手套。

2. 患者　了解采血的目的、方法、临床意义、注意事项及配合要点;取合适体位,局部保暖,暴露穿刺部位,静脉充盈。

3. 用物

（1）治疗车上层:治疗盘(治疗盘内放置注射器、针头或头皮针及标本容器或双向采血针及真空采血管)、止血带、胶布、棉签、消毒液、治疗巾、小垫枕、检验单、治疗本、无菌纱布。

（2）治疗车下层:黄色锐器盒,垃圾桶。

4. 环境　清洁、安静,温湿度适宜,光线充足或有足够的照明,必要时屏风或拉帘遮挡。无菌操作前半小时停止清扫、减少走动,避免尘埃飞扬。

【操作步骤】

1. 注射器采血

（1）选择适当标本容器,检查容器是否完好,并在容器上贴上标签,注明科别、病室、床号、姓名、性别、检查目的及送检日期。

（2）备齐用物至床旁,核对患者、检验单、标本容器,并解释采血的目的。

（3）选择静脉:选择合适的静脉,将治疗巾铺于小垫枕之上,置于穿刺部位肢体下;距穿刺点上方6 cm左右处扎止血带;嘱患者握拳。

（4）常规消毒皮肤,待干(消毒2次)。

（5）再次核对患者、检验单、标本容器等。

（6）进针:一手固定皮肤,另一只手持针;针头与斜面向上与皮肤成15°～30°自静脉上方或侧方进针,再沿静脉走向滑行进入静脉。

（7）抽血:见回血后抽动活塞抽取血液至所需量。

（8）抽血毕,松止血带,嘱患者松拳,拔出针头,按压局部1～2 min。

（9）将血液注入标本容器。

（10）再次核对，安置患者（三查）。

（11）终末处理，洗手，记录；将标本连同化验单及时送检。

2. 真空采血器采血

（1）～（5）同上。

（6）进针：取下真空采血针护套，一手固定皮肤，另一只手持针；针头与斜面向上与皮肤成 15°～30°自静脉上方或侧方进针，再沿静脉走向滑行进入静脉。

（7）抽血：见回血后，将采血针另一端拔掉护套，然后刺入真空管，采血至需要量。

（8）抽血毕，松止血带，先拔真空管，然后迅速拔去针头，按压局部 1～2 min。

（9）～（11）同上。

【评价】

1. 严格执行无菌操作技术及查对制度。

2. 以患者为中心，注意保暖和减轻疼痛。

3. 正确掌握抽血的方法及血标本管理。

【注意事项】

1. 严格执行查对制度和无菌操作原则。

2. 选择静脉时，避开静脉瓣和关节。

3. 采集标本的方法、量、时间要准确，及时送检。

4. 严禁在输液、输血的针头处抽取血标本，最好在对侧肢体采集。

5. 采血时，肘部采血不要拍打患者前臂，结扎止血带的时间以 1 min 为宜，过长可导致血液成分变化影响检验结果。

6. 采血时只能向外抽，而不能向静脉内推，以免注入空气形成气栓而造成严重后果。

7. 一般血培养的采血量为 5 ml，亚急性心内膜炎患者，为提高培养阳性率，采血量增至 10～15 ml；血培养标本应注入无菌容器内，不可混入消毒剂、防腐剂及药物，以免影响检验结果。

8. 真空管采血时，不可先将真空采血管与采血针头相连，以免试管内负压消失而影响采血。

9. 用物处置　所用材料安全处置，使用后的采血针、注射器针头等锐器物应直接放入利器盒内，禁止对使用后的一次性针头复帽，禁止用手接触。

七、知识拓展

新型冠状病毒的主要检测手段

2019 年，新型冠状病毒感染（COVID-19）被报道，随后疫情在世界上各个国家和地区暴发且迅速流行。COVID-19 的传染性强，为有效控制疫情的发展，新冠病毒的检测至关重要。国内外各研究团队及机构已研发出各种检测新冠病毒的有效手段和仪器设备，以下将对当前已有的针对新冠病毒的主要检测手段进行介绍。

① 高通量测序。高通量测序（HTS）是目前使用最为广泛的基因测序技术，也叫作新一代测序（NGS），或大规模平行测序（MPS）。其中，宏基因组病原体测序（mNGS）是目前临床实践中最常用的病原体基因测序方法。它是一种基于新一代测序技术无偏好

性的技术,可以一次性完成细菌、真菌、病毒以及各种病原体(例如寄生虫)的检测。mNGS 技术首先需要将病毒 RNA 制备成测序仪可以识别和分析的 DNA 文库,然后使用测序仪同时对数以百万计的核酸序列进行检测。检测结果经生物信息学软件处理,最终展现出与病毒序列相关的信息。

② RT-PCR。实时荧光 RT-PCR,即实时荧光反转录聚合酶链式反应。它首先将提取的病毒基因组 RNA 通过逆转录变成互补 DNA(cDNA),然后再用病原体特异性的引物,以 cDNA 作为模板扩增病原体核酸序列,扩增的过程中荧光染料能同步整合在产物上。研究者可以通过荧光信号的强弱,进行实时检测。RT-PCR 诊断耗时短,检测样本多,结果判定简单快速,检测成本低,特别适合大面积流行的新冠肺炎疫情。但是该检测方法需要分子检测实验室和专业的仪器以及操作人员,操作不当或者实验室条件不足都可能会因气溶胶污染而造成假阳性。

③ CRISPR。CRISPR(Clustered Regularly Interspaced Short Palindromic Repeats)系统由向导 RNA(gRNA)和 Cas 蛋白组成,gRNA 能够指导 Cas 蛋白识别并切割带有特异序列的 RNA 或 DNA 分子。Cas13a 蛋白在特异性切割靶标 RNA 时,会继续切割非靶标 RNA,利用这一特点,在整个体系中加入带有荧光标记的 RNA 信号分子,当带有荧光的 RNA 被切开时就会发出荧光信号。该技术检测时间相较于 RT-PCR 更短,但是 CRISPR 系统出现时间尚短,仍存在有脱靶的可能,其灵敏度和特异性还有待考证。

④ 逆转录环介导等温扩增技术(RT-LAMP)。环介导的等温扩增(LAMP)技术的特点是为目标基因的特定区域设计特异性引物,并使用链置换 DNA 聚合酶在恒温条件下保温数十分钟以实现核酸扩增。RT-LAMP 法具有扩增快、操作简便、检测简便、检测结果可直观判断等优点,有助于 COVID-19 的快速、可靠的临床诊断。沈阳化工大学尹秀山团队开发了一种基于 RT-LAMP 技术的新冠病毒检测方法 iLACO,可在 15～40 min 内快速检测新冠病毒。

⑤ 间接免疫荧光法。间接免疫荧光法以荧光素标记抗球蛋白抗体,抗体与相应抗原结合后,荧光标记的抗球蛋白抗体与已结合的抗体发生作用,从而推知抗原或抗体的存在。间接免疫荧光法因其方法简便、特异性强、阳性与阴性样品的信号强度对比明显、能够精确地判断组织或细胞内荧光的分布等优点,成为各类呼吸道病原体的有效检测工具。其缺点是敏感性偏低、不能量化指标、周期长。呼吸疾病国家重点实验室从一例新冠病毒感染重症患者的粪便中成功分离出活的新冠病毒。目前,已利用间接免疫荧光实验结果显示患者血浆可识别该分离株感染细胞。

⑥ 荧光免疫层析法。荧光免疫层析法是将免疫层析法与荧光标记技术结合起来,研究特异蛋白抗原在细胞内分布的方法,通过荧光素所发的荧光即可在荧光显微镜下对抗原进行细胞定位。目前,万孚生物公司已成功研发出 2019-nCoV 新型冠状病毒 IgM 抗体检测试剂(荧光免疫层析法)。

⑦ 免疫胶体金层析技术。氯金酸在还原剂如白磷、抗坏血酸等作用下,可聚合成一定大小的金颗粒,并由于静电形成带负电的疏水胶溶液,故称胶体金。胶体金在弱碱环境下带负电荷,可与蛋白质分子的正电荷基团形成牢固的结合。目前,由华西医院应斌武教授团队与柯博文教授、耿佳教授团队合作,自主研发了"新型冠状病毒 2019-nCoV IgG/ IgM 抗体联合检测试剂盒(胶体金法)"诊断产品。

⑧ 快速检测方法。ID NOW 是美国使用最广泛的分子即时检测技术之一,由于其易

用性、便携性和快速性的优势，ID NOW 在 COVID-19 大流行中为一线医护人员提供了重要工具。ID NOW 应用 RPA(Recombinase Polymerase Amplification)技术，利用专有酶和恒温控制来实现快速的 RNA 扩增。这种成熟的分子系统将 RNA 放大了数亿倍，从而使病毒可在 13 min 或更短的时间内被检测到。目前，ID NOW 检测 COVID-19 仅获得 FDA 在紧急使用下的授权，可用于实验室和患者护理场所。

八、榜样的力量

周娴君(女,1931—2014,第 32 届南丁格尔奖获得者)

主要事迹：1931 年出生于长沙，1952 年从湘雅护士学校毕业后，放弃舒适的大城市生活，自愿来到少数民族聚居的偏远山区——湘西自治州人民医院工作。1963 年，她担任总护士长后，为统一操作规程提高护理质量，她亲自编写护士业务学习资料。1979 年至 1988 年中，编写了《护理基础》《护理人员手册》《护理人员手册新编》《妇产科学及护理》，对提高护理人员的业务水平发挥了积极作用。她在州政府的支持下，筹建创办了州卫生学校护理专业班，她亲自担任护理教学及管理工作，共培养出 200 多名护理骨干。为了配合医院开展体外循环心内直视手术，她想方设法建立了监护室，提高了手术的成功率。她还在医院内交叉感染科目的研究中做了大量监测工作，制订出了一套行之有效的规章制度和实施办法。1986 年该院被卫生部列为全国预防院内感染 26 个监测点之一。1988 年 2 月卫生部在此召开了全国预防医院交叉感染学术会议，与会代表对该院的工作给予了高度评价。周娴君一心扑在艰苦而又光荣的护理工作上，用自己的全部精力和辛勤劳动换来患者的微笑和健康。

蒋玉宇　王姗姗　邹雪琼

训练十　心电图检查

学习目标

知识要求：

    1. 掌握　正常心电图的基本图形及导联体系。

    2. 熟悉　临床常见异常心电图的特征。

    3. 了解　心电图的发生机理。

技能要求：

    1. 能够掌握心电图操作过程，操作时能够注意保护被检查者的隐私。

    2. 能够初步掌握正常心电图的阅读方法。

    3. 能够初步识别常见的异常心电图图形。

训练流程

    1. 问诊思维训练。

    2. 心电图检查。

    3. 健康评估思维训练。

    4. 护理思维训练。

一、导入案例和问诊思维训练

患者秦某某，男性，60岁，胸闷、心悸1周。门诊医师检查后建议秦某某做心电图检查。秦某某的母亲2年前因心肌梗死救治无效而离世。秦某某在做心电图时非常紧张，导致肢体不停地颤抖。

问诊思维训练

1. 询问患者的一般资料，包括姓名、年龄、职业等，确认患者的身份。

2. 重点询问患者胸闷、心悸发作时有无诱发因素，症状的发作时间、频率、有无加重或减轻等，患者的活动耐力有无改变。询问患者做心电图时出现情绪紧张和肢体颤抖的原因，必要时实施心理疏导和安慰以消除其紧张情绪。

3. 询问患者既往史、家族史和生活史等。尽管患者有冠心病家族史，但冠心病不具备完全遗传性。然而导致冠心病的诱发因素，如高血压、糖尿病等是可以遗传的。

二、训练准备

(一) 用物准备

心电图机、检查床、小毯子、洗手液、棉球、正常心电图教学片、圆规、三角板、心电轴盘图片等。

(二) 环境准备

检查室光线明亮,环境安静,室内温度适宜胸部皮肤的暴露,室温不得低于 18 ℃。暴露部位检查时有屏风或床帘遮掩。检查室应该远离大型电器设备,检查床的宽度不小于 80 cm,如果检查床的一侧紧靠墙壁,附近的墙内则不应有电线穿行,心电图机工作时如果使用交流电,必须有可靠的心电图机接地线(接地电阻<0.5 Ω)。

(三) 被检查者准备

被检查者应在清醒状态下,情绪稳定且知晓本次检查的内容和目的。如有精神症状或婴幼儿等不能配合检查等情况,需使用药物镇静或用玩具安抚婴幼儿后再接受检查。一般被检查者需在检查室休息 5 min 后接受检查。被检查者在检查时能够主动配合检查,检查过程中如感到不适,应及时告知检查者。被检查者取平卧位,放松肢体,自然呼吸,避免因紧张而出现肢体张力过高或颤抖的情况。

(四) 检查者准备

衣帽整齐清洁,仪表大方。检查前需检查心电图机各条导线的连接是否正常,包括导联线、电源线、地线等。检查心电图机是否可以正常工作,各个电极吸球有无老化,心电图纸是否已安装,心电图检查的其他辅助用具及各种配件是否完好干净。检查前需清洁双手,保持双手温暖,双手没有饰物,指甲修剪整洁。检查者需向被检查者告知自己的姓名,解释本次检查的内容和目的以及心电图检查需暴露胸部皮肤的原因,告诫被检查者需及时汇报不适感等主观感受。询问被检查者对保护隐私的具体要求。

三、心电图检查内容

本实验主要有两个部分组成,第一部分为心电图检查的操作方法以及正常心电图的测量方法。由老师作示教后,同学每 4~5 人组成一个训练组,在老师指导下先后轮流进行心电图的操作和记录,每个同学需有一份自己的 9 个导联心电图记录纸。第二部分为异常心电图图谱的阅读,采用分组讨论和教师单独辅导相结合的方式进行。

利用心肺检查人机互动系统学习时,在学习软件中选择异常心电图的分析,并组织小组讨论如何识别异常心电图。

在进行检查训练时,能够正确完成心电图导联并学会描记及分析。

(一) 心电图操作

1. 认真阅读心电图检查申请单,快速了解病人的一般情况以及临床对检测心电图的要求,确定需要描记心电图的导联数、特殊体位等。

2. 电极安置部位的皮肤应先做清洁,然后用心电图检测专用导电介质或生理盐水浸透皮肤,以减少皮肤电阻。

3. 根据胸部的体表标志,准确放置标准 12 导联电极。12 导联包括了 3 个标准肢体导联(Ⅰ、Ⅱ、Ⅲ)、3 个加压肢体导联(aVR、aVL、aVF)和 6 个心前区导联($V_1 \sim V_6$)。

(1) 肢体导联:红色导联线与右手腕部掌侧的电极板相连,黄色导联线与左手腕部掌侧的电极板相连,绿色导联线与左踝上 3 寸处外侧的电极板相连,黑色导联线与右踝上 3 寸处外侧的电极板相连。

(2) 胸前导联:V_1 在胸骨右缘第 4 肋间;V_2 在胸骨左缘第 4 肋间;V_3 在 V_2 与 V_4 之间;V_4 在左锁骨中线第 5 肋间相交处;V_5 在左腋前线,与 V_4 同一水平;V_6 在左腋中线,与 V_4 同一水平;V_7 在左腋后线,与 V_4 同一水平;V_8 在肩胛下角的直线上,与 V_4 同一水平;V_{3R} 在右胸壁,与 V_3 对应的位置。

4. 将导联选择开关"0"位,开动心电图机,待描记笔未定后校准标准电压,记录心电图时标定标准电压为 10 mm/mV,走纸速度为 25 mm/s,并做标记。

5. 导联选择开关分别是需记录的导联,依次记录各个导联的心电图。

6. 心电图记录每个导联至少描记 3 个完整的心动周期。

7. 记录完毕后,移除电极和导联,帮助患者整理衣物,扶其坐起。

8. 注意事项

(1) 心电图室应该设置在远离电梯及其他大型电器设备的地方。

(2) 心电图机使用完毕后,应切断电源、盖好防尘罩,做好电极的清洗、消毒工作。

(3) 交直流两用心电图机应定期充电,以延长电池使用寿命。

(4) 同时使用除颤器时,如果普通心电图机不具备除颤保护功能,护理人员应将导联线与心电图机的主机分开。

(5) 心电图机为度量医疗器械,应该根据规定定期接受相关部门的检测,从而保证设备在检查中的准确性。

(6) 女性乳房下垂者应托起乳房,将 V_3、V_4、V_5 导联电极置于乳房下缘的胸壁上。

(7) 可疑或确诊为急性心肌梗死的患者,首次检查时必须做 18 导联心电图,即标准 12 导联加 V_7、V_8、V_9、V_{3R}、V_{4R}、V_{5R} 导联,检测后壁导联时患者必须去枕仰卧位,检测电极可使用一次性监护电极。

(二) 分析并测量一份正常的心电图

1. 测量方法　测量波形向上的高度应测量基线上缘与波形最高点间的垂直距离。测量波形向下的高度应测量基线下缘与波形最低点间的垂直距离。振幅大小以毫伏(mV)或毫米(mm)表示,时间的测量应该选择比较清晰的导联,以秒(s)表示。

2. 测量项目

(1) 窦性心律的判断:根据 P 波方向的形态来判断。窦性 P 波的特点为Ⅱ、Ⅲ、aVF 导联上直立,aVR 导联倒置,其他导联上 P 波方向可有变化,V_1 直立或双向,$V_4 \sim V_6$ 直立或双向。

(2) 心率的计算:先测量一个 R-R(或 P-P)间期的秒数,然后除 60 就可以算出。例如 R-R 间距为 0.8 s,则心率为 60/0.8＝75 次/min。其他计算心率的方法有查表法或用心率尺直接读出相应的心率数。心律不齐时,采用数个心动周期的平均值来计算。

（3）平均心电轴

① 目测法：用Ⅰ和Ⅲ导联的QRS波主波方向估计。

表 10 - 1　目测法

Ⅰ导联	QRS波主波向上	QRS波主波向上	QRS波主波向下
Ⅲ导联	QRS波主波向上	QRS波主波向下	QRS波主波向上
电轴	不偏	左偏	右偏

② 作图法

先测出Ⅰ导联QRS波群中Q、R、S各个波的振幅，R为正值，Q与S为负值，算出QRS振幅的代数和（例如：Q＋R＋S＝10），再以同样的方法计算出Ⅲ导联QRS振幅的代数和（例如：Q＋R＋S＝－8）。然后将Ⅰ导联QRS振幅数值在Ⅰ导联轴上标出，并过该点作一条垂直与Ⅰ导联轴的垂线（a）；将Ⅲ导联QRS振幅数值在Ⅲ导联轴上标出，如上法也作一条垂直于Ⅲ导联的垂线（b）；延长ab两条垂线，两垂线即可相交于A点，连接O点与A点，OA即为所求的心电轴。如图10-1所示QRSⅠ为＋10；QRSⅢ为－8，作两垂线相交于A，用量角器测量OA与Ⅰ导联轴正侧段的夹角为－19°，表示心电轴为－19°。

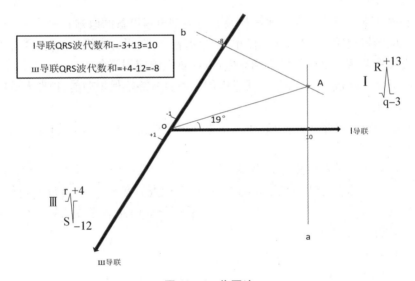

图 10 - 1　作图法

（4）各个波的测量

① P波：P波位于QRS波群之前，形态呈圆钝型，可伴有轻微切迹，在Ⅰ、Ⅱ、$V_4 \sim V_6$导联直立，aVR导联倒置。宽度（时限）不超过0.11 s，双峰型者两峰间距＜0.04 s。振幅（电压）不超过0.25 mV，胸导联不超过0.2 mV。

② PR间期：心率在正常范围时PR间期为0.12～0.20 s。

③ QRS波群时限＜0.11 s。QRS波群主波Ⅰ、Ⅱ、$V_4 \sim V_6$导联向上，aVR、V_1、V_2导联向下。Q波无切迹，振幅小于同导联R波的1/4，以R波为主的导联时限＜0.04 s。

④ ST段：ST段应与等电位线平行一致，但允许轻度抬高或降低，抬高一般不超过0.1 mV，下降不超过0.05 mV。

⑤ T波:方向应与QRS波群的主波方向一致,不低于同导联R波的1/10。

⑥ QT间期:0.32～0.40 s,QT间期与心率有关,心率较慢时可以相对延长(不长于0.44 s),心率较快时可以相对缩短(不短于0.30 s)。选择QRS波起点清楚,T波终点明确的导联测量。

3. 正常的心电图阅读思维引导　首先观察心电图是否规范(每个导联是否有连续3个完整的心电搏动显示,干扰和位移是否控制良好)、定标是否清晰、患者信息是否完整、测量时间是否显示,确定每毫米代表的电压值。观察节律是否规整,是否窦性心律,然后计算频率。利用分规测量每个波段的时间、振幅,计算电轴。

正常心电图见图10-2。

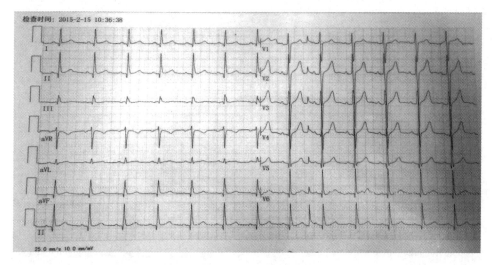

图 10-2　正常心电图

(三)异常心电图阅读思维引导

异常心电图的判断可以从以下几个方面入手。首先,根据P波的方向判断是否是窦性心律。然后观察P波,对有窦性P波且心率频率正常的心电图,需思考有无心房肥大的P波出现;对与窦性P波形态相似的P'波,如果P'-QRS波完整,且有较多正常的P-QRS波存在,需思考是否是房性期前收缩;如果P波消失,代之出现连续的小波,需分析是房扑,还是房颤。观察QRS波群,思考有无心室的肥大及钟向转位、室性期前收缩。观察PR间期与QRS的关系,思考有无房室传导阻滞,分析是哪一类的房室传导阻滞。如果没有P波,也没有和P波类似的小波形,QRS波的形态也消失,需分析是室扑,还是室颤。若无P波,也无P波类似小波形,QRS波形态消失,需分析辨别是室扑还是室颤。

1. 心房、心室肥大

(1) 左心房肥大(图10-3)

窦房结位于上腔静脉与右心房交界处,其发出的激动最先引起右心房除极,产生P波的前半部分,随后沿房间束传导至左心房,产生P波的后半部分,P波中部则是左右心房共同除极产生的电位变化。当左心房肥大时,牵拉左心房内的传导束,使其传导速度变慢,造成左心房的除极时间延长,导致P波时间增宽,呈双峰型,第一峰代表右房除极波,第二峰代表左房除极波。因左心房位于心脏的左后方,左心房肥大除了使 P 向量环环体增大(尤以向量向后增大最为显著)外,还使其方向偏向左方及后方,所以心电图以偏左侧的导联上 P 波改变较为明显。因此,当左心房肥大时,心电图主要表现为 P 波时间延长。

（2）右心房肥大

正常情况下右心房除极早于左心房,当右心房肥大时,其除极时间虽然延长,并与稍后的左心房除极重叠,但总的心房除极时间并不延长,因此,心电图主要表现为 P 波振幅增高。

（3）左心室肥大伴 ST-T 改变,见图 10 - 3。

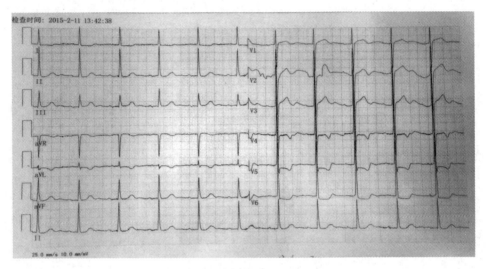

图 10 - 3　左心室肥大伴 ST-T 改变

（4）右心室肥大

由于右心室厚度仅为左心室壁的 1/3,只有当右心室肥厚达到一定程度,改变了正常以左心室占优势的心室除极特征,转为右心室占优势,即使心室除极的 QRS 向量环转向右前下或右后上,相继引起复极改变时,心电图上才可表现出特异的 QRS 波群及 ST-T 的变化。

2. 急性心肌梗死

（1）下壁心肌梗死(图 10 - 4)

Ⅱ、Ⅲ、aVF 导联出现异常 Q 波或 QS 波,多为右冠状动脉闭塞,少数为左回旋支闭塞。

（2）前壁心肌梗死(图 10 - 5)

大部分心前区导联($V_1 \sim V_5$)出现异常 Q 波或 QS 波,多为左前降支闭塞。

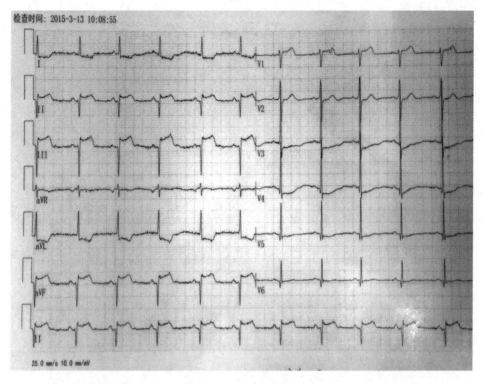

图 10 - 4　下壁心肌梗死

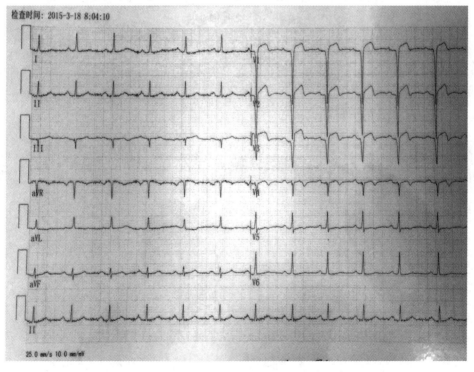

图 10 - 5　前壁心肌梗死

3. 心律失常

（1）窦性心律不齐：窦性心律的节律不整，在同一导联上 PP 间期差异＞0.12 s，窦性心律不齐常与窦性心动过缓同时存在。

（2）室性期前收缩：见图 10-6。

① 期前出现的 QRS 波前无 P 波或相关的 P 波。

② 期前收缩的 QRS 形态宽大畸形，时限通常＞0.12 s，T 波方向多与 QRS 主波方向相反。

③ 多为完全性代偿间歇，若为插入性期前收缩，则其后无代偿间歇。

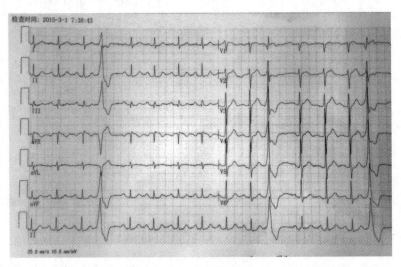

图 10-6　室性期前收缩

（3）房性期前收缩：见图 10-7。

① 期前出现的异位 P′波，其形态与窦性 P 波不同。

② P′R 间期＞0.12 s。

③ 大多为不完全性代偿间歇。

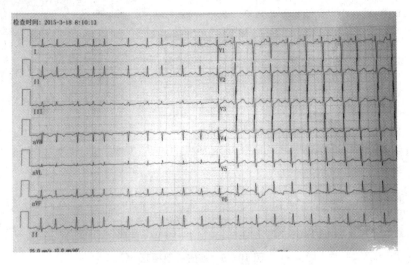

图 10-7　房性期前收缩

（4）阵发性室性心动过速：见图 10 - 8。

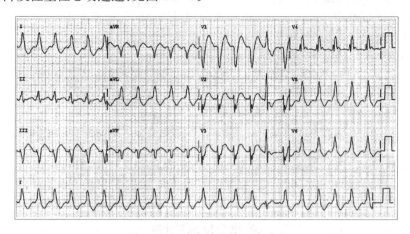

图 10 - 8　阵发性室性心动过速

（5）心房扑动伴不完全性右束支传导阻滞：见图 10 - 9。

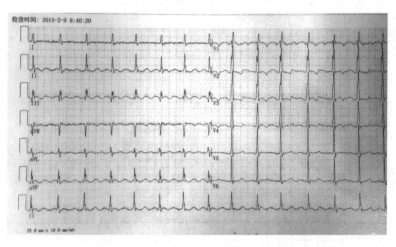

图 10 - 9　心房扑动伴不完全性右束支传导阻滞

（6）心房颤动伴左心室肥大伴 ST-T 改变：见图 10 - 10。

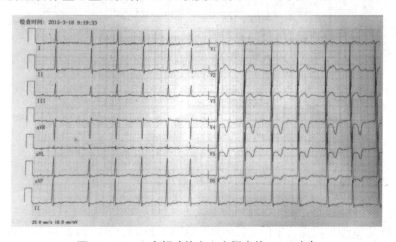

图 10 - 10　心房颤动伴左心室肥大伴 ST-T 改变

（7）心室扑动：见图 10-11。

① 无正常 QRS-T 波，代之以连续快速而相对规则的大振幅波动。

② 频率达 200～250 次/分。

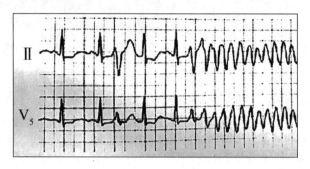

图 10-11　心室扑动

（8）心室颤动：见图 10-12。

① QRS-T 波完全消失，出现大小不等、极不匀齐的低小波。

② 频率为 200～250 次/分。

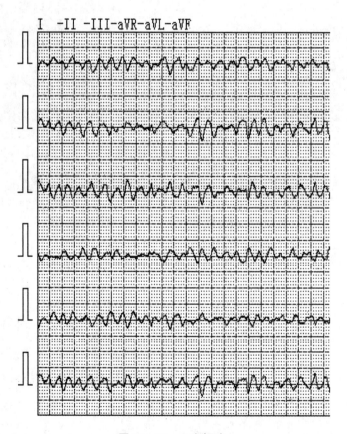

图 10-12　心室颤动

（9）房室传导阻滞

① Ⅰ度房室传导阻滞（图 10-13）：PR 间期延长，无 QRS 波群脱落。由于 PR 间期

可随年龄、心率而变化,所以诊断标准需与之相适应。

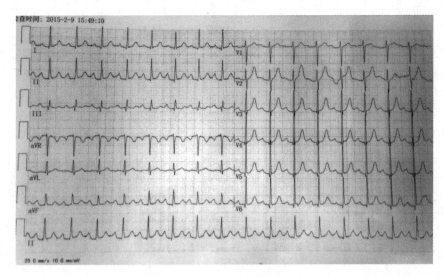

图 10 - 13　Ⅰ度房室传导阻滞

- 成人 PR 间期>0.20 s(老年人 PR 间期>0.22 s)。
- 对比 2 次检测结果,心率没有明显改变而 PR 间期延长超过 0.04 s。

② Ⅱ度Ⅰ型房室传导阻滞(图 10 - 14):又被称为 MorbizⅠ型,表现为 P 波规律出现,PR 间期逐渐延长,直到 1 个 P 波后脱漏 1 个 QRS 波群,漏搏后房室传导阻滞得到一定改善,PR 间期又趋缩短,之后又复逐渐延长,如此周而复始出现,成为文氏现象。通常以 P 波数与 P 波下传数的比例来表示房室阻滞的程度,例如 4∶3 传导表示 4 个 P 波中有 3 个 P 波下传心室,只有 1 个 P 波不能下传。

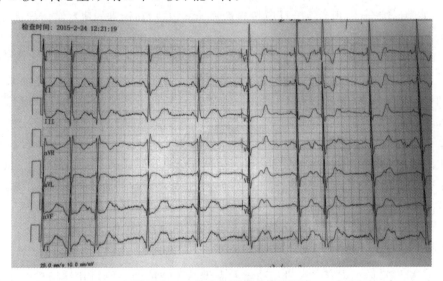

图 10 - 14　Ⅱ度Ⅰ型房室传导阻滞

③ Ⅱ度Ⅱ型方式传导阻滞:又被称为 MorbizⅡ型,表现为 PR 间期恒定(正常或延长),部分 P 波后无 QRS 波群。一般认为,绝对不应期延长为Ⅱ度Ⅱ型房室传导阻滞的主要电生理改变,且发生阻滞部位偏低。凡连续出现 2 次或 2 次以上的 QRS 波群脱漏

者,称为高度房室传导阻滞,如呈 3∶1、4∶1 传导的房室传导阻滞等,易发展为完全性房室传导阻滞。

④ Ⅲ度房室传导阻滞(图 10-15):又被称为完全性房室传导阻滞。由于心房与心室分别有 2 个不同的起搏点激动,各保持自身的节律,表现为 P 波与 QRS 波毫无关系(PR 间期不固定),心房率快于心室率。由于来自房室交界区以上的激动完全不能通过阻滞部位,在阻滞部位以下的潜在起搏点就会发放激动,出现交界性逸搏心律(QRS 形态正常,频率一般为 40~60 次/分)或室性逸搏心律(QRS 形态宽大畸形,频率一般为 20~40 次/分),以交界性逸搏心律为多见。

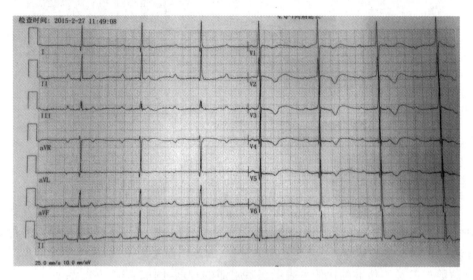

图 10-15　Ⅲ度房室传导阻滞

(10) 预激综合征:预激综合征属传导途径异常,是指在正常的房室结传导途径之外,沿房室环周围还存在附加的房室传导束(旁路)。分为以下几种类型。

① WPW 综合征(Wolff-Parkinson-While Syndrome):又被称为典型预激综合征,其解剖学基础为房室环存在直接连接心房与心室的一束纤维(Kent 束)。窦房结激动或心房激动可经传导很快的旁路纤维下预先激动部分心室肌,同时经正常房室结途径下激动其他部分心室肌。

② LGL 综合征(Lown-Ganong-Levine Syndrome):又被称为短 PR 综合征。目前对其发生的解剖学基础存在两种观点。第一是存在绕过房室结传导的旁路纤维 James 束。第二是房室结较小发育不全,或房室结内存在一条传导异常快的通道引起房室结加速传导。

③ Mahaim 型预激综合征:Mahaim 纤维具有类房室结样结构,传导缓慢,呈递减性传导,是一种特殊的房室旁路。此类旁路只有前传功能,没有逆传功能。

(四) 人机互动学习

1. 人机互动体征内容　人机互动学习需借助高智能数字网络化体格检查教学系统完成,该系统完全软件化设置,并且提供多种教学方式,包括:全体同步教学,学生自己练习和复习,教师与学生呼叫对讲,网络联机考试(随机生成考题或选择教师生成考题),班级管理,成绩查询。学生通过本环节的反复训练后可以熟悉地识别一些心电图检查的异常体征,为下一步的临床见习奠定基础。

2. 具体方法 首先学习系统中正常心电图检查的特点,掌握正常情况下心电图不同波形特点与正常值,如不同波段位置、形态、时间和振幅等,了解心电图各波段振幅及时间、心率、心轴的测量及钟向转位。了解不同年龄段如成人、小儿或老年人的心电图特点。在学习正常心电图测量、描记及分析后,还需掌握异常心电图如心房肥大、心室肥大、心肌缺血、心肌梗死或心律失常等的心电图特点。

(五) 临床见习

学生符合下述三个条件后方能进入临床见习环节。第一,学生通过互查能够单独熟练正确地进行心电图导联,学会描记并分析心电图;第二,学生通过分组练习后能够熟悉地辨别异常心电图;第三,学生在对被检查者实施心电图检查操作时能够主动沟通,并且注意保护被检查者的隐私。临床见习时,临床指导教师选择典型的异常体征进行示范性带教,然后 4～5 位学生组成一组,分组开展临床见习。教师需为每组学生提供临床真实的病人或标准化病人,教师向学生介绍患者或标准化病人的病史情况后,由一位学生在教师的指导下对患者或标准化病人进行心电图检查,口头表述异常心电图,其他学生进行纠正和补充。临床见习结束前,带教教师进行点评。临床见习结束后,每位学生需撰写临床见习报告,教师需对每组学生的表现进行综合评价。

1. 心电图导联操作见习 目前临床普遍常用的是国际通用导联体系,即常规 12 导联体系。

(1) 肢体导联:肢体导联包括标准肢体导联Ⅰ、Ⅱ、Ⅲ和加压肢体导联 aVR、aVL、aVF。标准肢体导联为双极肢体导联,反映两个肢体之间的电位差变化。加压肢体导联属单极导联,基本上代表的是正极(探查电极)所置部位的电位变化,其负极为连接其余两个肢体的电极各串联 5 000 Ω 电阻后并联起来构成中心电端或无干电极。肢体导联的电极主要放置于右臂(R)、左臂(L)和左腿(F),连接此 3 点所形成的等边三角形即 Einthoven 三角,其中心点相当于中心电端。

(2) 心前区导联:心前区导联属单极导联,反映检测部位的电位变化,包括 V_1～V_6 导联,又称胸导联。心前区导联的正极置于胸壁归档的标准部位,其负极为肢体导联的 3 个电极各串联 5 000 Ω 电阻后并联起来构成的中心电端或无干电极,该处的电位接近于零电位且较稳定。

2. 心电图描记及分析见习 心电图分析方法:

(1) 检查心电图描记的质量:确认定准电压和走纸速度,检查各导联是否均已正确描记并准确标记,判断有无伪差。

(2) 确定主导心律,寻找并分析 P 波的形态与出现的规律,确定主导心律是否为窦性。若不是窦性,应进一步分析是何种异位心律替代了窦性心律。

(3) 计算心率:确定心律是否规则,然后测量 PP 间期和(或)RR 间期并按照公式计算心房率和(或)心室率。

(4) 判断心电轴和有无钟向转位:通过目测法,判断心电轴的偏移情况;分析过渡波形在心前区导联出现的位置,判断有无钟向转位及其类型。

(5) 测量间期与时间:测量 PR 间期 QRS 波群时间和 QT 间期。

(6) 分析 P 波、QRS 波群、ST 段、T 波和 u 波,这其中包括 P 波的形态、方向、振幅和时间有无异常;各导联 QRS 波群形态、时间、振幅有无异常 Q 波及其出现的关联;ST 段有无移位,移位的程度、形态及出现导联;T 波形态、方向、振幅及其与 QRS 的关系;u 波的方向与振幅。

（7）在得出结论时，至少从心律、传导、房室肥大和心肌四个方面考虑心电图有无异常，然后结合临床资料，作出具体而明确的心电图诊断。

四、健康评估思维训练

（一）问题引导

结合导入案例分析患者胸闷、心悸的机理，以及在心电图检查前出现紧张、肢体不断颤抖的原因。

（二）思维训练引导

患者有冠心病家族史，出现胸闷、心悸1周的症状。根据问诊及心电图检查结果进行分析，优先考虑为冠心病早期。胸闷、心悸与冠状动脉粥样硬化致心肌缺血缺氧机制有关，从而导致机体供氧不足产生胸闷，心肌缺血缺氧产生心律失常导致心悸。

分析出现紧张、肢体颤抖的原因。关注患者母亲2年前因心肌梗死救治无效而离世，这可能是患者产生上述症状的原因。由于患者有家属救治失败的经历，对自己的疾病担忧恐惧而产生紧张，进而导致肢体颤抖。情绪紧张可导致心电图检查过程中出现图形干扰，如过度紧张会导致窦性心律加快，部分人也可能出现期前收缩的现象。冠状动脉病重患者可能会出现心肌缺血。肢体颤抖则会发生肢体的移动，可对肢体导联产生影响。

（三）思考

1. 结合医学基础知识解释各瓣膜听诊区的体表听诊部位，结合导入案例罗列该患者的心脏检查可能出现的异常体征。
2. 护士应该如何处理患者家人的要求。

五、护理思维训练

（一）护理诊断

1. 恐惧　与过往经历及担忧疾病预后有关。
2. 活动无耐力　与心脏功能下降有关。
3. 知识缺乏　缺乏与心血管疾病相关知识。

（二）护理措施

1. 一般护理　病室开窗通风，保持病房干净整洁，环境安静。嘱病人卧床休息，并协助病人取舒适体位。进行心功能测定，根据分级确定患者活动量。告知患者避免剧烈运动，避免冠心病诱发因素，如便秘、情绪激动、重体力劳动等。给患者常规低流量（1～3 L/min）吸氧缓解胸闷症状。

2. 心理护理　建立良好的护患关系。与患者交流其紧张原因，是否因过往经历及担忧疾病预后而产生恐惧心理。耐心倾听患者主诉，鼓励患者表达感受。不限制患者发泄情绪的合理行为，如散步、唠叨、哭泣等。嘱家属陪伴在患者身边。对患者说话时态度和蔼。如发现有消极意念或自杀企图时，及时汇报医生处理。

紧张导致肢体颤抖时，耐心倾听患者诉说，理解患者表达躯体不适感。指导患者学习放松方法,如肌肉放松技巧、深呼吸运动、静坐、听音乐等。配合医生做好心理、行为治疗。给患者介绍相关疾病知识及心电图检查相关知识,给予患者心理安慰,多巡视关心患者,缓解其心理压力,消除其紧张恐惧等不良情绪。

3. 病情观察 严密监测患者心率、心律、血压、呼吸及其他血流动力学变化,及时记录胸闷的程度及持续时间等。监测心电图及时发现各种心律失常,密切观察神志血压变化,如出现脉搏细数、四肢湿冷、尿量减少等休克早期表现时,立即通知医生配合处理。监测电解质和酸碱平衡状况。因电解质紊乱或酸碱平衡失调时很容易并发心律失常。准备好急救药物和抢救设备如除颤仪、起搏器等,随时准备抢救。

4. 用药护理 如患者最终确诊为冠心病。告知患者常备硝酸甘油,症状发作时硝酸甘油 0.5 mg 舌下含服,1～2 min 起效,或硝酸异山梨酯 5～10 mg 舌下含化,2～5 min 起效。注意硝酸甘油不良反应为头痛、血压下降、面色潮红及心悸等。

5. 饮食护理 规律饮食,少食多餐。强调饮食多样性,原则上选用低盐、低脂肪、低热量和低胆固醇的食物,如少食肥肉、动物内脏、动物油或蛋黄等。多食富含维生素 C 或粗纤维的食物,如新鲜水果和蔬菜。多食富含植物蛋白的食物,保持营养平衡。严禁暴饮暴食或过饱,不饮咖啡和浓茶。

(三)护理操作

心电图导联连接方法

【操作目的】
诊断心脏疾病和心外疾病。

【评估】
1. 评估患者病情、意识状态、配合能力、有无酒精过敏史、对心电图检查的了解、认识程度及合作程度。
2. 评估患者胸前皮肤及手腕、脚踝部皮肤有无炎症、破损,有无胸毛。半小时内有无情绪变化和剧烈活动。
3. 评估用物是否准备齐全,是否在有效期内。
4. 评估环境是否宽敞、明亮,便于操作。

【准备】
1. 患者 了解心电图检查的目的、方法、临床意义、注意事项及配合要点;取合适体位,局部保暖,暴露检查部位。
2. 护士 衣帽整洁、修剪指甲、洗手、戴口罩,必要时戴手套。
3. 用物
(1)治疗车上层:心电图机(质检合格,电量充足,性能良好,导线正常,处于备用状态),导电溶液(75%酒精或生理盐水),棉签,纱布(清洁干燥),弯盘(清洁干燥)。
(2)治疗车下层:锐器盒,医疗垃圾桶,生活垃圾桶。
4. 环境 清洁、安静,温湿度适宜,光线充足或有足够的照明,屏风或拉帘遮挡。

【操作步骤】
1. 推治疗车入病房,核对床尾卡。
2. 操作前,持执行单再次核对患者床号、姓名,依据执行单核对患者腕带(掀盖被暴露腕带后、持执行单核对患者腕带,口述床号、姓名、住院号,将执行单放回原处)。

3. 打开心电图机,检查机器性能及导线,校对标准电压及走纸速度。

4. 用导电溶液涂于局部皮肤。

5. 放置肢体导联并连接紧密,右手腕——红色、左手腕——黄色、左脚腕——绿色、右脚腕——黑色。准确安放胸导联电极(禁止将所有胸导联位置一次性涂抹,要各自分开,以免造成体表短路)。检查安放位置是否有误及是否连接紧密,指导患者平静呼吸,制动,确认导联无干扰,开机,按动走纸键,完成心电图记录。

6. 取下胸部电极,取下肢体导联,用纱布为患者擦拭皮肤。

7. 给患者保暖并再次核对患者腕带信息,在心电图上记录患者床号、姓名及时间,请家属签字,整理床单位,向患者解释。

8. 用避免再污染的方法(用手背按压)取快速手消毒剂,按七步洗手法洗手,洗手时间不得少于 15 s。

9. 推车出病室,回办公室记录,用物处置。

10. 物品归位,心电图机用酒精纱布擦拭归位;弯盘送供应室集中处理;执行卡、病历消毒毛巾擦拭后,晾干备用;医疗垃圾、生活垃圾分类处置。

【评价】

1. 评估及解释时语言恰当、到位。

2. 导联正确,胸导联位置未发生体表短路。

【注意事项】

1. 严格执行查对制度。

2. 做心电图的地点要远离 X 光室、理疗室、配电房、电力线,尽可能地减少或避免电磁干扰。

3. 准备好患者皮肤。由于皮肤是不良导电体,要获得优良的信号,电极与皮肤要良好接触。

4. 做心电图描记时,必须将全部导联与人体相应部位相连接,不得有部分导联空置不接,这样可以有效预防干扰。

5. 做心电图时,务必使患者处于情绪稳定、放松状态,否则会出现肌电干扰现象。

6. 如发现电极变形、银皮磨损部分铜质暴露,应及时更换电极。

7. 胸电极在擦拭导电溶液时要各自分开涂抹,避免体表短路,影响波形。

8. 电极每次使用完应擦净表面导电糊或盐水,减少对电极的腐蚀。

(1) 适应证

① 房室肥大:心电图检查可明确有无房室肥大,可通过 R 波、S 波高度,计算 R 与 S 比值,以判断是否有心室肥大,通过 P 波可判断心房肥大。

② 心脏缺血:可判断心脏有无缺血,主要从心电图 ST 段上判断,有无 ST 段水平型或下行型压低,以及 ST 段有无抬高,或 ST 段弓背向上抬高,以判断有无心绞痛、心肌梗死表现。

③ 心律失常:如心电图 PR 间期延长、P 波脱落,患者可能存在病态窦房结综合征或房室传导阻滞,以及束支传导阻滞,包括左束支传导阻滞和右束支传导阻滞。

④ 异位心律:房性期前收缩、室性期前收缩、交界性期前收缩、房性心动过速、心房扑动、心房颤动、室性心动过速、室上性心动过速等,都可通过心电图检查。

⑤ 其他疾病:如心电图上存在与低钾血症相关的 U 波,以及 T 波深倒,患者可能存在电解质紊乱或遗传性疾病,包括室间隔肥厚、肥厚性心肌病等。

（2）禁忌证　无明确禁忌证,如大面积烧伤或皮肤感染的患者,导联无法连接或者连接过程可能造成患者皮肤疼痛或感染。

六、知识拓展

心电图的分析及解读

心电图解读要点：

（1）"律"——心律和节律

心房除极产生的P波是分析心律起源的主要依据。人体的正常心律,即窦性心律来自窦房结,心电图上表现为P波在Ⅱ导联直立、在aVR导联倒置。节律是指心跳的规律性,表现在心电图上则是指QRS波群的规律性,一般通过观察Ⅱ导联节律条图来判断节律是否匀齐。

临床上,人们将起源于心房、房室交界区或心室的心律统称为异位心律,根据其节律变化的特点,可分为不同的心律失常类型。例如：房性心律失常包括房性逸搏、房性逸搏心律、房性期前收缩、房性心动过速、紊乱性房性心动过速、心房扑动和心房颤动等。

（2）"率"——心率

心率通常代指心室率,正常心率范围是60～100次/分,超过100次/分称为心动过速,低于60次/分称为心动过缓。心率有多种测算方法,如果节律相对规则,可采用300除以相邻RR间期的中格数来计算。当节律不齐时,可计数10 s（50个中格）内的QRS波群数乘以6,即得出每分钟心率。

临床上,窦性心动过速常见于运动、精神紧张、发热、甲状腺功能亢进、贫血、心肌炎、心力衰竭、药物影响（如肾上腺素）及新生儿、儿童等。心动过缓可见于窦房结功能障碍、甲状腺功能低下、老年人、运动员、药物影响（如美托洛尔）等。

（3）"轴"——心电轴

心电轴通常是指额面平均QRS波群电轴,国内多以目测法观察Ⅰ、Ⅲ导联QRS波群主波方向来判别有无电轴偏移,判断要点如下：① Ⅰ、Ⅲ导联QRS波群主波同时向上,电轴不偏;② Ⅰ导联向上、Ⅲ导联向下,电轴左偏（"口对口,向左走"）;③ Ⅰ导联向下、Ⅲ导联向上,电轴右偏（"尖对尖,向右偏"）。

临床上,电轴左偏多见于左心室肥大、下壁心肌梗死、左前分支阻滞、心室预激及肥胖、妊娠等情形。电轴右偏多见于右心室肥大、高侧壁心肌梗死、心室预激、左后分支阻滞、肺气肿、急性肺栓塞等病理情况,也可见于正常儿童、右位心及瘦长体型者。

（4）"肌"——心肌缺血和心肌梗死

心电图诊断心肌缺血、心肌梗死多以病理性Q波、ST-T改变为依据。一般情况下,心肌缺血主要表现为ST段下斜型或水平型压低≥0.05 mV;心肌梗死的典型心电图改变包括病理性Q波、弓背型ST段抬高、高尖T波及冠状T波。推荐的阅图顺序如下：高侧壁导联（Ⅰ、aVL）→下壁导联（Ⅱ、Ⅲ、aVF）→前间壁导联（V_1、V_2）→前壁导联（V_3、V_4）→侧壁导联（V_5、V_6）→右室导联（V_{3R}-V_{5R}）/后壁导联（V_7-V_9）。

无论是心肌缺血还是心肌梗死,心电图检查都强调多次描记、动态观察以及结合临床资料的重要性。根据不同的心电图表现,心肌梗死可分为四期：①超急性期,无病理性 Q 波,有 ST 段抬高和/或 T 波高尖;②急性期,有病理性 Q 波、ST 段抬高,T 波由直立逐渐转为倒置;③亚急性期/近期,有病理性 Q 波,ST 段降至等电位线,T 波倒置由浅入深,再由深变浅;④陈旧期,有病理性 Q 波、ST 段呈等电位线、T 波或直立或低平或浅倒。

(5)"房室"——房室肥大

房室肥大是心电图分析中的一项重要内容,现就房室肥大的不同情况加以说明。① 左心房肥大:Ⅱ 导联 P 波时限≥0.12 s 或呈双峰切迹,或 V_1 导联有宽大负向的 P 波。② 右心房肥大:Ⅱ 导联 P 波振幅≥0.25 mV 或>1/2×R 波振幅,或 V_1 导联正向 P 波振幅≥0.15 mV。③ 右心室肥大:V_1 导联 R 波振幅≥1.0 mV 或 R/S>1 或(R_{V1}+S_{V5})≥1.2 mV,电轴右偏。④ 左心室肥大:V_5/V_6 导联 R 波振幅≥2.5 mV 或(R_{V5}+S_{V1})≥4.0 mV(男性)/3.5mV(女性),ST-T 改变+电轴左偏。

临床上,心房肥大以心房腔增大为主,心室肥大以心室肌肥厚为主。心室肌肥厚多导致心肌复极异常,引起继发性 ST-T 改变,一般不再诊断为心肌缺血。虽然心电图诊断房室肥大的特异性很高(敏感性较差),但还需结合病史及心脏超声等检查结果才能确诊。目前国际指南对心房肥大等相关术语进行了调整:心房肥大改称为"心房异常",房室传导阻滞改称为"房室阻滞",振幅、电压单位为 mV,间期、时限单位为 ms 等。

(6)"传导"——传导阻滞

传导阻滞可发生在心脏的任何部位,临床上最常见于房室结和左右束支。传导阻滞的判断要点如下:① 从 Ⅱ 导联节律条图上观察有无房室阻滞;② 在胸导联上观察 V_1、$V_导$ 联形态,明确有无左、右束支阻滞;③ 观察肢体导联形态,确定有无左前、左后分支阻滞。

一般地,将 PR 间期>0.20 s(P 波后无 QRS 波群脱落)称为一度房室阻滞;P 波后部分 QRS 波群脱落则称为二度房室阻滞;P 波后 QRS 波群完全脱落则称为三度房室阻滞(P 波与 QRS 波群完全无关,QRS 波群由交界区或心室异位起搏点产生)。临床上,右束支阻滞远较左束支阻滞多见。右束支阻滞时,V_1 导联 QRS 波群多呈 Rsr' 型或 M 型;左束支阻滞时,V_1 导联呈 rS 或 QS 型,V_5 导联多呈顶端粗钝的单 R 型。临床上诊断分支阻滞时,需先排除心室肥大、心肌梗死、心室预激等情况。

(7)"波、段、期"

"波"是指 P 波、QRS 波、T 波和 u 波;"段"是指 PR 段和 ST 段;"期"是指 PP 间期、PR 间期、RR 间期和 QT 间期。阅图时一般着重看以下几项:① 3 个波,即肢体导联 QRS 波群有无低电压,胸导联 R 波递增的情况,V3、V4 导联有无 u 波增高;② 2 个段,即 aVR 导联中 PR 段、ST 段有无抬高或压低;③ 1 个期,即 QT 间期有无延长。

临床上,肢体导联 QRS 波群低电压多见于心包积液、严重的心肌弥漫性病变、大范围心肌梗死、胸壁水肿等。R 波递增不良多见于前间壁/前壁心肌梗死、左心室肥大、左束支阻滞、导联位置过高等。V_1 导联高 R 波可见于右心室肥大、后壁心肌梗死、心室预激、右束支阻滞、逆钟向转位、右位心、导联位置错误等。u 波增高多提示低钾血症。aVR 导联 PR 段、ST 段改变可提示急性心包炎、左主干病变或严重的 3 支血管病变。从 QRS 波群起点至 T 波结束所测得的这段时间可称为 QT 间期,目测时以 QT 间期≥1/2×RR 间期为 QT 间期延长。

七、榜样的力量

史美黎(女,1936—,第 31 届南丁格尔奖获得者)

主要事迹:史美黎,浙江余姚人,曾任上海市红十字医院护士长。1953 年毕业于上海南洋护校,分配到上海市第一人民医院,从此,她数十年如一日地在护理岗位上奔忙。1981 年,她被评为上海市优秀护士。1987 年,史美黎获国际红十字会"南丁格尔"奖章,并被上海市卫生局评为先进工作者。即使三伏酷暑,史美黎依然坚持着"笔不离身"的传统,将工作中所思所想、疑惑不解的东西都记录下来。聚沙成塔,集腋成裘。多年的积累,使她对各种疾病的来龙去脉了如指掌,从而培养了她敏捷的思维和灵活的应变能力。史美黎前辈曾说:"护理,这是一项以心灵沟通心灵,以生命温暖生命的崇高事业。"史美黎热爱护理、关怀病人、努力学习、刻苦钻研、敢于质疑、不怕辛苦的护理精神,正是这个时代所需要的。"攀登在高峰上依然遥望远处的,方为一个难能可贵的智者。"这位来自浦江之滨的护士长,身材娇小,两鬓苍苍。将病人的安危时刻放在第一位。她因为担心自己的病人不曾去游玩修养;因为热爱护理屡次放弃转岗成为医生的机会;她因为自己的病人几十年没有在家过春节。在通往南丁格尔的大道上,史美黎整整走了 35 个春秋,献出了心血、汗水和美丽的青春。

蒋玉宇　刘凤兰　王姗姗　南　江

训练十一　影像学检查

一、导入案例和问诊思维训练

　　患者，男性，35岁。诉右侧膝关节间歇性隐痛、肿胀近半年。查体发现：胫骨上端内侧肿胀，触之有乒乓球感。

　　问题：为确诊该患者是否为骨巨细胞瘤，该为其安排何种检查？应告知该患者的检查前准备有哪些？

　　问诊思维训练

　　1. 询问患者的一般资料，包括姓名、年龄、职业等。

　　2. 重点询问患者膝关节疼痛开始和持续的时间、频率、起病缓急，有无牵涉性、放射性或转移性疼痛，以及疼痛的性质、发作情况、程度以及加重和缓解的因素等。询问患者胫骨上端内侧肿胀持续的时间、发作情况、程度以及加重和缓解的因素等。询问有无相关诊疗经历等。

　　3. 询问患者既往史及相关生活史。有无关节损伤、长期慢性关节炎症、有无与致癌物质接触等。

二、训练准备

（一）检查准备

1. 放射学检查的准备

（1）X线常规检查的准备

① X线普通检查前准备：透视及摄片检查前应向患者说明检查的目的、方法和注意事项，消除其紧张或恐惧心理。指导患者采取正确的检查姿势，充分暴露检查部位，脱去检查部位的厚层衣服，或影响X线穿透的物品如金属饰品、敷料、药膏和发卡等。

② X线特殊检查前准备：以乳腺钼靶软X线摄影应用最为广泛。检查前告知患者最好穿着柔软的开襟衣服，检查时需脱去全部上身衣物以方便医生检查，钼靶X线检查需要分别拍摄双侧轴位及双侧斜位或侧位共4张照片，要有耐心；检查过程中，乳腺会因机器压迫板的压迫而感不适，并无大碍。

（2）X线造影检查的准备

① 钡剂造影检查

A. X线食管造影检查：患者多取立位，先常规颈、胸及腹部透视，然后口含钡剂，于透视中小量吞咽，根据需要更换体位，观察并摄片记录食管的形态、结构及功能情况。一般不禁水，对疑有食管梗阻、贲门失弛缓症及胃底静脉曲张者禁食、禁饮。常规检查用稠钡，吞咽困难者宜用稀钡。食管疑有非金属异物时，可于钡剂内加棉絮纤维，吞服钡剂后棉絮可悬挂于异物上，以便显示异物的位置。

B. X线上消化道双重对比造影检查：先常规胸、腹部透视，检查有无异常密度影，口服产气粉使胃充气扩张，然后吞咽少量钡剂并嘱患者翻身使钡剂均匀涂布在胃黏膜表面。透视的同时拍摄必要的黏膜相。其后再嘱患者服下较多的钡剂填充胃腔，透视并摄片以获得充盈相。检查前3天禁服不透X线的药物，如钙、铁、铋剂等；检查前1天进食少渣易消化的食物、晚饭后禁食、禁饮；胃潴留患者检查前1天清除胃内容物；上消化道出血者一般在出血停止和病情稳定数天后方可检查；疑有胃肠穿孔、肠梗阻者及3个月内的孕妇禁止检查。

C. X线结肠双重对比造影检查：于肠道清洁后，经肛门注入适量气体，然后经直肠灌入浓度60％～120％W/V的硫酸钡，透视下改变体位，以使钡剂充盈。检查前连续2日无渣饮食，遵医嘱口服缓泻剂将肠内容物排空；检查前24 h内禁服所有影响肠道功能及X线显影的药物；忌用清洁剂洗肠；钡剂温度与体温基本一致；排便失禁者可改用气囊导管，以免钡剂溢出。

② 碘剂造影检查

A. 检查前准备

• 评估与告知：造影检查前询问患者有无造影检查的禁忌证，包括既往有无过敏、甲状腺功能亢进、糖尿病肾病、肾功能不全等病史；

• 签署知情同意书：使用碘对比剂前，患者或其监护人应签署"碘对比剂使用患者知情同意书"。

B. 碘过敏试验（一般无须碘过敏试验）

• 预防碘对比剂不良反应：尽量选用非离子型等渗性对比剂，尤其是高危患者。建议在碘对比剂使用前后给予充足的水分，利于对比剂的排出；

- 配备抢救用物及建立碘对比剂不良反应应急机制。

C. 检查后处理

- 留置观察：患者需留置观察至少 30 min,高危患者应留置观察更长时间。

- 碘对比剂副反应的分级与处理：副反应分轻、中、重三度,其中,轻度表现为发热、恶心、皮肤瘙痒、皮疹等;中度表现为寒战、高热、头疼、眩晕、胸闷、心悸、皮疹、呕吐等;重度表现为胸闷、心悸、面色苍白、意识丧失、血压下降等。对于头晕、发热、恶心等一般的对比剂副反应可给予对症处理,寒战、高热、胸闷、心悸等中重度反应者在给予对症处理的同时必须立即终止应用造影剂。对于较严重的过敏者,及时给予抗过敏、扩容和吸氧等抗休克处理。

- 碘对比剂血管外渗的表现与处理：一旦发生外渗,应立即停止注射,于拔针前尽量回抽外渗的对比剂,局部予以冰敷,密切观察 2～4 h,必要时请相关医师会诊。外渗局部皮肤采用地塞米松或利多卡因局部湿敷,或透明质酸酶局部注射。48 h 内抬高患肢使其高于心脏平面。必要时进行患肢 X 线拍片监护渗出范围,住院观察 24 h。

③ 冠状动脉造影检查

A. 检查前准备：向家属交代病情、检查目的及可能出现的问题,以取得家属的同意并签署"介入手术知情同意书";造影前检查出血时间、凝血时间、血小板计数、凝血酶原时间等;术前 1 日备皮;禁食 6 h 以上;心电监护;训练深吸气、憋气和强有力的咳嗽动作以配合检查;必要时给予镇静剂。

B. 检查中监护：检查过程中严密观察病情,保证液体通路通畅,及时用药,配合医生参加抢救工作。

C. 检查结束后处理：穿刺部位加压包扎 6 h;穿刺侧肢体限制活动 6～12 h,注意观察动脉搏动和远端皮肤颜色、温度及穿刺处有无渗血。一般于造影次日即可解除加压包扎,并下地行走。鼓励患者多饮水,以促进对比剂的排泄。插管造影历时较长者,可给予抗生素防感染。

(3) 计算机体层成像(CT)检查的准备

① CT 平扫检查

检查前须将详细病情摘要等相关资料提供给 CT 医生以备参考;去除检查部位衣服上的金属物品或饰品;检查前指导患者进行平静呼吸及屏气训练,以在检查时能够保持体位不动;生命垂危的急诊患者须在急诊医护人员监护下进行检查;不能配合的患儿可采用镇静措施;不宜做本检查者为妊娠女性、情绪不稳定或急性持续痉挛者。

上腹部检查者检查前 1 周内不可做钡剂造影;检查前禁食 4～6 h;检查前 30 分钟口服 1.5％～3％泛影葡胺溶液 500～800 ml,临检查前再口服 200 ml。盆腔检查者检查前晚口服缓泻剂;检查前嘱患者饮水。

② CT 对比增强扫描检查

对比增强检查的患者需要注射碘对比剂。

(4) 磁共振成像检查的准备

① 检查前准备：磁共振检查时间较长,环境幽暗,噪声较大,应提前告知患者;嘱患者全身放松、平静呼吸,配合医师语言提示;带有义齿、手表、钥匙等金属物品或有磁性物的患者不能进行检查,以免发生意外;检查前请患者自备纯棉睡衣或换上专用的衣服和拖鞋;检查头、颈部的患者在检查前 1 天洗头,勿用护发品;眼部检查前勿化妆;腹部增强检

查前 4 h 禁食、禁饮；胰胆管成像检查前禁饮 6 h 以上；盆腔检查膀胱须充盈中等量尿液。

② 检查后处理：严密观察钆对比剂的不良反应；注射对比剂后嘱患者在候诊厅留观 30 min 后再离开，同时告知患者，若离院后出现不适，请速到就近医院诊治；磁共振检查室备好急救药品和物品；钆对比剂血管外渗的处理可参照碘对比剂。

2. 超声检查的准备

(1) 常规超声检查准备

超声检查前就检查的必要性、安全性和检查步骤对患者进行解释和说明，以缓解其紧张心理，配合检查。

(2) 腹部超声检查

① 常规肝脏、胆囊、胆道及胰腺检查：一般空腹进行，必要时饮水 400～500 ml，使胃充盈作为透声窗，以使胃后方的胰腺及腹部血管等结构充分显示。

② 胃肠检查：空腹检查，检查前需饮水或服胃造影剂，以显示胃黏膜及胃腔。必要时需口服甘露醇清洗肠道。

(3) 泌尿生殖系统超声检查

① 常规早孕、妇科、膀胱及前列腺检查：患者于检查前 2 h 饮水 400～500 ml 以适当充盈膀胱。

② 经阴道超声检查：检查对象需为已婚患者，检查前排空膀胱。一般于非月经期检查，必要时月经期亦可检查。

(4) 心血管系统超声检查

① 常规心脏、大血管、外周血管检查：一般无须做特殊准备。

② 经食管超声心动图检查：检查前禁饮 8 h 以上，检查后 2 h 内禁饮。检查前需患者签署知情同意书。

(5) 其他部位超声检查：常规浅表器官及颅脑检查，一般无须做特殊准备。

(6) 特殊情况超声检查

① 婴幼儿或检查不合作者：可予以水合氯醛灌肠，待患者安静入睡后再进行检查。

② 超声引导下穿刺：向患者说明与检查有关的并发症，取得患者或其亲属知情、签字后方可进行检查；禁饮 8～12 h；疑有出血的患者，术前应检测血小板计数、凝血酶原时间及凝血酶原活动度。

③ 超声造影：一般无须做特殊准备。

(二) 常见病变的影像学表现

1. 呼吸系统

(1) 大叶性肺炎：X 线表现肺内渗出病变影像融合成大片状密度增高影，其边缘模糊。

(2) 肺脓肿：X 线表现为肺内病变组织发生坏死、液化，经支气管引流咳出，形成圆形或椭圆形的透亮区（密度减低区）。

(3) 阻塞性肺气肿：X 线表现为肺野透亮度增高，肺纹理稀疏，肋间隙增宽等。

(4) 阻塞性肺不张：共同 X 线表现为肺内大片状密度增高影，同时不张的肺组织体积缩小。

(5) 中心型肺癌：右上中心型肺癌典型的 X 线表现为右上肺叶密度增高影，其病变的下缘呈"反 S"征。

（6）周围型肺癌：肿块直径小于 2 cm 为结节，大于 2 cm 为肿块。X 线表现为肺内结节状或团块状密度增高影，边界清楚但不光滑，可有分叶或毛刺，还可出现胸膜凹陷征。

（7）游离性胸腔积液

① 少量胸腔积液：积液量达 300 ml 以上，X 线表现为肋膈角变钝、变平，液体随呼吸和体位改变而移动；

② 中等量胸腔积液：X 线表现为患侧中下肺野呈均匀致密影，其上缘呈外高内低的斜形弧线影（典型影响特征）；

③ 大量胸腔积液：X 线表现为患侧肺野均匀致密影，仅见肺尖部透明，同侧肋间隙增宽，膈下降，纵隔向健侧移位；

（8）气胸：X 线表现为肺体积缩小，被压缩的肺边缘呈纤细的线状致密影，与胸壁间呈无肺纹理的透明区。

2. 循环系统

（1）二尖瓣型心脏：又称梨形心，X 线表现为主动脉结变小，肺动脉段凸出，右心室增大，心尖部圆钝上翘。

（2）主动脉型心脏：又称靴形心，X 线表现为主动脉结凸出，肺动脉段凹陷，左心室增大，心尖向左下延伸。

（3）普大型心脏：X 线表现为心脏轮廓均匀向两侧增大，肺动脉段平直，主动脉结多正常。

3. 消化系统

（1）胃及十二指肠溃疡：切线位表现为胃肠道局部腔外突出的龛影，呈圆形或椭圆形，边缘光整；正位表现为中心密度高的小圆点，周围有带状透明区环绕；在溃疡愈合的过程中，龛影的周围出现黏膜集中，呈车轮状或辐射状。

（2）胃肠道肿瘤：表现为胃肠轮廓某局部向腔内突入的密度减低区，为充盈缺损。

4. 骨骼与肌肉系统

（1）骨折

① 长骨骨折：X 线表现为局部不规则的透明线，称骨折线。

② 脊椎骨折：X 线表现为椎体压缩成前窄后宽楔形改变，椎体中央可见横行不规则致密带影，病变处上、下椎间隙多正常。

（2）退行性骨关节病：关节面边缘唇状骨质增生，关节面凹凸不平，致密、硬化，关节面下可有囊状改变，关节间隙狭窄，关节内可有骨性游离体。

5. 中枢神经系统

（1）脑梗死：发病 1 天后 CT 平扫可表现为低密度病灶，部位和范围与闭塞血管供血区一致，多呈扇形。

（2）脑出血：急性血肿期 CT 表现为边界清楚的肾形、类圆形或不规则形均匀高密度影，周围水肿带宽窄不一，可致局部脑室受压移位。

（三）临床见习

学生符合下述两个条件后方能进入临床见习环节。第一，学生通过互查能够熟悉常见影像学检查的内容与流程。第二，学生能够熟悉地辨别异常影像学检查结果。临床见习时，临床指导教师根据临床病例选择一个常见的影像学检查进行示范性带教，然后 4～5 位学生组成一组，分组开展临床见习。教师需为每组学生提供临床真实的患者或标准化患者的影像学检查结果,教师向学生介绍患者或标准化患者的病史情况后,由一位学生在教师的指导下对该影像学检查结果进行分析,其他学生进行纠正和补充。临床见习结束前,带教教师进行点评。临床见习结束后,每位学生需撰写临床见习报告,教师需对每组学生的表现进行综合评价。

四、健康评估思维训练

（一）问题引导

结合导入案例分析患者影像学检查（CT、X线检查、MRI）可能出现的异常结果。

（二）思维训练引导

从上述问题判断该患者该做何种影像学检查？该如何对患者进行指导？影像学常规检查的主要内容有哪些？该患者的哪些检查结果有助于疾病的诊断？

骨骼与肌肉常见放射性检查：

1. X线检查

（1）透视：多用于骨折复位。

（2）摄影：骨骼与肌肉具有良好的自然对比,X线摄影是骨关节系统最基本的检查方法,多数疾病通过X线平片即可诊断。常规摄影体位包括正位、侧位,必要时加斜位、切线位、轴位等,摄影时要包括周围的软组织及邻近的关节,脊柱摄影时要包括相邻部位,以用于定位。

2. CT检查　当临床和X线诊断有疑难时,常选用CT做进一步检查,根据扫描部位和范围选择合适的扫描参数。对于骨骼解剖较复杂的部位如骨盆和脊柱等可首选CT检查。常需要骨窗（观察骨结构）和软组织窗（观察周围软组织）。

（1）平扫：检查时尽量将病变及其对侧对称部位同时扫描,以便做两侧对照观察。

（2）增强：对于骨骼病变的软组织肿块和软组织病变常需进行增强扫描帮助确定病变的范围和性质。

3. DSA检查　较少使用。

4. MRI检查　对骨病变软组织疾病具有良好的分辨率,对钙化和细小骨化的显示不如X线和CT。

（1）平扫：SE和FSE的T_1WI和T_2WI是基本的扫描序列,且常使用脂肪抑制技术,根据扫描部位和病变选择横断、冠状、矢状或各种方向的切面。一般而言,对于一个部位至少应有包括T_1WI和T_2WI在内的两个不同方向的切面检查。

（2）增强：其目的和意义与CT增强扫描相同。

骨巨细胞瘤长骨巨瘤线平片典型表现：病变发生在骨端,直达关节面下,多为偏侧性、膨胀性骨破坏,破坏区与正常骨交界清楚但不锐利、无硬化,骨皮质变薄,甚至周围仅见以薄层骨性包壳。骨质破坏区内可见数量不等、比较纤细的骨嵴,形成大小不一的分隔。CT上表现为位于骨端的囊性膨胀性骨破坏区,骨壳基本完整,多呈断续状。骨壳外缘光整,内缘多呈波浪状,骨破坏区内为软组织密度影。肿瘤在$MRIT_1WI$上表现为低信号,T_2WI上为高信号。部分肿瘤内可呈分房样改变。肿瘤内出血则在T_1WI和T_2WI均表现为高信号。

（三）思考

1. 胃肠钡餐检查前应做好哪些准备工作？
2. 腹部超声检查前应如何准备？

五、护理思维训练

（一）护理诊断

1. 疼痛　与疾病累及部位有关。
2. 躯体移动障碍　与骨巨细胞瘤有关。
3. 潜在并发症　病理性骨折。

（二）护理措施

1. 一般护理　评估患者躯体移动障碍的程度，指导和鼓励患者最大限度地完成自理活动，卧床期间协助患者洗漱、进食、大小便及个人卫生等活动，在移动患者时保证患者安全。鼓励患者进行功能锻炼，预防肌萎缩和关节僵硬。指导患者及家属出院后的功能锻炼方法，以及如何使用辅助器材等。

2. 饮食护理　患者应适当多摄入富含蛋白质的食物，适量多吃蔬菜、水果和其他植物性食物，多吃富含矿物质和维生素的食物，限制精制糖摄入。

① 平衡膳食：即通过食物摄入能够满足身体营养需求的多种营养素。其中尤其应保证足够的能量和蛋白质摄入，以利于维持体重稳定。

② 食物选择多样性，搭配合理：建议每日应摄入 20～30 种食物，2/3 是植物性食物，1/3 是动物性食物。植物性食物不仅提供机体丰富的碳水化合物，还富含多种防癌的维生素、微量元素及植物化学物，大多数具有肿瘤预防作用的膳食主要是由植物来源的食物组成的。动物性食物如肉、蛋、奶富含丰富的优质蛋白质，有利于肿瘤患者机体组织重建，免疫细胞更新。

3. 用药护理　根据医嘱给予药物治疗，并注意观察药物疗效及其不良反应，若有异常应及时汇报给医生。给患者讲解化疗药物作用、用法以及可能存在的不良反应，指导患者做好不良反应的预防及监测。

4. 疼痛护理　评估疼痛等级，与患者讨论疼痛的原因和缓解疼痛的方法。疼痛较轻者可采用放松疗法等；疼痛严重者，遵医嘱应用芬太尼、哌替啶等镇痛药物，以减轻疼痛。尽量减少护理操作中的疼痛，避免不必要的搬动。

5. 心理护理　骨巨细胞瘤为潜在恶性肿瘤，患者担心手术和预后。与患者沟通，了解患者的疑虑，有针对性地予以指导，减轻焦虑与恐惧，保持患者情绪稳定，使患者能接受并配合治疗。

6. 预防并发症　保持患者肢体功能位，协助患者经常翻身，更换体位，严密观察患侧肢体血运和受压情况，并做好肢体按摩，适当使用气圈、气垫等抗压力器材，采用预防便秘的措施（充足的液体摄入量、多纤维饮食、躯体活动、缓泻剂）。若患者骨质破坏严重，应用小夹板或石膏托固定患肢。对股骨近端骨质破坏严重者，除固定外，还应同时牵引，以免关节畸形。帮助患者活动时，动作要轻，一旦发生骨折，按骨折患者常规护理进行。

（三）护理操作

轮椅运送法

【操作目的】

护送不能行走的患者入院、出院、检查、治疗或室外活动。

【评估】

1. 评估患者的病情、意识状态、心理状态、认知程度、合作程度等,并做好解释。

2. 评估患者肢体活动情况以及有无下肢溃疡、浮肿等。

3. 评估轮椅各部件性能是否良好。

4. 评估地面是否整洁干燥、环境是否宽敞,便于轮椅通行。

【准备】

1. 护士　衣帽整洁、修剪指甲、洗手、戴口罩。

2. 患者　了解轮椅运送的目的、方法及注意事项,能主动配合。

3. 用物　轮椅,根据季节备保暖用品(如毛毯、别针),必要时备软枕。

4. 环境　移开障碍物,保证环境宽敞。

【操作步骤】

1. 检查轮椅性能,备齐用物至床旁,核对、解释,说明操作目的和配合方法。

2. 协助患者下床

(1) 轮椅背与床尾平齐,面向床头。

(2) 固定刹车。

(3) 翻起脚踏板。

(4) 需要毛毯时,将毛毯平铺在轮椅上,使毛毯上端高过患者肩部约 15 cm。

(5) 扶患者坐起穿衣,穿鞋。

3. 安置患者坐轮椅。

(1) 协助患者坐入轮椅中,扶住椅子扶手,尽量往后坐并靠紧椅背。

(2) 翻下脚踏板,脱鞋后让患者双脚置于其上(必要时垫软枕)。

4. 包裹保暖。

5. 鞋子装入椅背袋内。

6. 整理床单位成暂空床。

7. 观察患者,确定无不适后,松开刹车,推患者至目的地。

8. 协助患者下轮椅

(1) 将轮椅推至床尾使椅背与床尾平齐,患者面向床头,固定刹车,翻起脚踏板,穿鞋。

(2) 解除患者身上固定毛毯用的别针,协助患者站起、转身,坐于床沿。

(3) 协助患者脱去鞋子及保暖外衣,躺卧舒适,盖好盖被。

(4) 整理床单位。

9. 推轮椅至原处。

10. 终末处理。

【评价】

1. 搬运安全、顺利,患者主动配合。

2. 患者舒适,及时发现病情变化。

【注意事项】

1. 经常检查轮椅,保持各部件良好,随时取用。

2. 妥善安置患者体位,嘱患者抓紧扶手;遇到下坡时推轮椅速度要慢,注意推送方向,防止患者下滑,保证安全。

3. 患者如果有下肢浮肿、溃疡或关节疼痛,可在轮椅脚踏板上垫一软枕。

4. 注意观察患者面色和脉搏,有无疲劳、头晕等不适,保证患者安全、舒适。

5. 根据室外温度适当地增加衣服、盖被(或毛毯)以免患者着凉。

6. 过门槛时跷起前轮,避免过大震动。

六、知识拓展

放射学中人工智能的应用

在医疗保健领域,人工智能正在成为许多应用的主要组成部分,包括药物发现、远程患者监测、医疗诊断和成像、风险管理、可穿戴设备、虚拟助手和医院管理等。许多具有大数据组件的领域,例如 DNA 和 RNA 测序数据的分析,预计也将从人工智能的使用中受益。依赖影像学数据的医疗领域,包括放射学、病理学、皮肤病学和眼科,已经开始从人工智能方法的实施中受益。在放射学领域,训练有素的医生评估医学图像并报告结果,以检测表征和监测疾病。这种评估通常以教育和经验为基础,具有一定的主观性。与这种定性推理相反,人工智能擅长识别成像数据中的复杂模式,并且可以以自动化的方式提供定量评估。在临床工作流程中,人工智能可作为协助医生的工具,进行更准确和可重复的放射学评估。

目前,结合基于大数据与深度学习技术的 AI 算法,可根据患者的性别、年龄和体位,自动根据扫描协议精准匹配扫描部位,达到系统智能判别,每次操作激发系统提前准备下一步操作。该算法优化检查流程、提高扫描速度,覆盖人体 CT 日常扫描范围的 70% 部位,并在临床上广泛使用。此外,基于智能剂量调制技术,能够根据患者解剖信息优化扫描剂量分布,使得不同体型的患者扫描均可获得质量一致的图像结果。通过和商业迭代重建技术生成的低剂量 CT 图像相比较,AI 算法可以将低剂量 CT 图像转换为高质量的图像。AI 可以通过算法的图像映射技术,将采集的少量信号恢复出与全采样图像同样质量的图像,而且使用图像重建技术,可以由低剂量的 CT 图像重建得到高剂量质量图像。在满足临床诊断需求的同时,降低辐射的危害。基于 AI 人工智能的影像诊断系统成为临床医生的"AI 助理",可快速从海量影像中预筛出正常影像,只将有疑似疾病的影像提交医师阅读,大幅减轻医师的阅片量。

目前广泛使用的 AI 方法有两类。第一种使用手工制作的工程特征。这些特征根据数学方程(如肿瘤纹理)进行定义,因此可以使用计算机程序进行量化。这些特征被用作最先进的机器学习模型的输入,这些模型经过训练,可以支持临床决策的方式对患者进行分类。虽然这些特征被认为是歧视性的,但它们依赖于专家的定义,因此不一定代表手头歧视任务的最佳特征量化方法。此外,预定义的特征通常无法适应成像方式的变化,例如计算机断层扫描(CT)、正电子发射断层扫描(PET)和磁共振成像(MRI)及其相关的信噪比特征。第二种方法为深度学习算法。人工智能研究的最新进展催生了新的、非确定性的深度学习算法,这些算法不需要明确的特征定义,代表了机器学习中一种根本不同的范式。深度学习的基本方法已经存在了几十年。然而,直到最近几年才有足够的数据和计算能力。如果没有显式的特征预定义或选择,这些算法通过导航数据空间直接学习,从而提供卓越的解决问题的能力。虽然已经探索了各种深度学习架构来解决不同的任务,但卷积神经网络(CNN)是当今医学成像中最普遍的深度学习架构类型。典型的 CNN 由一系列层组成,这些层依次将图像输入映射到所需的端点,同时学习越来越高级的成像特征。从输入图像开始,CNN 中的"隐藏层"通常包括一系列卷积和池化操作,分别提取特征图和执行特征聚合。然后,这些隐藏层之后是完全连接的层,在输出层产生预测之前提供高级推理。CNN 通常使用标记的数据进行端到端训练,以便进行监督学习。

其他体系结构,如深度自动编码器和生成对抗网络,更适合于对未标记数据执行无监督学习任务。迁移学习,或在处理稀缺数据时,经常使用在其他数据集上使用预先训练的网络。深度学习算法可以从数据中自动学习特征表示,而无须人类专家事先定义。这种数据驱动的方法允许更抽象的特征定义,使其更具信息性和可推广性。因此,深度学习可以自动量化人体组织的表型特征,有望在诊断和临床护理方面取得实质性进展。深度学习的额外好处是减少了对手动预处理步骤的需求。例如,为了提取预定义的特征,通常需要专家对患病组织进行准确分割。由于深度学习是数据驱动的,因此具有足够的示例数据,它可以自动识别患病组织,从而避免需要专家定义的分割。鉴于其学习复杂数据表示的能力,深度学习通常也对不需要的变异(例如读者间变异性)具有鲁棒性,因此可以应用于各种临床条件和参数。在许多方面,深度学习可以反映训练有素的放射科医生所做的事情,即识别图像参数,但也根据其他因素权衡这些参数的重要性,以得出临床决策。

人工智能在肿瘤学中的临床应用领域示例:

· 胸部影像学检查:肺癌是最常见和最致命的肿瘤之一。肺癌筛查可以帮助识别肺结节,早期识别和诊断对于患者的诊疗具有重要意义。人工智能(AI)可以帮助自动识别这些结节,并将其分类为良性或恶性。

· 腹部和盆腔影像学检查:随着医学成像的快速增长,特别是计算机断层扫描(CT)和磁共振成像(MRI),可以得到更多新的发现,如肝脏病变。AI 有助于将这些病变表征为良性或恶性,并优先对这些病变患者进行随访评估。

· 结肠镜检查:未被发现或错误分类的结肠息肉有患结直肠癌的潜在风险。虽然大多数息肉最初是良性的,但随着时间的推移,它们可能会变成恶性。因此,使用强大的基于 AI 的工具进行早期检测和持续监测至关重要。

· 乳房 X 线检查:筛查乳房 X 光检查在技术上很难专业解释。人工智能可以帮助解释,部分通过识别和表征微钙化(乳房中钙的小沉积物)。

· 脑成像:脑肿瘤的特征是组织异常生长,可能是良性、恶性、原发性或转移性,人工智能可用于进行诊断预测。

· 放射肿瘤学:放射治疗计划可以通过分割肿瘤以优化辐射剂量自动化。此外,通过时间监测评估治疗反应,这对于成功评估放射治疗工作至关重要。人工智能能够执行这些评估,从而提高评估的准确性和速度。

随着 5G 正式商用的到来以及与大数据、"互联网＋"、AI、区块链等前沿技术的充分整合和运用,有助于实现远程近乎无延迟的数据通信。以影像设备和图像存储与传输系统影像数据为依托,通过大数据+人工智能技术方案,构建 AI 辅助诊疗应用,优化检查流程,提高影像医学图像质量并降低辐射剂量。相信在不远的将来,随着 AI 医学影像技术的发展和模式的创新,将在赋能医疗的路上越走越远,为实现精确诊断、精准治疗添砖加瓦。

七、榜样的力量

孙秀兰(女,1942—,第 32 届南丁格尔奖获得者)

主要事迹:1976 年唐山大地震,孙秀兰的母亲、儿子被灾害夺去了生命,幸存的幼子精神上受到严重刺激,丈夫也受了伤。为了患者,她以顽强惊人的毅力,夜以继日地投入抢救护理工作中。为了抢救一个患者,曾 23 个小时没合眼;为了患者,耽误了幼子的治疗;为了工作,她多次劳累过度发生晕厥。她常说"只要患者需要,我什么都愿意干"。在病房从事护理工作时,孙秀兰心中只有患者,经常带病坚持工作,把温暖送给了数不清的患者。她刻苦钻研业务技术,总结多年的临床经验、发表省市级以上论文 30 篇。走上护理部管理岗位后,依然每天都深入病房了解危重患者情况,检查护理质量,征求患者意见。遇到贫困患者,多次带头捐款并发动护理人员献爱心,温暖了无数患者的心田。孙秀兰还主持制订了《护理部 80 字规范》《护理质量控制考核标准》等各项规章制度,创造性地提出开展"五字工作法""五讲五比竞赛"和护理部副主任、护士长竞争上岗、新护士上岗授帽仪式等生动具体有教育意义的活动。多年来她将所获得的奖励基金献给了患者、灾区人民、优秀护士以及作为兴院基金。孙秀兰献身护理事业,凭借满腔热情和无私奉献精神,赢得了广大患者的信赖和医护人员的爱戴。

蒋玉宇　　王姗姗　　邹雪琼

训练十二　护理诊断

一、护理诊断概述

（一）护理诊断的发展史

护理诊断（又称护理问题）的概念最早于 20 世纪 50 年代由美国的克·马纳斯提出；1953 年弗吉尼亚·福莱就认为在护理计划中应包括护理诊断这一步骤，但未引起充分注意；1973 年，美国护士协会（ANA）正式将护理诊断纳入护理程序，授权在护理实践中使用，同年在美国召开了首届全国护理诊断分类会议，成立了全国护理诊断分类小组；1982 年召开的第 5 次会议因有加拿大代表参加，因此更名为北美护理诊断协会（NANDA）。至此，护理诊断发展十分迅速，且 NANDA 每一次会议都有新的护理诊断诞生，2000 年已经增加到 155 个。

在 20 世纪 80 年代初，护理诊断随责任制护理制度引进中国；1984 年，中华护理学会秘书长李学增概括编译"护理诊断"，比较系统地介绍了护理诊断；1986 年、1987 年，我国召开了两次全国责任制护理会议，护理诊断的概念得到来自全国各省市护理工作者的认可；1994年卫生部颁发《全国中等卫生学校十二个专业教学计划及教学大纲》，要求三年制中专护理第三轮规划教材按"护理程序"编写，护理诊断正式登上护校讲台；1996年，卫生部医政司护理处巩玉秀处长在"全国整体护理研讨会"上强调，要积极稳妥地开展整体护理。从此护理诊断被临床广泛应用，目前我国使用的是NANDA认可的护理诊断。

（二）当代护理诊断的定义

护理诊断：是护士关于个人、家庭或社区对现存的或潜在的健康问题或生命过程的反应所做的临床判断，是护士选择护理措施以达到预期目的的基础，也是健康评估的目的所在。

（三）护理诊断的分类

1. 现存性护理诊断　是对个人、家庭或社区现有的健康情况或生命过程的人类反应的描述。一般应具有诊断依据，如"皮肤完整性受损：与局部组织长期受压有关"。

2. 危险性护理诊断　是对一些易感的个人、家庭或社区对健康情况或生命过程可能出现的人类反应的描述。危险因素是一些能加强个体、家庭或社区的易感性以致不健康的环境因素和生理、心理、遗传或化学因素。

3. 健康促进护理诊断　是对个人、家庭或社区具有加强更高健康水平潜能的描述。

（四）护理诊断的记录

1. 现存问题的护理诊断　用三段式陈述，即PES（P指健康问题，是护理诊断的名称，是对个体健康现有的或潜在状况的描述，这些问题均反映了健康状况的变化，但并不说明变化的程度；E指原因或有关因素，即相关健康问题或与此相关的因素，或危险因素，原因常指引起该问题的直接因素，有关因素常指引起该问题的相关因素；S指症状和体征，是在患者身上观察到的一组症状和体征，往往是健康问题的重要特征）或PSE。表述方法为"诊断名称：症状体征：与……有关"。例如"语言沟通障碍：不能说话：与气管插管有关。"

2. 危险的护理诊断　用二段式陈述，即PE。有……的危险：与……有关。例如"有皮肤完整性受损的危险：与昏迷、大小便失禁有关。"

3. 健康的护理诊断　用一段式陈述，即P。表述方法：有……增强的潜力。例如："有母乳喂养增强的潜力。"

（五）护理诊断的原则

在确立护理诊断，进行诊断性思维的过程中，应注意遵循以下原则：

1. 及时性原则　要求护士对患者现存的或潜在的健康问题及其反应能够及早地做出判断。

2. 整体性原则　要将患者生命机体看作生理、心理和社会系统相互作用、相互联系、相互制约的有机整体，并以此为根据，进行综合地、全面地分析疾病对患者生理、心理及社会活动所产生的影响。

3. 准确性原则　护理诊断是护士为达到预期结果而选择护理措施的基础和前提，如果没有正确的护理诊断，护理措施就会不恰当，所以护理诊断必须准确无误。

4. 个性化原则　护士应根据患者的健康问题及反应的个体差异，具体分析制订个性化的护理计划，以满足患者的健康需求。

5. 动态性原则　要求护士用发展变化的观点认识患者的疾病及健康问题，把握其内在的联系,并随着病情的变化不断修正对护理诊断的认识和判断。

(六) 常见护理诊断定义

1. 营养失调　低于机体需要量:非禁食的个体,处于或有可能处于不一定有体重减轻,但是有营养摄入不足或代谢需要不足的一种状态。

2. 体液过多　个体处于细胞内液或组织间液过多的状态或处于有细胞内液或组织间液过多的一种危险状态。

3. 便秘　个体处于大肠瘀滞,导致很少(≤2 次/周)排大便和(或)粪便干硬的一种状态。

4. 气体交换受损　个体处于一种现存的或潜在的肺泡与血管系统之间气体(O_2 和 CO_2)的通过量降低的状态。

5. 睡眠型态紊乱　个体处于或有可能处于一种其休息方式的量和质的改变,且导致不舒适和影响正常生活的状态。

6. 躯体活动障碍　个体处于或有可能处于躯体活动受限的一种状态,但并非不能活动。

7. 活动无耐力　个体耐受日常需要的或希望进行的活动的生理能力的降低。

8. 自理缺陷　个体处于运动功能或认知功能受损,而导致完成各种自理活动能力下降的一种状态。

9. 知识缺乏　个体或群体处于对有关疾病或治疗计划的认知或技能不足的一种状态。

10. 语言沟通障碍　个体处于或有很大可能处于能够理解他人讲话,但自身语言能力下降的一种状态。

11. 焦虑　个体或群体面临模糊的、非特异性威胁时所经历的心神不安(恐惧、担心)的状态和自主神经系统的一类反应。

12. 恐惧　个体或群体在感知到可识别的危险时所经历的生理或情绪困扰的一种状态。

13. 清理呼吸道无效　个体因不能有效地咳嗽,处于一种呼吸状况受到威胁的状态。

14. 有感染的危险　个体处于易受机会性或致病性病原体(病毒、真菌、细菌、原生动物或其他寄生虫)侵犯的一种危险状态。

15. 有受伤的危险　个体由于感知或生理缺陷、危险意识不够或发育阶段的问题而处于有受伤害的一种危险状态。

16. 有皮肤完整性受损的危险　指个体处于或有可能处于表皮和(或)真皮极易发生改变的一种状态。

17. 有窒息的危险　个体处于极易喘不过气和窒息的一种危险状态。

18. 口腔黏膜受损　个体处于或有可能处于口腔破损的一种状态。

19. 体温过高　个体体温因外界因素的影响处于持续增高或有可能持续增高的状态,口温高于 37.8 ℃(100 ℉)或肛温高于 38.8 ℃(101 ℉)。

20. 疼痛　个体感到或自诉出现严重的不舒适或不舒服的一种状态。

（七）护理诊断的注意事项

1. 问题明确,简单易懂。

2. 一个诊断针对一组具体问题。

3. 护理诊断必须是根据所收集到的资料经过整理后得出的,不同的患者患有同样的病,不一定具有相同的护理诊断,要看患者的资料情况,要有足够的证据做出诊断。

4. 确定的问题是需要用护理措施来解决、缓解或进行监测的,而不能是与医疗范畴有关的问题。

5. 护理诊断应该为护理措施提供方向,所以对原因或有关因素的陈述必须详细、具体、容易理解。

（八）护理诊断的未来展望

1. 加强护理诊断的跨文化研究,建立适合我国的护理诊断体系

护理诊断的概念是由西方引入我国的,由于东西方文化背景不同,护理模式、观念存在差异,护理诊断在使用上有不适合我国护理现状的方面。对我国大多数护士而言,NANDA 确立的护理诊断比较抽象,表达与我们的习惯也不同,这使得护士在学习和应用时不能很准确、透彻地理解护理诊断的含义,在应用上易出现偏差。因此,护理诊断概念模糊一直是其运用过程中存在的主要问题。目前,国内已有不少学者对建立我国的护理诊断分类体系进行了研究,但他们的研究结果并不统一,难以推广使用。因此,应进一步加强对护理诊断的跨文化研究、比较研究、理论研究,依据国情和文化背景,逐步建立系统的、清晰的且适合我国国情的护理诊断体系。

2. 加强对护理诊断及相关知识的学习

重视培养护士的护理专业思维模式,护士在进行护理评估、提出护理诊断时需要有一个可遵循的思路,也就是能全面、准确地判断人类健康问题的思路,即护理专业思维模式。要正确地、有逻辑地提出护理诊断,就必须建立和发展专业思维模式;应认识到护理专业思维模式的重要性,在学习中有意识地加强训练。可开展以问题为中心的学习、病例分析等学习模式,训练诊断推理能力、评判性思维能力,加强信息的综合处理能力,逐步形成护理专业思维模式。

加强多学科知识的学习,护理诊断需要护士依靠其掌握的知识和临床经验,对人类健康问题进行判断和处理,知识的缺乏会制约护理诊断的灵活应用。护士应在加强专业知识学习的同时,有侧重地学习心理、人文、社会科学等多学科的相关知识,深入地理解、掌握和运用护理诊断,减少和避免护理诊断运用中存在的问题。

3. 进行护理诊断的教学改革先行教育

错误或陈述不清的护理诊断必然会困扰教师的教学过程和影响护士的学习,甚至对临床整体护理造成不良影响。因此,应在跨文化研究建立统一的护理诊断体系的基础上,用统一的标准与术语编写系统性教材,编写适合我国临床护理,体现护理诊断严谨性、科学性、逻辑性、条理性及层次性的护理诊断教科书。同时,增设护理诊断课程,进行有关护理诊断的名称、定义、相关因素、鉴别诊断、分类的系统教学;建立标准病例,运用多种教学方法,改进护理诊断教学。

护理诊断从提出到现在已有 50 多年的历史,其间也遇到了许多问题和困难;NANDA 每两年召开 1 次护理诊断会议,还要对护理诊断进行修订和增补。在如今的信

息化社会中,为了适应社会的需要,又有学者对护理诊断的应用性研究进行了探讨。可见护理诊断正处于发展阶段,而在发展阶段的事物遇到阻力和困难是必然的,只要我们认识到问题所在,针对性地解决问题,就能使这个理论发展得更完善,真正发挥其作用。同时加强对护理诊断的研究与学习,更清晰地认识护理诊断,更好地把握护理诊断的应用原则,正确运用护理诊断,切实考虑实际,准确运用相关基础知识,提高护理质量,以避免医疗事故的发生。

二、护理诊断步骤

护理诊断的步骤包括:收集资料、整理资料、分析资料、确立与修订护理诊断以及护理诊断排序。

（一）收集资料

护士通过问诊、体格检查、参阅实验室及其他辅助检查的结果获取资料。所收集的资料不仅包括患者的身体状况,还应包括其心理与社会状况;不仅包括来自患者及家属的主观资料,还包括通过体格检查、实验室及其他辅助检查所获得的客观资料。准确、全面、真实的资料收集是确定护理诊断的基础。为了确保所收集资料的质量,一方面,需要有认真负责的态度和丰富的专业知识做指导;另一方面,则应熟练掌握不同资料收集的方法和技巧,并在实践中不断摸索和总结经验,以保证所收集资料的全面性、真实性和准确性。

（二）整理资料

对患者的健康资料进行整理,是作出护理诊断的重要步骤。整理资料要先核实资料的真实性和准确性,然后检查资料的完整性,最后对资料进行分类与综合。

1. 核实资料的真实性和准确性　在完成资料的收集后,必须对资料的准确性和真实性认真核实。注意有无前后矛盾、存有疑问、模棱两可等情况。对于不真实的和相互矛盾的资料务必及时给予纠正;若有疑问,则需要进一步询问、检查以核实和确认。例如,患者血压测得结果是 180/150 mmHg,但观察并无高血压的反应与表现,经复测发现是由于第一次测量时血压袖带过松所致。因此,需多次核实资料的真实性和准确性,以便做出正确的判定。

2. 检查资料的完整性　在整理患者的健康资料时,应注意资料的完整性。往往第一次收集资料时易受患者健康状况和时间的限制,使资料有所欠缺。而由于个体差异因素,同一健康问题不同患者的表现也会存在差异,不同的健康问题可有不同的表现。所以在初次收集患者的健康资料时,经常出现共性方面的问题多,个性问题较少,使个性方面的资料不够全面和充分。所以在整理资料时,如果发现有所疏漏,应立即收集补齐。

3. 对资料进行分类与综合　完成对资料的真实性、准确性及完整性的核查后,还需要对现有资料进行分类并综合,以便确认患者在哪些方面存在着现存的或潜在的健康问题。目前国内比较常用的分类与综合的形式主要有以下三种:

（1）马斯洛需要层次模式:将所收集的资料按照马斯洛的五个需要层次,即生理需要、安全需要、爱与归属需要、自尊的需要、自我实现的需要进行分类。这种分类形式能协助护士从生理、心理及社会等各个方面进行资料的收集与分析,但与护理诊断无直接的对应关系。

（2）Majory Gordon 的 11 个功能性健康型态模式：根据所涉及的健康感知与健康管理、营养与代谢、排泄、运动与活动型态、睡眠与休息、认知与感知、自我概念角色与关系、性与生殖、应对与应激耐受、价值与信念共 11 个型态，整合相关的主观资料与客观资料。我国主要用以指导相关的主观资料的分类与综合，而对于其中的客观资料依然采取传统模式进行分类。目前该模式在国外应用较多。

（3）生理—心理—社会模式：该模式一般按主观资料与客观资料进行分类整理。主观资料又按生理、心理及社会系统进行逐级依次分类。客观资料则按来源分为体格检查及辅助检查等。该形式始于传统的医学模式，较符合资料收集的习惯，目前在我国临床上应用较为广泛。

上述三种方式都有各自优势和不足。护士可根据个人的知识基础、临床经验以及个人的护理理念选择不同的模式。

（三）分析资料

分析资料是对所收集的资料及彼此关系进行解释和推理的过程，以判断患者可能存在的或潜在的对健康问题的反应及可能的原因，最终做出相应的护理诊断。

1. 识别正常和异常　护士必须熟悉正常人的生理、心理和社会适应能力等诸方面的健康标准。不同民族、不同地区和文化背景的个体，其在生理、心理活动和社会适应能力方面表现存在差异，因此，护士不仅需要准确地掌握各种健康指标的参考标准，也要对正常和异常做出正确识别，充分认识到不同个体的健康状况表现具有复杂性和多样性，最终做出正确的判断。

2. 形成诊断假设　在初步判断出患者正常与异常的表现后，要将这些表现做进一步的分析与综合，并在此基础上分析彼此之间的区别与联系，进一步形成一个或多个诊断的假设。

（1）现存的护理诊断：是指那些此时此刻患者正经历着的问题，即患者已表现出来的症状，如"原有的舒适状况改变与股骨牵引的强迫卧位有关"，患者伴有疼痛、全身不适、睡眠不好、活动受限等一系列症状或体征。

（2）潜在的护理诊断：是指患者目前尚无某些特定的症状体征，但具有一些先兆或有某些危险因素存在，如果在护理中未考虑到其危险因素，未采取预防措施，患者就会发生问题。如"潜在跌伤、与肌无力有关"，对这些影响健康的潜在问题做出诊断称为潜在的护理诊断。还有一种"可能的护理诊断"类型，指当缺乏足够的资料来支持一个已存在的或潜在的护理诊断时，可写一个"可能的护理诊断"，此时，护士应继续针对该问题收集资料，根据补充的资料排除此诊断或进一步确定诊断。

在形成诊断假设的过程中需要注意的是：尽可能将有关信息综合考虑，不可根据单一的资料和线索简单得出结论；即使有多个资料和线索支持，也要注意是否还需要其他的资料支持；尽可能给出更多可能的诊断假设，以增加结论的准确性和全面性。

（四）确立与修订护理诊断

护理诊断是制订护理计划的依据，所提出的护理诊断必须真实、准确地反映患者的护理需求。因此，在此过程中需要经过反复分析、综合，对所提出的可能护理诊断进行评价和筛选。总体来说，分为以下三步：第一，初步诊断是否正确，需要在临床实践中进一步验证；第二，需进一步收集临床资料或核实数据，将发现的异常资料与护理诊断的诊断依据进行比较,以确认或否定原有诊断性假设;第三,随着被评估对象的健康状况的改变,其对健康问题的反应也在改变,因此需要不断重复评估以维护护理诊断的有效性。

（五）护理诊断的排序

临床上,一个患者常同时存在多个护理诊断和（或）合作性问题,此时需要按重要性和紧迫性排出主次顺序。一般按照首优诊断、中优诊断、次优诊断的顺序排列,同时也应注意排序的可变性。

1. 首优诊断　是指会威胁生命,需要立即解决的问题。如:清理呼吸道异物、有暴力行为的危险、体液严重不足等。在紧急情况下,可以同时存在几个首优问题。

2. 中优诊断　指虽不直接威胁患者生命,但也能够导致身体不健康或情绪变化的问题。如活动无耐力、身体移动障碍、皮肤完整性受损、有感染的危险等。

3. 次优诊断　指那些人们在应对发展和生活中的变化时产生的问题。这些问题并非不重要,而是指在护理安排中可以放在后面考虑。与上述问题的不同之处,还在于患者只需较少的帮助就能解决这些问题。如营养失调:高于机体需要量、缺乏娱乐活动等。

值得注意的是,有危险但尚未出现的问题不一定都是不应首先考虑的问题。如白血病患者化疗期间应首先考虑到患者有"感染的危险"。还应该注意的是主次顺序在疾病的全过程中随着病情的发展。所确立的护理诊断是否客观、准确,与资料的收集、整理和分析过程密切相关。因此,每个诊断环节都必须严谨求真。其中,对资料的整理、分析和判断过程是一个复杂的发现问题、分析问题和解决问题的临床思维过程,需要在实践过程中不断培养和提高。

三、护理思维训练

患者,女性,52 岁,一周前因急性阑尾炎而行阑尾炎切除术,昨起发现手术切口处红肿,伴有疼痛,并有脓性分泌物渗出。体检:T 39.1 ℃,R 22 次/分,P 104 次/分,Bp 120/75 mmHg,诊断为"术后感染"。

（一）黄某有哪些护理诊断,并分析护理诊断如何形成的?

1. 收集资料　对黄某进行问诊、体格检查、参阅实验室及其他辅助检查进行相关资料的获取。首先对黄某开展问诊。由于黄某是急性阑尾炎术后感染,问诊重点询问黄某的疼痛情况、性质（持续痛还是间接痛）、是否有腹部其他部位疼痛,有无尿频、尿急、尿痛,并按压伤口判断疼痛是否缓解。询问患者皮肤发热、红肿进展情况,针对患者的脓性分泌物,要重点询问分泌物的量（通过浸透纱布情况判断）、颜色、质,同时询问患者的体温情况,包括每天温度是否正常、持续发热或者间接发热,发热时是否伴寒战。体格检查患者的疼痛部位,触诊有无压痛和反跳痛以及腹壁紧张如何。收集患者心理和社会适应能力的状况,最后对患者的体温 39.1 ℃、呼吸 22 次/分、心率 104 次/分、血压 120/75 mmHg情况进行收集记录。

2. 整理资料　对收集到的患者的资料进行全面整理。第一,先核查资料的真实性和准确性,对患者的体温、呼吸、心率、血压情况进行核查,确保生命体征情况如实,同时,核查患者的手术切口红肿热痛及分泌物的情况,保证患者的主观资料和客观资料真实无误;第二,检查资料的完整性,看是否有缺漏,注意查阅患者一周前因急性阑尾炎而行阑尾炎切除术的护理记录情况;第三,按照生理—心理—社会模式,把患者自述发热恐惧的主观资料、社会适应良好、感到切口疼痛列在一起,把客观资料体格检查的患者切口红肿、有脓性分泌物渗出、体温39.1℃、呼吸22次/分、心率104次/分、血压120/75 mmHg列在一起。

3. 分析资料　对患者的生理、心理、社会适应能力进行识别。正常成年人腋下的温度是在36～37℃之间。正常成人的窦性心律,脉搏在60～100次/分之间。正常成人的呼吸次数在12～20次/分之间。血压的正常值,成人在静息状态下是140/90 mmHg以下。经对比分析发现患者体温、呼吸、心率均存在异常,发现患者手术切口处红肿,非正常皮肤状态,患者切口伴有疼痛,属于异常状态,患者切口有脓性分泌物渗出,亦属于异常。从而进一步形成诊断的假设,现存的护理诊断:疼痛,与术后切口感染刺激神经有关,主要依据是个体自述疼痛;体温过高,与切口感染引起的炎症有关,主要依据是患者温度39.1℃,超出正常范围;皮肤完整性受损,与术后感染所致切口红肿有关,主要依据是表皮和真皮组织破损,出现损伤;恐惧,与患者担心病情恢复有关,主要依据是患者自感恐惧。潜在的护理诊断:"潜在并发症:休克",主要依据是术后感染,若处理不当存在潜在并发。

4. 确立与修订护理诊断　此过程主要是验证初步诊断是否正确,随着被评估对象的健康状况的改变,其健康问题的反应也在改变,因此需要不断重复评估以维护护理诊断的有效性。在进一步核实数据时,把收集到的异常资料与护理诊断的诊断依据进行比较,对比发现完全符合,故确认原有诊断性假设成立。

5. 护理诊断的排序　按照首优诊断、中优诊断、次优诊断的顺序进行排列。

(1) 疼痛,与术后切口感染刺激神经有关。

(2) 体温过高,与切口感染引起的炎症有关。

(3) 皮肤完整性受损,与术后感染所致切口红肿有关。

(4) 恐惧,与患者担心病情恢复有关。

(5) 潜在并发症:休克。

(二) 黄某应实施哪些护理措施?

1. 一般护理　提供安静、舒适,温度、湿度适宜的环境,湿度在50%～60%,室温维持在18～22℃,根据患者个人舒适感提供体位,病房内避免人员过多走动。

2. 饮食护理　患者个人身体情况允许则给予高热量、高蛋白、高维生素饮食,嘱患者多食蔬菜、水果,避免便秘。少食多餐,避免暴饮暴食,患者疼痛剧烈时应禁食。

3. 对症护理　评估疼痛等级,与患者讨论疼痛的原因和缓解疼痛的方法。疼痛较轻者可采用放松疗法等;疼痛严重者,遵医嘱使用镇痛药物,以减轻疼痛。尽量减少护理操作中的疼痛,避免不必要的搬动。

物理降温可用如冷毛巾、冰袋、化学制冷袋进行局部降温,或温水拭浴、乙醇拭浴等方式进行全身冷疗降温;药物降温要遵医嘱进行,注意药物的剂量和用药后反应;实施降温措施30 min后应测量体温,并做好记录和交班。

对于切口的脓性分泌物渗出,可穿刺抽出脓液或拆除缝线及放置引流,排出脓液,并定期更换,促进伤口愈合。

4. 用药护理　根据医嘱给予抗生素药物治疗,并注意观察药物疗效及其不良反应,若有异常应及时汇报给医生。给患者讲解药物作用、用法以及可能存在的不良反应,指导患者做好不良反应的预防及监测。

5. 病情观察　监测生命体征如血压、脉搏、呼吸、面色、肢体温度等并准确记录,加强巡视,注意倾听患者的主诉,观察患者腹部体征的变化,发现异常及时通知医师并配合处理。

6. 心理护理　向患者详细介绍疾病相关知识并耐心解答患者提出的问题。通过同伴教育,促进患者与病友的交流,提高患者治愈疾病的信心。增强患者与家属的交流,提高患者的社会支持。做好患者的日常护理,减轻患者痛苦。

7. 并发症护理　密切观察患者变化,加强巡视,一旦发现患者有感染导致休克的表现,立即采取相应的抢救措施。

（三）对黄某进行物理降温操作

【操作目的】

1. 为高热患者降温。

2. 为患者实施局部消肿,减轻充血和出血,限制炎症扩散,减轻疼痛。

【评估】

1. 评估患者的年龄、病情、意识、心理状态、配合程度。

2. 评估患者局部组织状态及皮肤情况。

3. 评估用物是否准备齐全,是否在有效期内。

4. 评估环境是否宽敞、明亮,便于操作。

【准备】

1. 患者　取舒适卧位,提前如厕,了解物理降温目的、注意事项、方法及配合要点。

2. 护士　衣帽整洁,修剪指甲,洗手,戴口罩。

3. 用物

(1) 治疗车上层:水温计、治疗盘,治疗碗(内盛 25％～35％的乙醇 200～300 ml)或者脸盆内盛放 32～34 ℃温水 2/3 满、浴巾 1 条、小毛巾 2 条,病员服 1 套、冰袋及冰套(内盛冰块)、热水袋及热水套(内盛热水,一般成人 60～70 ℃,老人、婴幼儿及昏迷、感觉迟钝、循环不良者,水温不超过 50 ℃)。

(2) 治疗车下层:锐器盒、医用垃圾桶、生活垃圾桶。

4. 环境:清洁、安静,温湿度适宜,光线充足,必要时屏风遮挡。

【操作步骤】

1. 核对医嘱。

2. 核对床号、姓名、住院号,评估患者。

3. 洗手,戴口罩。

4. 备齐用物携至床旁,再次核对、解释,取得配合。

5. 酌情关闭门窗,拉隔帘,调节室温。

6. 松床尾盖被,协助患者脱上衣、松解裤带。

7. 置冰袋于患者的头部,放热水袋于患者的足底。

8. 擦浴方法:患者取仰卧位,暴露擦拭部位,大浴巾垫于擦拭部位下,小毛巾浸入温水或乙醇中,拧至半干,缠于手上成手套状,以离心方向边擦边按摩,每部位擦拭 2 遍,擦拭毕后用大浴巾擦干皮肤。擦拭顺序,先擦对侧上肢:颈外侧→肩→肩上臂外侧→上臂外侧→手背;对侧胸→腋窝→上臂内侧→前臂内侧→手心。

9. 依上法擦拭近侧上肢。

10. 协助患者翻身,背向操作者。

11. 腰背部:将浴巾搭于患者的背上,擦拭颈下肩部→骶尾部→右(左)肩胛→臀部。

12. 协助患者穿上衣,平卧。

13. 双下肢:协助患者脱去裤子,将浴巾搭于对侧下肢,下垫浴巾。外侧:擦拭髋部→下肢外侧→足背;后侧:臀下→大腿后侧→窝→足跟;内侧:腹股沟→大腿内侧→内踝。

14. 同法擦拭近侧下肢。

15. 注意观察有无寒战、面色苍白、脉搏和呼吸异常及用冷疗局部皮肤情况。

16. 协助患者穿好裤子,取出热水袋。

17. 协助患者取舒适体位,将呼叫器置于易取处,询问患者需要。

18. 整理床单位。

19. 酌情开窗,拉隔帘。

20. 处理用物。

21. 洗手,取口罩。

22. 半小时后,复测体温,如体温降至 38.5 ℃,应取下头部冰袋,并记录于体温单和护理记录单上。

【评价】

1. 告知患者操作目的,态度和蔼,语言亲和,内容简洁明了。

2. 擦浴宣教内容准确、客观、明了,沟通语言技巧性强,有规避风险的意识。

【注意事项】

1. 随时观察患者病情变化及体温变化情况。

2. 随时检查冰袋、冰囊、化学制冷袋有无破损漏水现象,布套潮湿后应当立即更换。冰融化后应当立即更换。

3. 观察患者皮肤状况,严格交接班制度,如患者发生局部皮肤苍白、青紫或者有麻木感时,应立即停止使用,防止冻伤发生。

4. 物理降温时,应当避开患者的枕后、耳郭、心前区、腹部、阴囊及足底部位。

5. 用冰帽时,应当保护患者耳部,防止发生冻伤。

四、知识拓展

中医护理诊断

随着护理诊断的广泛应用,目前中医护理诊断也开始普及。中医是我国传统文化的瑰宝,中医护理诊断也在医疗中发挥着尤为重要的作用。中医护理诊断认为人体是一个有机的整体,脏、腑、奇恒之腑虽然有各自的生理机能和特定的病理变化,但它们之间存在着必不可分的生理联系和病理影响,中医护理诊断是通过全面了解患者,收集资料加以整理,并运用中医的整体观和辩证观进行分析总结归纳后,采用护理手段和措施,在护理职责范围内解决或部分解决患者身心存在或潜在的健康问题。

辨证护理诊断和整体护理诊断组成了中医护理诊断。辨证护理诊断的内容可以针对患者的病性、病因、病位的不同特点提出具有代表性的症状或体征、潜在的病情转化问题等,而整体护理诊断包括生活起居、情志、饮食调养以及对疾病的认知能力等。因此,中医护理诊断的提出必须坚持辩证观和整体观。

确定中医护理诊断必须坚持收集资料、整理资料、辨证求因、确立中医护理诊断的步骤。第一,收集资料。在运用望、闻、问、切四诊方法来收集资料时要全面地掌握患者整体情况,充分考虑脏腑经络联系、患者个人体质状况、外界的影响等,不能孤立地只看局部。第二,整理资料。在进行资料整理分析时,要用脏腑、八纲、卫气营血辨证理论进行辨证分析,辨别疾病的病因、病性、病位深浅、虚实以及正邪之间的关系,才能判断出疾病的"证",从而正确确立中医护理诊断。第三,辨证求因。中医护理诊断的相关因素可从病因、病机来分析考虑。如:肝阳上亢型眩晕患者存在"急躁易怒"的健康问题,针对此"证",要充分考虑到引起的原因,在辨证分析肝阳的表现后得出相关因素为肝阳上亢肝性失柔所致。第四,确立中医护理诊断。护理诊断遵循"问题(P)"+[原因(E)+临床症状体征(S)],即 PES 公式来表达。而中医护理诊断则通过辨证观和整体观所收集资料的基础上,按 PES 方法归纳实施。最大的不同在于:把 PES 公式化为 PE 或 SE 公式,即问题加原因或症状,体征加原因,中医护理诊断的 P 或 S 部分与现代护理基本相同。而E(原因)部分有所不同。之所以出现这种原因是运用中医理论来分析考虑的。如:头痛与脑血管痉挛有关,而中医还分为风热、风寒、风湿上犯清窍等多种。

现代医学从健康自理能力方面、营养代谢方面、活动锻炼方面、睡眠方面、排泄方面、心理活动方面、感知能力方面、症状及体征等方面归纳出 128 个护理诊断,每一诊断有名称、定义、诊断依据以及原因、危险因素和促成因素。而关于中医护理诊断的描述,不必强求全部采用中医理论,例如:知识缺乏/与缺乏对本病的认识有关、自理能力缺陷/与肢体偏瘫有关等。但某些护理诊断是从中医护理评估中产生的,其依据是中医辨证作为健康问题和相关因素的分析,描述中可采用中医理论或增加中医辨证的相关因素,以更全面、细致地反映患者现存的或潜在的健康问题。例如:关于营养代谢方面的,可以提出:辛凉解表饮食的需要/与外感风热有关;关于饮食方面的,可根据患者的证候提出各种饮食的需要,如:滋阴饮食的需要/与肝肾阴虚有关、温补饮食的需要/与脾肾阳虚有关、清热生津饮食的需要/与燥热伤津有关等;关于排泄方面的,除西医护理诊断中的相关因素外可增加:便秘/与胃肠积热有关、或与气虚传导无力有关、与血虚津少有关、与饮食不节、过食辛辣有关等,以采取更有针对性的措施解决便秘问题;关于体温方面的,可提出:壮热(体温过高)、恶寒发热、寒热往来、但热不寒、畏寒肢冷等,可以更形象、准确地表述患者存在的健康问题的反应,其临床依据、相关因素各不相同,护理措施也完全不同;关于睡眠方面,可提出不寐、多梦易醒、入睡困难、早醒等,其相关因素中的病理因素除西医提出的以外,可增加饮食不节、胃中不和、肝火扰心、心神失守、气血不足、心神失养、痰热扰心、神不守舍等。以上是一些常见的中医护理诊断举例,但由于中医护理诊断博大精深,还有待进行专业的学术探讨和研讨,以确立一系列具有中国国情和中医特色的护理诊断。

五、榜样的力量

吴静芳(女,1926—2020,第 33 届南丁格尔奖获得者)

主要事迹:1926 年出生于河南省开封市,1943 年考入商丘圣保罗医院高级护士学校,从此便和护理事业结下了不解之缘。1944 年豫东霍乱流行,一批批的患者被抬进医院,她放弃听课,参加抢救,为患者清洗、喂药、打针。她不顾被传染的危险日夜工作在救护现场,抢救了很多贫苦农民的生命。抗美援朝战争期间,她志愿报名参加医疗团并担任护士长,以特殊的勇气和献身精神护理伤员。在血源不足时,为志愿军献血多次并立功受奖。1955 年,她放弃城市舒适的生活和优越的医疗条件,回到贫穷落后的商丘,甘愿长期在基层踏踏实实地从事临床护理和管理工作。在商丘地区医院,先后任护士、护士长、护理部主任,多次以"护理——社会上崇高事业,护士——人们给予的光荣称号"为题做报告,激发豫东地区广大新老护士的护理工作热情和信念,为稳定护理队伍做出了积极努力。

蒋玉宇　高　静

第 2 篇：综合训练

综合性能力训练　情景模拟案例（一）

> **能力提升目标**
> 1. 能正确识别胸痛的症状。
> 2. 能根据各种胸痛的特点分析胸痛的原因。
> 3. 能熟练进行问诊。
> 4. 能正确进行有针对性的护理体检。
> 5. 能应用健康评估知识对病情变化进行综合分析。

一、思维训练准备

（一）模拟情景布置

呼吸科病房，1 名责任护士，1 名 34 岁的新入院女性患者。责任护士需对该患者进行入院后的护理评估。

（二）场景用物、素材准备

听诊器、小毯子、洗手液、门诊病历、医嘱单、护理记录单、胸腔积液报告单、胸部 CT 片。

（三）角色准备

患者为标准化患者，责任护士负责问诊、护理体检。

二、思维训练内容

在不同的情景下，训练指导者提出问题，学生分成小组进行讨论、实操，结束后由指导者点评。

（一）情景 1 训练

> **情景 1**
> 患者，女性，34 岁。患者因胸痛、胸部 CT 示右侧胸腔积液入院。
> **标准化患者表述：**
> 患者表情沮丧，"我这里痛啊，已经好几天了。昨天做了 CT 后，医生就叫我住院了，要我好好检查。不知道得了什么病。"
> **胸部 CT 报告：**右肺上叶见一不规则中度强化影，右侧胸腔大量积液。

　　1. 问诊思维训练

　　(1) 问诊需要注意问诊的三个步骤：第一步是开场白，在此步骤中，责任护士进行自我介绍，简要说明问诊的内容和目的，并征得患者的配合。第二步是问诊的主体内容，包括现病史、个人史、既往史和家族史等。第三步是结束语，告知患者询问结束，后续会有什么处理。另外，需提醒患者有什么情况随时都可告知相关的医护人员。适当对患者进行心理疏导。询问时注意转折语句。

　　(2) 本案例的现病史采用时间顺序进行问诊，在询问时应注重胸痛原因分析：询问起病的原因，最初胸痛症状的特点，症状加重的原因，发生胸痛的时间、部位，胸痛的性质（钝痛还是锐痛，有无压榨样疼痛、放射痛、濒死感等），胸痛的频率，胸痛持续的时间，导致胸痛加重或减轻的因素。除了胸痛外还应询问患者有无其他症状，如有无呼吸系统疾病常见的发热、咳嗽、咳痰、咯血等。对于该患者，护理人员需关注患者活动耐力变化的情况。在整个疾病发展过程中，还需询问诊治经过，询问以往有无类似的情况发生，有无伴随症状。另外，询问与胸腔积液相关的疾病史，如肺结核等。询问有无吸烟等不良嗜好，有无传染病病史等。

　　(3) 本案例的难点：胸痛合并胸腔积液的原因分析，引导回忆胸痛的常见病因，不同病因胸痛的临床特点。提醒关注临床常见疾病引起胸痛的特征性症状。引导回忆胸痛合并胸腔积液的常见病因，提醒关注临床常见胸腔积液的两种类型，即渗出性和漏出性胸腔积液的区别。注意常见的胸腔积液有炎症性、结核性、癌性、低蛋白血症等引发的胸腔积液。伴随症状往往也能提示疾病的原因。本案例中实验室检查提示的占位性病变，对问诊有很好的指引作用。所以，要重点询问肿瘤、寄生虫方面的病史。另外，还要区分心脏疾病和肺脏疾病引起胸痛的差异。

　　2. 重点体格检查思维训练　　本案例应该重点检查胸廓、肺脏。根据案例资料，患者目前主要是胸痛、肺内占位性病变、胸腔积液。所以检查时应关注胸腔积液的阳性体征，肺内占位性病变在局部触诊、叩诊、听诊上会使体征复杂化。该患者视诊时，大量的胸腔积液会使患者出现患侧胸腔饱满，少量胸腔积液时不会出现患侧胸腔形态的变化。由于有大量积液，患者健侧肺脏可出现代偿性呼吸增强，在触诊时，可以发现健侧的呼吸动度增强，患侧减弱。积液的存在会使患者发出的语音传导受到阻碍，因此，患侧积液区的语音震颤减弱或消失，体格检查时也不会发现胸膜摩擦感和摩擦音。由于积液对肺脏的压迫，导致肺脏出现压迫性肺不张，因此，在积液的上方小部分区域可出现语音震颤增强的现象。叩诊时，积液侧的肺下界不能叩出，因为肺下界的叩诊是根据肺脏的清音变为肝上界浊音来确定的，积液的存在使上述的辨别方法无法使用。听诊时，在积液区听不到呼吸音。积液上方可以听到管状呼吸音，原理同触诊语音震颤。

　　3. 疾病知识思维训练

　　(1) 胸腔积液是什么？

　　正常情况下，胸腔中是存在少量液体的，因此人的生命得以正常维持。但如果胸腔内的液体异常增多,应及时进行治疗,否则将给人体造成危害。胸腔是肺和胸壁之间存在的一个潜在间隔。在正常情况下,人体胸腔中会存在着一层薄薄的液体。这些少量的液体能保持人体呼吸顺畅。但这些液体并不是一直静止不动的,人体每一次呼吸都会使这些液体有滤出和吸收的现象,这是一种平衡的状态。而当液体滤出过快,而吸收又过慢,就会产生胸腔积液。胸腔内的这种病理性的液体增多、积聚,是一种很常见的临床症候。根据发生机制的不同,胸腔积液可以分为渗出性及漏出性两类胸腔积液。胸腔积液的产生和很多基础性疾病相关。所以在进行胸腔积液的诊治时,应仔细询问患者的病史,精确诊断胸腔积液。

(2) 胸腔积液是怎么引起的

胸腔积液在内科的诊疗中十分常见。胸和肺膜的原发疾病可引起胸腔积液。有一些肺外的疾病也容易造成胸腔积液的现象,比如以下五种情况:第一种,胸膜内的毛细血管静水压增高。胸腔积液必须在人的体循环静水压增加时才能生成,患者如果因为充血而造成心力衰竭,有缩窄性心包炎这些现象会使静水压增加。进一步增加胸膜内液体的滤出量,造成胸腔积液。而这种胸腔积液属于漏出性胸腔积液。第二种,胸膜内的毛细血管通透性增加。当胸膜及其邻近组织发生炎症时,或是某些全身性疾病使胸膜受到影响,都可造成胸膜内的毛细血管通透性增加。在这种情况下,由于毛细血管变薄,迫使其中的液体、蛋白、细胞流到胸膜腔中,增加了胸腔积液中的蛋白含量,同时也增加了胸腔内的积液,造成渗出性胸腔积液。第三种,血浆胶体渗透压降低。蛋白丢失性疾病或是某些疾病引起蛋白合成减少、无法合成时,就会降低血浆中白蛋白的含量,降低血浆胶体渗透压。同时,毛细血管液体的滤出量在壁层胸膜内也会增加,在此时如果肾脏不能正常运转就会造成漏出性胸腔积液。常见的病因有肾病综合征、肝硬化、慢性感染等。第四种,壁层胸膜淋巴回流受阻。此淋巴系统具有一定的回吸胸腔液体的作用,当因为某些原因造成栓塞时,或是因为外伤而使其回流受阻,容易造成高蛋白现象,产生胸腔渗出液。第五种,损伤性胸腔积液。如果外伤造成食管破裂,或是胸导管破裂,或是因为胸主动脉瘤破裂等疾病,胸腔内则会出现血性、脓性、乳糜性渗出液。

(3) 胸腔积液的治疗方法

由于造成胸腔积液的原因不同,所以治疗方法也必须有针对性。针对以结核性胸腔积液、因肺炎引起的胸腔积液和脓胸、恶性胸腔积液、漏出性胸腔积液这四种积液应采取不同的措施。第一,结核性胸腔积液:这类胸腔积液治疗时可使用抗结核药物;因结核引起的胸腔积液,如果积液量少可不做抽取处理,但医生在诊断时需要对患者进行穿刺,如果是胸腔内积液量多,就需要进行抽液处理,抽液需每周进行 2~3 次,持续到胸腔积液被完全吸收;在抽液时,如果发现患者有一些异常反应,必须立即停止抽液。第二,因肺炎引起的胸腔积液和脓胸:此类疾病以遵循控制感染、适当引流、恢复肺功能为原则,在控制感染时,应用抗菌药物,同时配合全身给药及胸腔内给药。第三,恶性胸腔积液:治疗恶性胸腔积液,经常用到的治疗方法是胸穿抽液和胸膜固定术,恶性胸腔积液由于生成速度快,会严重影响患者的呼吸,甚至威胁生命,因此在胸腔积液抽取之后需要配合多种抗癌药物的使用。第四,漏出性胸腔积液:这种胸腔积液需先控制原发病,若积液量过大,造成患者症状严重,或是原发疾病无法有效控制,可进行胸腔闭式引流术帮助患者缓解症状。

(4) 胸腔积液病因

胸膜毛细血管内静水压增高(如充血性心力衰竭)、胸膜通透性增加(如胸膜炎症、肿瘤)、胸膜毛细血管内胶体渗透压降低(如低蛋白血症、肝硬化),壁层胸膜淋巴回流障碍(如癌性淋巴管阻塞)以及胸部损伤等,均可引起胸腔积液。临床常见病因如下:

① 漏出性胸腔积液:充血性心力衰竭、缩窄性心包炎、肝硬化、上腔静脉综合征、肾病综合征、肾小球肾炎、透析、黏液性水肿等引起的胸腔积液常为漏出液。

② 渗出性胸腔积液:胸膜恶性肿瘤,包括原发性间皮瘤和转移性胸膜瘤。胸腔和肺的感染,如结核病和其他细菌、真菌、病毒、寄生虫感染。结缔组织疾病,如系统性红斑狼疮、多发性肌炎、硬皮病、干燥综合征。淋巴细胞异常,如多发性骨髓瘤、淋巴瘤。药物性胸膜疾病,如溴隐亭、二甲麦角新碱、甲氨喋呤、左旋多巴等。消化系统疾病,如病毒性肝炎、肝脓肿、胰腺炎、食管破裂、膈疝。其他,血胸、乳糜胸、尿毒症、子宫内膜异位症、放射性损伤、心肌梗死后综合征等。

(5)胸腔积液检查

① 影像学检查

A. 胸片和胸部 CT:一般积液量在 200 ml 左右即可见到肋膈角变钝;包裹性积液局限于一处,不随体位改变而变动;胸部 CT 在显示积液的同时,还能显示肺内、纵隔和胸膜病变的情况,提示积液的病因。

B. 胸部超声:在胸膜脏层和壁层之间出现可随呼吸而改变的无回声区,是胸腔积液超声检查特征;胸部超声检查可估计积液量的多少,还可鉴别胸腔积液、胸膜增厚、液气胸等。对包裹性积液可提供较准确的定位诊断,有助于胸腔穿刺抽液。

② 胸腔穿刺抽液检查

A. 葡萄糖和 pH:测定胸液葡萄糖含量有助于鉴别胸腔积液的病因。

B. 酶:如乳酸脱氢酶、淀粉酶、腺苷脱氨酶等酶活性的测定,用于区分漏出液和渗出液,或鉴别恶性胸腔积液和结核性胸腔积液。

C. 脂类:积液中脂质的测定有助于鉴别乳糜胸和假性乳糜胸。

D. 胆红素:测定胸腔积液和血清胆红素的比值(大于 0.6)有助于渗出液的诊断。

E. 病原体:胸液涂片查找细菌及培养,有助于病原诊断。

③ 经皮胸膜活检

在 B 超或 CT 引导下进行经皮胸膜活检,对积液的病因诊断有重要意义。对上述检查不能确诊者,必要时可经胸腔镜或开胸直视下活检,是诊治胸腔积液最直接准确的方法。

(二)情景 2 训练

情景 2

患者入院后胸腔积液检查发现腺癌细胞。即行胸腔穿刺抽液及对症支持治疗,予以吉西他滨＋顺铂方案行二程化疗,患者除中度厌食及疲乏外,其他症状好转,于 1 月后出院。

胸部 CT 报告:右肺上叶不规则中度强化影缩小,胸腔无积液。

情景 2 问题

患者出院时,胸部体征与入院前比较有哪些变化?

体格检查思维训练

根据病情变化,胸部的阳性体征也会发生改变。案例中的胸腔积液消失,原有胸腔积液导致的阳性体征也会消失。肺内占位体积缩小,但病灶仍然存在。由此产生的阳性体征可能会因病变缩小而消失,或者部分阳性体征仍存在。肺脏占位的体积缩小,所以在视诊时,胸部外形恢复正常。患者的占位性病变缩小,因此,患者可能不会出现气急的症状,触诊时双侧的胸廓扩张度无改变。如果占位体积小,触觉语颤在占位性病变部位可能和其他部位的语颤一致。胸腔积液消失,胸膜摩擦感和胸膜摩擦音也是缺如的。叩诊时,病变侧因积液消失,呼吸音恢复,因此,可以听到肺泡呼吸音。但因占位仍存在并被正常肺组织包裹,所以占位部位肺泡呼吸音可出现减弱的情况。被肿块压迫的气管如果仍保持气道通畅,则此部位可闻及哮鸣音或管状呼吸音。

(三)情景 3 训练

情景 3

患者出院时精神尚可,但饮食睡眠较差,体重无明显变化。

情景 3 问题

如何对出院患者进行健康指导?

健康指导思维训练

健康指导应包含活动与休息、正确用药、饮食与营养、自我保健与复查四个方面的指导。第一是患者的活动与休息指导,由于患者进行了胸腔抽液,出院后短时间内应指导患者注意休息,避免过度劳累,日常活动量以不感到疲劳为宜,尽量减少出入公共场所,以免因患者的抵抗力低下而诱发感染,同时指导患者养成良好的睡眠习惯,睡前进行放松训练,防止睡眠规律紊乱,每日睡眠不少于 8 h,以保证体力恢复。第二是正确用药指导,由于患者出院后需要继续服药,要教育患者严格按医生规定的时间、给药途径、方法用药,若出院后有特殊情况,指导患者及时寻求帮助,若患者用药有异常反应指导其及时就诊,以免发生意外。第三是饮食与营养指导,指导患者养成良好的饮食习惯,定时定量,加强营养的摄入,忌烟、酒,注意食物中各种营养素的搭配,必要时请咨询营养师或医师。进餐时,室内应整洁,空气清新,食具清洁,食物烹调注意色、香、味,以促进患者的身体恢复。第四是自我保健与复查指导,疾病恢复期应指导患者学会自我调节,保持心理健康,多听轻松愉快的音乐,适当参加社会活动,教育患者多阅读有关疾病保健的杂志、书籍,增加自我保健知识。指导患者身体状况允许时可适当散步或遵医嘱逐步加大活动量。指导患者应听从医师的指导,定期复查。若有不适,应引起重视,及时就诊。

三、护理思维训练

(一)护理诊断

1. 疼痛:与肿瘤刺激胸膜神经有关。
2. 营养失调,低于机体需要量:与疾病消耗及化疗导致中度厌食有关。
3. 气体交换受损:与胸腔积液导致压迫性肺不张有关。

4. 焦虑:与担心病情变化有关。

(二)护理措施

1. 一般护理 为患者提供舒适安静的环境,保证患者休息,协助患者取患侧卧位,必要时用宽胶布固定胸壁,以减少胸廓活动幅度减轻疼痛。保持环境清洁,应保持通风保暖,做好物品及空气的清洁消毒,减少探视人数。

2. 饮食护理 指导并帮助患者在进餐之前获得休息的机会,以便有充分的精力进餐。就餐时以高热量、高蛋白质、高维生素饮食为主,同时限制液体的入量,以免胃部过度扩张,同时在饭前和饭后1 h避免摄取液体。鼓励家属携带患者特别喜好的家庭制作的食品。避免饮咖啡(会降低食欲)和碳酸饮料(导致饱胀感)。限制过量活动,活动量以能增加营养物体的代谢和作用、增加食欲为宜,建议患者少食多餐。

3. 对症护理 评估疼痛等级,与患者讨论疼痛的原因和缓解疼痛的方法。疼痛较轻者可采用放松疗法等;疼痛严重者,遵医嘱应用芬太尼、哌替啶等镇痛药物,以减轻疼痛。尽量减少护理操作中的疼痛,避免不必要的搬动。

保持室内空气新鲜,温湿度适宜。保持患者安静,避免剧烈吵闹,以减少氧的消耗,保持呼吸道通畅,鼓励患者进行有效咳嗽,翻身、拍背,每2~4 h一次。雾化吸入每日2次或8 h一次。保证液体的摄入量,多喂温开水,利于痰液排出。

4. 用药护理 根据医嘱给予药物治疗,并注意观察药物疗效及其不良反应,若有异常应及时汇报医生。给患者讲解化疗药物作用、用法以及可能存在的不良反应,指导患者做好不良反应的预防及监测。

5. 病情观察 密切观察患者生命体征的变化,尤其注意观察患者胸痛及呼吸困难的程度、体温的变化。监测血氧饱和度或动脉血气分析的改变。在胸腔穿刺过程中应注意观察抽液速度、抽液量及患者呼吸、脉搏、血压的变化,如出现呼吸困难、剧咳、咳大量泡沫状痰,双肺满布湿啰音,则有可能是胸腔抽液过快、过多使胸腔压力骤降,出现复张后肺水肿或循环衰竭,应立即停止抽液并给氧,根据医嘱应用糖皮质激素及利尿药,控制液体入量,必要时准备气管插管机械通气。若抽液时发生头晕、心悸、冷汗、面色苍白、脉细等表现应考虑"胸膜反应",根据医嘱采取相应措施。穿刺后仍需继续观察其呼吸、脉搏、血压的变化,注意穿刺处有无渗血或液体渗出。

6. 心理护理 在与患者建立良好的信赖关系的基础上,给予患者诚挚的安慰和鼓励,向患者讲解药物作用的不良反应,以及抽液的一系列注意事项、机理和优点,消除顾虑,坚定信心,使其愉悦地接受且配合治疗,耐心地解释患者突出的各种问题,消除不安情绪,以取得最佳的配合,并做好家属工作,共同配合给予心理支持。

(三)护理操作

PICC 维护

【操作目的】

1. 把潜在感染的危险降到最低。

2. 保持导管通畅。

3. 预防感染。

【评估】

1. 评估患者的年龄、病情、意识、心理状态、配合程度。

2. 评估患者的穿刺点有无发红、肿胀、渗血、渗液及硬结,评估导管有无移动、打褶、是否脱出或进入体内,评估敷料有无潮湿、脱落、污染,更换日期是否到期(至少每七天更换一次)。

3. 评估用物是否准备齐全,是否在有效期内。

4. 评估环境是否宽敞、明亮,便于操作。

【准备】

1. 患者 穿刺肢体保暖,取舒适卧位,提前如厕,了解输液目的、注意事项、方法及配合要点。

2. 护士 衣帽整洁,修剪指甲,洗手,戴口罩。

3. 用物

(1) 治疗车上层:安尔碘、无菌棉签、输液胶贴、垫巾、纸胶布、输液接头 1 个、抽好生理盐水 20 ml 注射器 1 个、10 cm×12 cm 透明敷料 1 贴、6 cm×7 cm 无纺布敷料 1 贴。

(2) 治疗车下层:锐器盒、医用垃圾桶、生活垃圾桶。

4. 环境 清洁、安静,温湿度适宜,光线充足,必要时屏风遮挡。

【操作步骤】

1. 洗手、戴口罩、铺垫巾。

2. 更换接头,揭开固定接头的胶布,清洁皮肤。检查接头有效期,用 10 ml 生理盐水注射器预冲接头待用。卸下旧接头,消毒导管接头外壁,连接新接头。

3. 冲洗导管,用 10 ml 生理盐水注射器脉冲式(推一下停一下)冲洗导管。当封管液剩余 0.5～1 ml 时边推边撤,实行正压封管。三向瓣膜式 PICC 导管生理盐水封管即可。

4. 更换透明敷料,按压穿刺点,自下而上拆除原有透明敷料。评估患者,仔细观察穿刺点皮肤有无异常,有无导管脱出。安尔碘消毒三遍(顺时针、逆时针导管),直径为 4～5 cm。消毒面积大于透明贴膜。消毒导管连接器,去除胶迹。调整导管位置,重新固定。贴透明贴膜:用纸胶布固定连接器翼形部分,贴透明贴膜。透明贴膜下缘对齐翼形部分胶贴的下缘,并用一条纸胶布打两折后蝶形交叉固定。注意贴透明贴膜时先沿导管边缘捏压贴膜,使导管与贴膜服帖,再将整片敷料压牢。

5. 在贴膜处记录更换日期和时间。

6. 门诊换贴膜患者用弹力绷带再次固定。

7. 住院患者,每周更换贴膜后在一般护理记录单上记录导管护理情况。

8. 严格无菌操作,不要用手触动贴膜覆盖区域内皮肤。

9. 疑有污染、出汗多、贴膜卷边等特殊情况,应随时更换。

【评价】

1. 操作中严格执行无菌操作,无污染。

2. 操作规范。

3. 人文关怀到位。

【注意事项】

1. 禁止使用小于 10 ml 的注射器冲管、给药;要采用脉冲式正压封管,以防止血液返流进入导管。遇导管堵塞时,分析堵塞原因,不应强行冲管;确认导管堵塞时,PICC 应遵医嘱及时处理并记录。

2. 可以加压输液或输液泵给药,但不能用于高压注射泵推注造影剂(三向瓣膜式导管)。

3. 去除敷料时要自下而上,切忌将导管带出体外,去除敷料时尽可能不污染贴膜下皮肤及导管。

4. 勿用酒精棉签消毒穿刺点,以免引起化学性静脉炎。

5. 将体外导管放置呈弯曲,以降低导管张力,避免导管移动。

6. 严格无菌操作,敷料要完全覆盖体外导管,以免引起感染。如发现污染、患者出汗多及敷料卷边时,应及时更换透明敷料。

7. 疑似体外导管被污染,可用洗必泰消毒。

8. 待完全干后再覆盖敷料。

9. 在治疗结束以后,大多数留置 PICC 患者均可顺利拔出导管,但仍有极少数患者会出现不同程度的拔管困难,如处理不当可能会造成导管在静脉内断裂及血管组织损伤,或血栓脱落,造成医疗纠纷等不良后果,故此操作必须引起重视。

10. 发生静脉炎伴拔管困难时,切忌强行拔管,以免加重血管收缩导致导管断裂。应暂停拔管,热敷局部并外涂喜疗妥(多磺酸黏多糖乳膏)以减轻疼痛,拔管无阻力感时再缓慢拔出。

11. 发生静脉血栓拔出导管时,请医生与患者谈话,告知拔管过程中血栓可能脱落的风险,待患者知情同意后方可拔管。拔管过程中观察有无栓子脱落栓塞其他重要器官的征象,备好急救车,做好床边抢救准备,确保安全。

四、知识拓展

家庭氧疗

临床上常见到一些患者因慢性阻塞性肺疾病或肺心病而住院,经治疗后病情基本得到控制,但由于有慢性呼吸功能不全,动则气急、发绀,生活质量较低下。此类患者需要继续进行长期氧疗,为节省费用,避免院内感染,只能在家庭中进行氧疗,因此称之为家庭氧疗。家庭氧疗是低氧血症患者公认的治疗选择。迄今为止,通过鼻插管的氧气输送是最常见的 LTOT 输送形式。在极少数情况下,可使用氧气面罩或经气管插管。

接受 LTOT 的患者应接受定期随访护理。对于病情稳定的患者,建议每三个月进行一次专科检查。除了记录患者的临床状况外,还用于确保是否仍继续需要 LTOT,以及控制规定的氧气流速的效率并评估治疗依从性。特别是在住院期间病情开始恶化的 COPD 患者,随着病情的改善,LTOT 的适应证可能会消失。此外,还应注意由于供氧过度成本高昂,并且患者对于这种治疗已经知道社会心理后果(例如,社会孤立、抑郁、对成瘾的恐惧),因此应在 8 周后应审查 LTOT 的适应证。

尽管 LTOT 出现了各类情况,但它仍然得到了充分证据的支持,这主要来自 1980 年初期对 COPD 患者进行的两项随机对照试验,当时无论是潜在的疾病还是并发症,COPD 的治疗方式都与今天截然不同。因此,我们不能假设以相同形式进行治疗,放在现在仍然有效。此外,对于非 COPD 的患者,目前的证据仍然薄弱。美国最近有一项发表在高级期刊上的研究,对这一问题的发现氧疗比预期贡献低,LTOT 可能对轻度低氧血症患者具有重大作用，不过该研究也有一些缺陷，例如选定的纳入标准（SpO_2：89%～93%）不是 LTOT 的共识标准，此外，该研究有几个方法学上的弱点（包括研究期间主要终点的变化、没有血气分析、没有对实际使用的 LTOT 持续时间进行客观控制等）。

有令人信服的数据可以证明 LTOT 的短期影响。这些包括提高运动能力、改善供氧和减少运动引起的呼吸困难。为了研究补充氧气对运动引起的低氧血症患者的重要性，标准化的运动方案依然很有用。

此外，评估每个人（休息、夜间和运动期间）所需的流速也很重要。通常，规定超过 24 h 的设定流速，但是，这并没有考虑到日常生活的实际需求。此外，必须确定最能满足患者需求的最合适的递送形式。氧气制造商应该能够衡量设备使用方面的合规性（这在技术上是可行的）。此外，改进的输送系统可以在增加需氧量的情况下提高 LTOT 的效率（例如，通过使用具有更大管腔直径和储氧器的鼻插管）。

鉴于其有效性值得怀疑、需要大量资源以及潜在的心理压力，不建议在运动期间为 COPD 患者补充氧气。目前，一些问题仍未得到解答，例如是否符合指南的靶向治疗低氧血症可以改善预后，或长期影响 LTOT 对纯粹运动引起的缺氧。关于后一个问题，英国胸科学会建议只有在证明运动耐力改善后才应在运动期间提供氧疗（证据级别 B）。这种方法是有道理的。但是，在德国指南更新（目前正在进行中）之前，2008 年指南仍然有效。对于其他与低氧血症相关的慢性疾病，没有可靠的数据证明 LTOT。尽管缺乏证据，但目前仍然正在推荐类似于 COPD 的处方。

一般来说，特别是对于临界适应证，应考虑家庭氧疗所带来的个人羞耻感、对社会排斥的恐惧和设备本身引起的并发症等负面影响，这些影响会带来更多的临床和预后后果。在这里，建议定期进行随访评估和与患者讨论。最后，关于 LTOT 是否对生活质量和死亡率产生有效的长期积极影响的这一核心问题仍未得到充分阐明。

对于未来展望，这里提供的证据清楚地表明，未来迫切需要高质量的研究来解决围绕 LTOT 悬置而未解决的问题。然而，鉴于所需的研究范围较大且成本较高，使之难以实现。关于氧气补充带来的生存益处的问题将很难以科学和伦理上可接受的方式来澄清。因此，在考虑 LTOT 适应征时，更重要的是强调与患者相关的成功标准，例如主观幸福感、运动能力、社会包容性的改善，从而提高受影响患者的整体生活质量。

五、榜样的力量

张水华（女，1933—，第 34 届南丁格尔奖获得者）

主要事迹：1953 年，张水华毕业于原杭州护士学校（现并入杭州师范大学），先后在中央直属机关第一人民医院、中央结核病研究所医院、宁夏第一人民医院、宁夏医学院附属医院任护士、护士长、护理部主任、主任护师、护理顾问及咨询专家等职务。她热爱护理事业，在 40 余年的护理生涯中，全心全意为患者服务，以身作则、一丝不苟，用自己的言行向患者奉献爱心。她重视护理科研，在职期间，用系统工程方法管理护理工作，制订并完善了一整套对危重患者行之有效的抢救和护理措施，发表护理学术论文 10 余篇，出版护理用书 3 部，编写了《当代护理管理学》《责任制护理与计划》等专著。为了不断弘扬南丁格尔精神，她主动将南丁格尔奖两万元奖金全部捐献，设立了"张水华护理基金会"。

蒋玉宇　高　静

综合性能力训练　情景模拟案例(二)

> **能力提升目标**
> 1. 能正确识别心悸、咳痰的症状。
> 2. 能根据心悸、咳痰的特点分析症状产生的原因。
> 3. 能熟练进行问诊。
> 4. 能正确进行有针对性的体格检查。
> 5. 能应用健康评估知识对病情变化进行综合分析。

一、思维训练准备

(一)模拟情景布置

呼吸科病房,1 名责任护士,1 名 34 岁的新入院女性病人。责任护士需对该患者进行入院后的护理评估。

(二)各个场景中的用物、素材准备

听诊器、血压计、小毯子、洗手液、门诊病历、医嘱单、护理记录单、心电图。

(三)角色准备

病人为标准化病人,责任护士负责问诊、体格检查。

二、思维训练内容

在不同的情景下,训练指导者提出问题,学生分成小组进行讨论、实操,然后指导者点评。

(一)情景 1 训练

> **情景 1**
> 患者,男性,65 岁。患者因心悸、咳粉红色泡沫痰,心电图示房颤入院。
> **标准化病人表述:**
> 病人表情沮丧,"我心慌有三天了,今天有点咳痰,还有点喘。我有房颤 2 年了,有时候好,有时候有心慌,平时也没有什么其他疾病,这几天比较累。"
> 心电图报告:房颤,心室率 130 次/分。

情景 1 问题

如何开展问诊?

针对该患者,责任护士应重点进行哪个部位的体格检查? 可能会有什么体征?

问诊思维训练

(1)问诊需要注意的三个步骤:第一步是开场白,在本步骤中,责任护士先作自我介绍,简要说明问诊的内容和目的,并征得患者的配合。第二步是问诊的主体内容,包括现病史、和疾病相关的个人史、既往史和家族史等。第三步是结束语,提醒患者询问结束,有什么情况随时都可告知相关的医护人员。另外,适当对患者进行心理疏导并告知其后续处理措施。询问时注意转折语句。

(2)本案例的现病史采用时间顺序进行问诊,在询问时应注重咳痰原因分析。

询问起病的原因,最初心悸症状的特点,症状加重的原因,出现咳粉红色泡沫痰的时间,咳痰的量,咳痰的频率,咳痰好转或者加重的原因。除了咳粉红色泡沫痰外,有无心脏疾患常见的水肿、晕厥等其他症状。对于该患者,护理人员需关注患者的活动耐力变化的情况。在整个疾病发展过程中,还需询问诊治经过,患者服用的抗心律失常药物名称、剂量以及停用的原因。另外,需询问以往房颤的发作情况和诊疗经过等,特别关注有无类似的情况发生,避免诱因。询问与发生房颤有关的疾病史,如甲亢、高血压、风湿性心脏病。

(3)患者咳粉红色泡沫状痰的原因分析是本案例难点,需引导学生回忆咳痰的常见病因,不同病因咳痰的临床特点。需注意心脏疾病和肺脏疾病在咳痰症状上的差异,提醒学生关注临床常见疾病引起咳痰的特征性症状。

重点体格检查思维训练

本案例应该重点检查心脏、脉搏。根据案例资料,患者目前主要是心悸、咳粉红色泡沫痰。所以检查时应关注患者血压的变化,心脏的阳性体征。根据心悸和咳粉红色泡沫痰之间的关系,分析心脏的功能可能发生了何种变化。检查时需重点进行心脏的体格检查,包括了心脏的视诊、触诊、叩诊、听诊。视诊观察心前区有无隆起,如果没有先天性心脏病,该患者不可能有心前区隆起。心尖冲动可以通过触诊检查,该患者如果没有高血压病史、风湿性心脏病病史、甲亢心脏病,仅有房颤,很难存在心脏增大,心尖冲动点的位置则在正常范围内,抬举样心尖冲动也不会出现。心前区震颤的发生提示心脏内有异常的通道存在,而该患者的病史中并没有体现,因此不会有心前区震颤体征。心包摩擦感见于心包炎,而此患者无此疾病。叩诊主要是叩心界,该患者无心脏增大的原因,所以心界正常。听诊是体格检查的重点内容,包括了心率、心律、心音、杂音等。本案例尤其要辨别有无提示心衰的舒张期奔马律出现,重视心室率,根据心室率可以判断患者的预后。另外,房颤特有的短绌脉也是需要检查的。

(二)情景 2 训练

情景 2

患者入院后给予西地兰治疗,同时利尿、扩血管。经过 3 h 的治疗,心室率降至 85 次/分,咳痰也好转。

心电图:房颤

体格检查思维训练：

根据病情变化,患者目前的主要症状心悸、咳粉红色泡沫痰都好转。所以检查时应关注患者心脏的阳性体征变化的情况。检查时需重点进行心脏的体格检查,包括了心脏的视诊、触诊、叩诊、听诊。根据前述分析,患者心脏的视诊、触诊、叩诊的阳性体征缺乏。听诊仍是体格检查的重点内容,包括了心率、心律、心音、杂音等。本案例尤其要辨别提示心衰的舒张期奔马律是否消失,重视心室率的测量。另外,房颤特有的短绌脉也是需要检查的。

（三）情景 3 训练

急救护理思维训练

根据患者目前症状首先进行判断。出现憋喘、大汗淋漓、粉红色泡沫样痰,查体发现心率高、呼吸快、血氧低和大量干湿啰音。结合病史可初步判断为左心衰急性发作。此类情况发生时较紧急,护理人员首先熟练掌握急性左心衰处理措施:① 病人取半坐卧位或端坐位,两腿下垂。② 立即高流量(6～8 L/min)、20%～30%酒精湿化给氧,以降低肺泡内表面张力,利于改善通气。③ 遵医嘱皮下注射吗啡或缓慢静推稀释吗啡,解除支气管痉挛。④ 迅速遵医嘱注射强心、利尿药物,应用扩血管药物,减轻心脏后负荷。⑤ 四肢轮扎,以减少回心血量,减少心脏前负荷。需掌握左心衰会导致肺淤血,从而出现粉红色泡沫样痰和大量干湿啰音。急性发作的诱因也值得注意,本案例中患者排便后发作,考虑用力排便诱发左心衰急性发作的可能性。

三、护理思维训练

（一）护理诊断

1. 气体交换受损　与左心衰导致肺循环淤血有关。

2. 心排血量减少　与心脏前后负荷增加及心肌收缩力降低有关。

3. 活动无耐力　与心排出量下降有关。

4. 潜在并发症　洋地黄中毒。

5. 焦虑　与疾病症状影响有关。

6. 知识缺乏　缺乏心力衰竭相关知识。

(二)护理措施

1. 一般护理　保持病室环境舒适,空气流通,适宜的温湿度,尽量使患者安静,以减少氧气的需要量。

2. 对症护理

(1) 2～4 L/min 吸氧,保证患者供氧充足。

(2) 保持呼吸道通畅:密切监测生命体征和呼吸窘迫程度以帮助了解疾病的发展情况;帮助患者取合适体位,患者取坐位或半卧位,抬高床头 30°～60°,以利于呼吸运动、上呼吸道分泌物排出和减少心脏负荷。左心衰急性发作时绝对卧床,之后根据患者心功能分级决定活动量。积极有效排痰,帮助清除呼吸道分泌物。

3. 饮食护理　低热量、低盐、高蛋白、清淡、易消化、产气少、富含维生素和纤维素的食物。每日食盐摄入量在 5 g 以下,注意液体摄入量不宜过多。注意少量多餐,产气食物不宜食用。根据血钾水平调整饮食中的钾含量。保持大便通畅,以防便秘诱发心力衰竭。

4. 用药护理

(1) 应用利尿剂的护理:正确使用利尿剂,记录 24 h 出入量,尽量白天使用并观察和预防利尿剂的副作用。

① 袢利尿剂和噻嗪类利尿剂最主要的副作用是低钾血症,可诱发心律失常或者洋地黄中毒。应监测血钾、乏力、腹胀、肠鸣音减退等低血钾的表现。注意补充高钾食物,必要时补充钾盐。

② 保钾利尿剂可出现高钾血症,应定时监测血钾及观察有无心率减慢、心音低钝等高血钾所导致的心肌收缩功能降低的表现。

③ 利尿剂的应用应以早晨或日间为宜,避免夜间用药后排尿过频而影响病人休息。

(2) 应用肾素-血管紧张素-醛固酮系统抑制剂的护理:副作用有直立性低血压、血管神经性水肿、干咳等,告知患者避免体位突然改变,出现不能耐受的咳嗽或血管神经性水肿应停药。

(3) 应用 β 受体阻滞剂的护理:主要副作用是负性肌力作用,心律低于 50 次/分,应立即暂停给药。

(4) 应用洋地黄类药物的护理:预防措施因人而异,应密切观察以下几点洋地黄毒性反应。

① 胃肠道反应:恶心、呕吐、反酸、腹泻和腹痛,以脐周绞痛为主,还会出现稀水样便或黏液血便等情况。

② 神经反应:头晕、头痛、嗜睡或头昏等症状。

③ 视觉改变:视物模糊、视物不清、黄视、绿视或复视等情况。

④ 心律失常:频发性室性期前收缩、房室传导阻滞、快速性心律失常、二联律、三联律等。

⑤ 患者会出现明显的高钾血症。

(5) 静脉输液的护理:输液速度一般为每分钟 20～30 滴。不能随意调快滴速,以防加重心脏负荷。

（6）用药指导：不得随意增减或撤换药物，学会自我用药监测。服用洋地黄类药物学会自测脉率，如小于 60 次，并有厌食、恶心、呕吐，为中毒表现，暂停服药并就诊。服用 ACEI，注意防止发生直立性低血压。

5. 病情观察

（1）密切观察患者呼吸、脉搏、意识、精神状态、皮肤颜色及温度、肺部啰音变化。

（2）注意观察心力衰竭的表现有无减轻或病情突然加重的表现。

（3）正确记录 24 h 出入液量，观察每日出入液量是否平衡及水肿的消长情况。

（4）定期监测电解质及酸碱平衡的情况，防止低钾血症诱发洋地黄中毒或加重心力衰竭。

6. 心理护理　鼓励病人说出恐惧、焦虑或者心情沮丧的内心感觉，分析产生原因。保持环境安静，减少不良刺激。给予患者战胜疾病的信心，鼓励多倾诉保持心情愉悦。

7. 并发症护理　洋地黄中毒处理措施：

（1）立即停用洋地黄。

（2）低钾血者可口服或静脉补钾，停用排钾利尿剂。

（3）快速性心律失常可用利多卡因或苯妥英钠，一般禁用电复律，因其易致心室颤动。

（4）有传导阻滞及缓慢性心律失常者可用阿托品静注或安置临时心脏起搏器。

（三）护理操作

鼻导管吸氧

【操作目的】

1. 纠正各种原因造成的缺氧状态，提高动脉血氧分压（PaO_2）和动脉血氧饱和度（SaO_2），增加动脉血氧含量（CaO_2）。

2. 促进组织的新陈代谢，维持机体生命活动。

【评估】

1. 评估患者的病情、年龄、意识状况、患者的心理状态、合作程度。

2. 评估患者缺氧程度、鼻腔黏膜及有无分泌物堵塞等。

3. 评估用物是否准备齐全，是否在有效期内。

4. 评估环境是否宽敞、明亮，是否便于操作，周围有无烟火及易燃物。

【准备】

1. 患者　患者及家属了解吸氧目的、方法、注意事项及配合要点，体位舒适。

2. 护士　衣帽整洁、修剪指甲、洗手、戴口罩。

3. 用物

（1）治疗车上层：氧气装置一套、湿化瓶内放湿化液、流量表、治疗盘内放小烧杯（内盛冷开水）、弯盘、鼻导管、纱布、棉签、胶布、镊子、手电筒。治疗盘外放扳手、用氧记录单、笔、标志。

（2）治疗车下层：锐器盒、医用垃圾桶、生活垃圾桶。

4. 环境　空气温度适宜、光线充足、环境安静、远离火源。

【操作步骤】

1. 装表

（1）氧气筒供氧（一吹尘、二上表、三拧紧、四检查）：检查氧气筒及各部件，打开总开关,清洁气门,迅速关好总开关;氧气表略后倾接于气门上用手初步旋紧,再用扳手加固使表直立。

(2) 接湿化瓶。

(3) 查流量表是否关好→开总开关→开流量表,检查各衔接部位是否有漏气,氧气流出是否通畅,关流量表,将氧气筒推至床边。

(4) 备齐用物至床旁,核对患者,解释操作方法以取得患者合作。

(5) 检查氧气装置各部件,流量表与湿化瓶连接紧密。

(6) 向外轻轻拉接头,证实已接紧。

2. 打开流量开关,调节流量,检查连接接头处是否漏气,氧气流出是否通畅。

3. 给氧　鼻导管给氧:氧流量 2～3 L/min。

(1) 清洁鼻腔并检查有无分泌物堵塞及异常。

(2) 准备胶布。

(3) 连接鼻导管,打开氧气流量表,调节氧流量。

(4) 湿润鼻导管前段。

(5) 将鼻导管插入鼻腔 1 cm,长度适宜。

(6) 将导管环绕患者耳部向下放置并调节松紧度。

(7) 清洁鼻腔,打开氧气流量表,调节氧流量,将鼻塞塞入鼻孔内。

4. 记录　在记录单上记录给氧时间、氧流量、患者反应。

5. 观察　缺氧症状、实验指标、氧气装置有无漏气并且是否通畅、有无氧疗不良反应。

6. 停止用氧　先取下鼻导管,关闭总开关放出余气后,再关氧气流量表,最后卸表。

7. 安置患者　体位舒适。

8. 将氧气筒推至指定地点,氧气筒必须挂"空"或"满"标志。

9. 终末处理。

10. 洗手、记录。

【评价】

1. 熟练安装、使用氧气表及其附件。

2. 湿化液配制及氧流量调节符合病情需要。

3. 插入鼻导管时患者无不适,鼻导管固定良好。

4. 用氧效果好,各缺氧状况有所改善。

【注意事项】

1. 用氧前检查氧气装置有无漏气,是否通畅。

2. 注意用氧安全,切实做好四防:防火、防油、防热、防震。

3. 使用及停用氧气时严格执行操作程序,使用氧气时,先调后用,停用氧气时,先拔后关。

4. 使用过程中,观察患者缺氧改善情况。排除影响用氧效果的因素,按需调节流量;中途停止或改变流量时,先分离鼻导管与湿化瓶连接处,调节好后再接上,防止大量氧气突然冲入呼吸道而损伤肺组织。

5. 氧气筒内氧气不可用尽,压力表将至 5 kg/cm^3 时即不可再用。

6. 湿化瓶需每日更换消毒,添加蒸馏水时应先将瓶内残余的水倒掉。

7. 常用湿化液用灭菌蒸馏水，急性肺水肿用 20％～30％乙醇。

8. 对未用完或已用完的氧气筒，应分别悬挂"满"或"空"的标志，既便于及时更换，也便于急用时搬运，提高抢救速度。

9. 用氧过程中应加强监测。

四、知识拓展

冠心病支架术后患者护理需求

冠状动脉粥样硬化性心脏病(CHD)是一种缺血性心脏病，是因冠状动脉粥样硬化引起血管阻塞或狭窄，导致心肌缺氧、缺血性损伤或坏死。心脏支架手术是将球囊导管通过血管穿刺置入狭窄的血管，加压促使球囊膨胀，疏通血管，从而改善心肌灌注，预防冠状动脉急性闭塞。但支架植入手术不能逆转或减缓动脉粥样硬化生物学进程，其具有侵袭性，会给患者造成较强的身心应激，且术后恢复期长，临床加强术后护理在促进 CHD 患者康复中尤为重要。

此类患者通常存在以下护理需求。

1. 负面情绪 CHD 病程长，不可治愈，表现为呼吸困难、胸痛等症状，活动后明显加重，进而导致运动耐力下降。对患者日常生活、活动造成严重的影响，给患者带来一定的心理负担。同时，多数患者对手术存在担忧或恐惧，术后伴有不同程度的负面情绪。研究发现：焦躁、紧张等负面情绪的出现与血管性疾病发生相关，持续性负面情绪的刺激会兴奋大脑皮质，促进血管活性物质释放，引起心率加快、全身血管收缩等。因此，在 CHD 术后不仅要注重手术相关护理，还需要关注患者心理、情绪状态的变化。

2. 认知不足 支架植入术虽可及时改善心肌灌注，但不能逆转或减缓动脉粥样硬化生物学进程，消除疾病危险因素，术后早期多难以达到完全血运重建。心血管事件发生风险较高，需长期用药治疗，控制危险因素。CHD 危险因素较多，除了遗传、年龄增高等不可控因素外，肥胖、吸烟、饮食不节制、糖尿病、高血压、高血脂等均是导致 CHD 的影响因素，对这些因素进行积极防控，在预防、控制冠心病发展中至关重要。研究发现，多数 CHD 患者对疾病治疗、危险因素等认知不足，用药依从性现状不容乐观，这也是导致 CHD 患者术后心血管事件的影响因素之一。同时认知与情绪均为心理过程，二者密切相关，调节认知状况能够直接影响人的情绪控制能力，认知度越高则情绪控制效果越好。

3. 饮食不规范 随着生活调节及饮食结构的改变，肥胖比例逐年升高，心血管疾病发生风险也随之上升。CHD 的发生与肥胖、糖尿病、高血压、高血脂等均相关，而饮食不当是引起上述疾病的重要原因之一，饮食控制应贯彻 CHD 治疗始终。

4. 心功能受损 支架植入术是用于 CHD 治疗的主要方法，可疏通阻塞冠状动脉，恢复心肌灌注，预防心肌持续性坏死。但 CHD 患者伴有心功能受损，即使心脏支架手术后完全血运重建，仍存在运动耐力下降，导致生活活动受限，不利于患者预后。研究发现，运动耐力与心血管病患者心功能相关，是预测 CHD 患者预后的重要因子，在评估患者心功能康复效果、预测心血管不良事件中意义重大，运动耐力下降影响 CHD 患者生活质量的各个方面。而长期坚持康复训练能够改善肌肉骨骼能量及糖、脂代谢，改善血管内皮功能，抑制血小板聚集，从而逆转动脉粥样硬化，控制急性心肌梗死危险因素。

对于上述护理需求，可通过以下方式进行干预。

1. 心理护理　心理护理是心理治疗的重要内容,随着现代医学模式及服务理念的更新,心理护理的作用逐渐得到重视,是现代护理主要构成部分。心理护理即是通过各种方式、途径影响患者心理活动,帮助其积极面对疾病与治疗,减轻负面情绪引起的病理生理反应,有利于患者恢复。在冠心病患者中采取个体化心理护理,有效缓解患者焦虑、抑郁情绪,减轻负面情绪对生活质量的影响。因不同患者的情绪变化受其年龄、性别、性格特点和生活环境等影响,负面情绪产生的原因及程度也存在差异,在采取心理护理前需做好护患沟通及心理评估,根据不同患者的特点采取具有针对性的心理护理措施,从而更好地解决患者的心理问题。

2. 健康教育　健康教育的核心是帮助患者树立健康意识,改变不良生活行为习惯,以达到消除或减少影响健康的危险因素,维护患者健康的目的。在开展健康教育工作时多是通过疾病相关信息传递、知识宣教等,帮助患者充分掌握疾病相关知识,认识到积极配合护理的重要性,进而自觉配合护理,或采取有益健康的行为。但健康教育的开展效果受患者的学习能力、学历和宣教方式等因素影响,在开展教育活动时需做好评估,根据患者学习效率、文化程度等采取多方式进行宣教,以帮助患者更好地掌握宣教内容,提升认知水平。

3. 营养干预　营养干预是根据患者疾病、营养问题等提出相应的改进对策。CHD支架植入术后患者处于应激状态,伴有蛋白质分解加速及代谢紊乱,良好的营养供给在促进患者手术损伤恢复中意义重大。研究发现,饮食控制能够改善冠心病患者营养状况,控制血脂水平,有利于预防动脉粥样硬化发展,对远期预后起到积极作用。因不同CHD患者病情、并发症、体重指数等存在不同,在进行营养干预时还需根据患者体重、血压、血糖、血脂水平等严格控制糖、盐、脂肪等的摄入,均衡营养搭配,从而更好地改善患者的营养状况。

4. 康复运动　康复运动是促进CHD患者支架植入术后康复的重要措施,也是促进心脏康复的核心内容。持续进行康复运动,可有效提升呼吸与运动的协调性,增强肌肉功能,有利于心肺功能的改善及运动耐力的提高。研究发现,心脏支架植入术作为一种侵入操作,会对血管内皮细胞功能造成负面影响,而长期处于运动状态下,能够促进成纤维细胞生长因子、血管内皮生长因子等的表达,有利于改善血管内皮功能及血管形成,从而降低术后心血管事件发生风险。因此,在开展术后康复运动干预时,需注意介入时机,强调术后早期康复,但在运动过程中需根据患者病情、生命指标等情况调整运动强度、运动持续时间等,以避免运动不良或运动延迟导致的心脏负荷加重,从而增强心脏康复的效果。

5. 延续性护理　CHD患者住院期间可获得专业、全面的护理服务,有利于术后早期恢复。但CHD病程较长,影响因素较多,居家治疗期间缺乏专业的护理指导,不利于危险因素的长期控制。临床在开展护理服务时不仅强调院内护理服务,还需加强院外的长期护理。延续性护理是一种规范的院外护理模式,强调信息、管理的延续,可根据患者的个人情况及不断变化的需求及时给予干预指导,解决患者院外健康问题。延续性护理不仅强调服务方面的延续。还注重患者自我管理能力的提升,从而有利于改善患者远期预后。

五、榜样的力量

张瑾瑜(女,1926—2021,第 34 届南丁格尔奖获得者)

主要事迹:1926 年 9 月 21 日,张瑾瑜出生于福建省长乐市(现为长乐区),1949 年毕业于福建护士专科学校,分配到福建省立医院工作。曾任福建省护理学会第二届、第三届理事会理事长,福建省肿瘤医院护理部主任。1951 年春,张瑾瑜放弃条件优越的省会福州,毅然报名参加了支援闽清山区的行列。她克服了生活艰苦、工作条件恶劣的困难,一人承担三四人的工作,每天工作长达十几个小时。20 世纪 50 年代初,张瑾瑜独立编写出版了简明实用的《护理手册》,对指导护士们做好护理工作起了积极的作用。20 世纪60 年代,张瑾瑜首创儿科病房"五化"制度,即"态度父母化、室内家庭化、教养托儿化、治疗打针基本无痛化"等,这一制度得到广泛的推广应用。曾在重要刊物上发表《临床各科护理常规》《福建省医院分级管理护理质量考评手册》《麻疹护理》《护理教育应进一步改革》《从 169 例癌症死亡分析对临终关怀几个问题的探讨》等多篇论文。1979 年担任福建省护理学会理事长以来,主持编审了《临床各科护理常规》《护理知识问答》《福建省医院护理质量考评实用手册》等。1982 年,张瑾瑜同志主动请战来到刚筹建的福建省肿瘤医院,针对刚开诊、规章制度不健全、护理人员素质低等情况,组织制订了各种护理制度,带领护士开展基本功训练,进行定期的示范表演及基础护理知识竞赛等,使医院护理质量稳步提高。

蒋玉宇　顾丹凤　南　江

综合性能力训练 情景模拟案例(三)

> **能力提升目标**
> 1. 能正确识别呕血与黑便的症状。
> 2. 能根据各种出血的特点分析呕血与黑便的原因。
> 3. 能熟练进行问诊。
> 4. 能正确进行有针对性的护理体检。
> 5. 能应用健康评估知识对病情变化进行综合分析。

一、思维训练准备

(一)模拟情景布置

消化科病房,1名责任护士,1名49岁的新入院男性患者。责任护士需对该患者进行入院后的护理评估。

(二)各个场景中的用物、素材准备

听诊器、小毯子、洗手液、门诊病历、医嘱单、护理记录单、血常规、压舌板

(三)角色准备

患者为标准化患者,责任护士负责问诊、护理体检。

二、思维训练内容

在不同的情景下,训练指导者提出问题,学生分成小组进行讨论、实操,然后指导者点评。

(一)情景1训练

> **情景1**
>
> 患者,男性,49岁。前5小时患者呕血约500 ml,排柏油样黑便1次,量约200 ml,伴心慌、头晕、黑蒙、出冷汗,前来我院急诊。
>
> 标准化病人表述:"10年间反复出现肚子不舒服,吃不下去饭,浑身没有力气,最近这一年感觉又加重了,并出现腹胀,下肢肿胀,服用利尿剂后有点好转,以后间断服用安体舒通、速尿治疗。最近1个月,感觉上述症状又加重了,尿量较以往明显减少,1天前吃了硬的食物后感到上腹部不舒服,5个小时以前,开始吐血,大便也是黑的,感觉心慌、头晕、眼前发黑、出冷汗,就赶紧来医院看了。"父亲因肝硬化去世,有一妹妹患慢性乙型肝炎。

情景 1 问题

该患者主要的症状特点是什么？其可能的原因是什么？

问诊思维训练

（1）问诊需要注意的三个步骤：第一步是开场白，在本步骤中，责任护士先作自我介绍，简要说明问诊的内容和目的，并征得患者的配合。第二步是问诊的主体内容，包括现病史和疾病相关的个人史、既往史和家族史等。第三步是结束语，提醒患者询问结束，有什么情况随时都可告知相关的医护人员。适当进行心理疏导，并告知后续处理措施。询问时注意转折语句。

（2）本案例的现病史采用时间顺序进行问诊，在询问时应注重呕血和黑便的特点及严重程度分析。询问起病的缓急及发生时的状况，是否有诱因或病因，确定是否为呕血与黑便。询问呕血的量、次数、颜色、性状及其变化，询问呕血前是否有上腹部不适、恶心等前驱症状；询问黑便的颜色、量、次数及其变化情况。重点评估发生呕血与黑便后患者的全身反应，以估计出血量，询问患者是否有头晕、畏寒、心悸、四肢厥冷、出冷汗、尿量减少、呼吸急促等症状，判断患者出血量的大小，重点关注有无周围循环衰竭的表现。此外，要询问是否有其他伴随症状，病情的演变进展情况如何。既往是否有类似情况出现，诊疗经过及治疗效果如何。需注意患病以来，患者饮食等日常生活的变化，关注患者是否有恐惧、焦虑等负性情绪。询问患者既往健康状况，尤其是消化性溃疡等消化系统疾病情况，询问是否服用非甾体消炎药等。询问患者是否有肝炎等传染病史，家族中是否有肝炎或类似疾病病史。

（3）呕血与黑便的原因分析是本案例的难点。引导学生回忆呕血与黑便的常见病因及不同病因引起呕血与黑便的临床特点。提醒学生关注临床常见疾病引起呕血与黑便的特征性症状。需引导学生回忆呕血与黑便常见病因，提醒学生关注呕血与黑便的三大临床常见病因，即消化性溃疡、食管胃底静脉曲张破裂、急性胃黏膜病变。尽管上述病因导致的呕血与黑便主要症状类似，但其伴随症状与体征往往不同。消化性溃疡引起的出血，往往伴有本身疾病所具有的周期性、节律性上腹部疼痛的伴随症状；食管胃底静脉曲张破裂所致的呕血与黑便，一般具有腹水等肝硬化的表现；急性胃黏膜病变往往起病急骤，可因服用非甾体消炎药或应激所致。本案例中患者有"腹胀、水肿"病史，有利尿剂的使用情况，以及相关疾病的家族史，对问诊有很好的指引作用，提示该患者可能为食管胃底静脉曲张破裂所致的呕血与黑便。所以，要重点询问肝炎等传染病史、肝硬化的病史情况。

（二）情景 2 训练

情景 2

病人的体格检查结果为：T 36.8 ℃，P 98 次/分，R 20 次/分，Bp 80/50 mmHg。

发育正常，营养中等，神志清楚、查体合作，面色晦暗；皮肤黏膜及巩膜轻度黄染，胸前可见 3 枚蜘蛛痣，有肝掌；双肺呼吸音清晰，未闻干湿啰音；心界无扩大，心率 98 次/分，心律齐，心脏各瓣膜区未闻及杂音；腹部膨隆，腹壁静脉无明显曲张，肝肋未及，脾肋下 4 cm，边缘钝，质中，肝脾区无叩击痛，腹部移动性浊音（＋），液波震颤（＋），肠鸣音活跃，8 次/分；脊柱、四肢活动正常；双下肢Ⅱ度可凹性浮肿。

情景 2 问题

该患者存在哪些阳性体征,提示什么?

重点体格检查思维训练

根据案例资料,患者目前主要是食管胃底静脉曲张破裂所致的呕血与黑便。所以检查时关注生命体征的测量,尤其是血压、脉搏的变化。需重点关注基础疾病肝硬化患者的体征特点,重点进行腹部体格检查。根据患者的体格检查结果,分析阳性体征的临床意义。体温、脉搏和呼吸正常的,血压 80/50 mmHg,提示患者因呕血和黑便导致循环血容量不足,提示患者有低血容量休克的危险。皮肤黏膜及巩膜轻度黄染提示患者有黄疸,结合病史,可能是肝细胞性黄疸。蜘蛛痣和肝掌提示体内雌激素水平升高或者雌激素灭活不足,结合病史提示患者肝功能减退。腹部体格检查时腹部膨隆,腹部移动性浊音(+),液波震颤(+),提示患者有明显的腹水征,其腹水的病因可能是肝硬化。脾肋下 4 cm,边缘钝,质中,提示脾肿大,可能为肝硬化门静脉高压所致。肠鸣音活跃,8 次/分,结合病史,提示仍存在活动性出血的可能。

(三) 情景 3 训练

情景 3

患者辅助检查结果

(1) 实验室检查:血常规:WBC 2.1×10^9/L, Hb 80 g/L, HCT 32%, Plt 71×10^9/L;血生化:ALT 90 U/L, AST 102 U/L, TBIL 35.5 μmol/L, DBIL 9.8 μmol/L, ALB 25 g/L, A/G=25/35<1;病毒学:HBsAg(+), HBeAg(+), HBcAb(+), HBV-DNA 4.0×10^4 copy/L(正常值:$<10^3$ copy/L)。凝血功能:PT 18 s(正常值:<13 s), APTT 44 s(正常值:<32 s);AFP(-)。

(2) 腹部B超:肝脏轮廓不规整,表面呈锯齿状,密度减低,肝叶比例失调,左肝叶增大,脾厚 6.5 cm,肋下可探及 5 cm,门静脉内径 1.5 cm,腹腔可探及无回声液性暗区 8 cm。

(3) 胃镜:食管中下段可见 3 条迂曲粗大之静脉,呈串珠状,红色征(+)。

情景 3 问题

辅助检查中,阳性指标的临床评估价值是什么?

辅助检查思维训练　根据患者的辅助检查血常规结果进行分析。

(1) 血常规:WBC 2.1×10^9/L(正常值:$4\sim10\times10^9$/L),白细胞低于正常值;Hb 80 g/L(男性正常值:$120\sim165$ g/L),血红蛋白低于正常值;HCT(红细胞比容)32%(男性正常值:$40\%\sim54\%$),低于正常值;Plt(血小板计数)71×10^9/L[正常值:$(100\sim300)\times10^9$/L],患者血小板低于正常值;主要原因为脾功能亢进时红细胞、白细胞和血小板被破坏增多。

(2) 血生化:ALT(谷丙转氨酶)90 U/L(正常值:$0\sim40$ U/L),患者谷丙转氨酶超过正常值;AST(谷草转氨酶)102 U/L(正常值:$0\sim40$ U/L),患者谷草转氨酶超过正常值;

提示肝细胞受损。TBIL(总胆红素)35.5 $\mu mol/L$(正常值:3.4～17.1 $\mu mol/L$),患者的总胆红素高于正常值;DBIL(直接胆红素)9.8 $\mu mol/L$(正常值:0～6.8 $\mu mol/L$),患者直接胆红素高于正常值;患者直接胆红素和间接胆红素均升高,提示患者黄疸的类型为肝细胞性黄疸。ALB(白蛋白)25 g/L(正常值:35～51 g/L),患者白蛋白低于正常值;A/G(白球比)＝25/35<1(正常值:1.2～2.5),患者白球比低于正常值;患者白蛋白降低、白球比倒置,提示肝脏功能严重受损。

(3)病毒学:HBsAg(＋),HBeAg(＋),HBcAb(＋),提示大三阳,HBV－DNA 4.0×10^4 copy/L,提示患者乙型肝炎病毒感染且病毒复制活跃。

(4)凝血功能:凝血功能 PT 和 APTT 均延长,提示凝血因子缺乏,与肝功能减退导致凝血因子合成减少有关。

(5)影像学:腹部 B 超检查结果显示肝硬化、脾肿大、腹水。胃镜结果提示患者存在食管胃底的静脉曲张,且有出血征象。

综合以上辅助检查结果,进一步验证了患者的主要症状及体征,并明确了产生上述临床表现的病因。

三、护理思维训练

(一)护理诊断

1. 组织灌注不足　与食管胃底静脉破裂导致血容量不足有关。
2. 活动无耐力　与大量出血导致血氧供应失调有关。
3. 体液过多　与肝硬化导致水钠潴留有关。
4. 潜在并发症　肝性脑病、窒息、休克、水电解质紊乱。

(二)护理措施

1. 一般护理　大出血时患者应绝对卧床休息,取平卧位并将下肢略抬高,以保证脑部供血。呕吐时头偏向一侧,防止窒息或误吸,保持呼吸道通畅,必要时可用负压吸引器清除气道内的分泌物、血液、呕吐物。给予患者提供安静、舒适的环境。保持患者床单位整洁,注意患者卫生情况,做好口腔及皮肤护理。病情稳定后,指导患者保持愉快的心情,生活有规律,避免过度紧张及劳累。适时运动,同时注意患者的血压和心率的变化。

2. 饮食护理

(1)禁食:大量出血、休克状态、恶心呕吐情况下应禁食,从静脉中补充适量液体及电解质,以补充人体的营养需要,必要时给予输新鲜浓缩红细胞。目的是不使出血面受食物的直接刺激,使胃蠕动减慢,减少胃酸对出血部位的刺激。

(2)流质饮食:出血停止 24 h,无恶心呕吐,或少量中等出血呕吐者。心率平稳,血常规示血红蛋白无明显变化者,可给予流质温凉饮食,以米汤为主,也可进适量的藕粉、豆浆等碱性食物,每天 5～6 餐,每餐少于 100 ml,2～3 天,此饮食可以减少胃的收缩运动,收敛黏膜,促进止血,并且食物能稀释和中和胃酸,降低胃液的酸度,起到保护胃黏膜的作用。

(3)半流质饮食:出血停止病情稳定的患者可给予无刺激少渣半流质饮食,此期可给予稀米粥、细面条汤、蒸鸡蛋、芝麻糊等,每次 150～200 ml,饮食不易过甜,此期为7～10天。每日 4～5 餐,无不适应后可适当增加饮食量,每次少于 250 ml,餐间应避免咖啡浓茶等刺激性食物。

（4）普通饮食：待患者肠道耐受，可恢复普通饮食。定时进食，少量多餐，多加咀嚼，避免急食，最好每口食物咀嚼 20 次以上，这样可增加唾液分泌，利于消化吸收。提供足够热量、营养丰富、以优质蛋白质为主的易于消化食物，避免摄入过冷过热或粗糙食物。同时还要注意补充丰富的 B 族维生素及维生素 C。

3. 出血护理　备齐急救用品、药物，立即开放静脉通路，配合医生迅速准确实施输血、输液及应用止血药物治疗等抢救措施，并观察治疗效果及不良反应。根据患者病情严重程度，遵医嘱给予患者输血输液，及时清除患者口腔内的血块，保持患者呼吸道的通畅。遵医嘱应用生长抑素、思他宁、奥曲肽、善宁等药物，并监测患者的不良反应。如果滴速过快，会产生恶心、呕吐、心悸，因此，应使用微剂量输液器或微量泵，控制输入速度。告知患者及家属切勿自行调节滴速，并在输液袋旁悬挂维持和控制滴速的警示牌。此外，可使用三腔二囊管压迫止血。

4. 病情观察　密切监测并记录患者的神志、血压、脉搏、呼吸、面色、肢体温度等情况，记录 24 h 出入量，记录每小时尿量。若出现呕血或便血，应观察记录其颜色、量、性质，辨别患者体内出血位置。观察患者肢体是否温暖及皮肤与甲床色泽情况，颈静脉等周围静脉充盈情况。定期复查红细胞计数、血红蛋白、红细胞比容与血尿素氮，必要时测中心静脉压。

5. 心理护理　食管胃底静脉曲张破裂出血患者的出血量通常比较大，因此患者会经常出现不良情绪，包括紧张、恐惧等。护理人员应向患者详细介绍疾病相关知识，并耐心解答患者提出的问题，与患者建立和谐互信的护患关系。耐心倾听患者诉求，并选择适当的方法帮助患者减轻心理负担。通过同伴教育，促进患者与病友的交流，提高患者治愈疾病的信心。增强患者与家属的交流，提高患者的社会支持。

（三）护理操作

静脉输液

【操作目的】

1. 补充水分及电解质，预防和纠正水、电解质失衡，维持酸碱平衡。
2. 补充营养，维持热量，促进组织修复，增加体重，维持正氮平衡。
3. 输入药物，到达治疗疾病的目的。
4. 增加循环血量，改善微循环，维持血压及微循环灌注量。

【评估】

1. 评估患者的年龄、病情、意识状况、营养状况、患者的心理状态及合作程度。
2. 评估患者注射部位皮肤及血管情况，有无疤痕、感染、炎症，以及肢体活动情况。
3. 评估各用物是否处于保质期内，密封物品有无破损。
4. 评估环境是否整洁、安静、舒适、安全，温度是否适宜。

【准备】

1. 护士　衣帽整洁，修剪指甲，洗手，戴口罩。
2. 患者　排尿或排便，穿刺肢体保暖，取舒适卧位，了解输液目的、注意事项、方法及配合要点。

3. 用物

(1) 治疗车上层:治疗盘内放置止血带、棉签、消毒液、一次性输液器、加药用注射器及针头、止血钳、输液贴、胶布、输液瓶标签、弯盘、液体及药物、输液卡、输液架、小垫枕、开瓶器、输液记录单,可备静脉留置针1套。

(2) 治疗车下层:锐器盒、生活垃圾桶、医疗垃圾桶。

4. 环境　清洁、安静,温湿度适宜,光线充足,必要时屏风遮挡。

【操作步骤】

1. 根据医嘱,抄输液卡。

2. 核对药液,检查药液质量,贴上输液瓶标签(倒贴)。

3. 加入药液,连接输液器。

(1) 瓶装输液:启开铝盖中心部;消毒瓶盖;加入药物。

(2) 袋装输液:拉开外层包装袋;消毒加药管封口;加入药物。

4. 检查输液器质量,将输液器插入输液瓶中。

5. 备齐用物至床旁,核对解释。

6. 输液瓶(袋)挂在输液架上,备好胶布。

7. 排气:倒置茂菲式滴管,打开调节器,使输液瓶(袋)内的液体流出,液体流入滴管内液面达 1/2～2/3 时,折叠滴管根部的输液管,迅速转正,使液体缓慢排出,至排尽导管和针头内的空气,关闭调节器。

8. 检查输液器无气泡,妥善放置。

9. 选择静脉,扎止血带。

10. 消毒皮肤。

11. 再次核对。

12. 进针、固定。

(1) 普通输液针

① 嘱患者握拳,再次排气,取下护针帽,确定无气泡,夹闭输液管。

② 一手固定皮肤,一手持针,针头斜面向上与皮肤成 15°～30°进针,穿刺见回血,再进针少许。

③ 松开止血带,嘱患者松拳,打开调节器,观察溶液点滴是否通畅。

④ 用输液贴固定针柄,覆盖针眼,头皮针软管盘曲固定。

(2) 静脉留置针

① 连接留置针与输液器:消毒留置针肝素帽的橡胶塞,将已备好的输液器针头插入。去除留置针针套,旋转松动外套管。

② 右手拇指和食指夹住两翼,再次排气于弯盘中。

③ 嘱患者握拳,一手固定皮肤,一手持针,针头斜面向上与皮肤成 15°～30°进针,穿刺见回血后,将针芯退出少许,以针芯为支撑,将针顺静脉方向推进,直至将外套管送入静脉内,按住针柄,抽出针芯,松开止血带,嘱患者松拳,打开调节器。

④ 用透明肤贴覆盖针眼的同时固定留置针,并注明置管日期和时间。

⑤ 观察溶液点滴是否通畅,再用胶布固定肝素帽内的输液器针头和输液管。

13. 调节滴速。

14. 最后一次核对,观察,记录。

15. 安置患者:舒适卧位,呼叫器放于易取处。

16. 更换液体(封管/再次输液)

(1)普通输液针更换液体:核对第二瓶液体,确保无误;消毒瓶盖,确认滴管中液面高度至少有 1/2 满,拔出第一瓶内输液插头,迅速插入第二瓶内;检查滴管液面高度合适,输液管内无气泡,点滴通畅。

(2)静脉留置针封管/再次输液:封管:拔出输液器针头,常规消毒肝素帽胶塞,用注射器向肝素帽内以边推注边拔针的方法注入封管液,然后退出针头,使留置针内充满封管液;再次输液:常规消毒肝素帽胶塞,将输液器针头插入肝素帽内。

17. 输液完毕,拔针

(1)普通输液针:关闭调节器,轻揭输液贴,用干棉签轻压穿刺点上方,快速拔针,按压片刻。

(2)静脉留置针:关闭调节器,轻揭输液贴,用干棉签轻压穿刺点上方,快速拔出套管针,按压片刻。

18. 终末处理:输液器针头和插头剪至锐器盒中,清理用物。

19. 协助患者适当活动穿刺肢体,并取舒适卧位。

20. 洗手,记录。

【评价】

1. 严格执行无菌技术操作原则和查对制度。

2. 体现以患者为中心,注意保暖和减轻疼痛。

3. 正确掌握输液速度。

【注意事项】

1. 严格执行无菌操作及查对制度,预防感染及差错事故的发生。

2. 根据病情需要合理安排输液顺序,并根据治疗原则,按医嘱合理分配药物。

3. 对需要长期输液的患者,要注意保护和合理使用静脉,一般从远端小静脉开始穿刺(抢救时可例外)。

4. 输液前要排尽输液管及针头内的空气,药液滴尽前要及时更换输液瓶或拔针,严防造成空气栓塞。

5. 注意药物的配伍禁忌,对于刺激性或特殊药物,应在确认针头已刺入静脉时再输入。

6. 严格掌握输液的速度。

7. 要根据病情、年龄及药液性质调节滴速,输液时应加强巡视:局部有无肿胀、渗漏或其他故障、滴入是否通畅、患者有无输液反应。每次观察巡视后,应记录在输液巡回卡上。

8. 留置针穿刺要选择弹性好、走向直的静脉,留置针一般留置 3~5 天,最好不要超过 7 天,如穿刺部位及静脉走向出现红、肿、热、痛等现象应立即拔管,及时处理。

四、知识拓展

舒适护理

舒适护理是一种整体的、创造性的、个体化的有效护理模式,是使人在生理、心理、社会、灵魂等多方面达到最愉快的状态或尽量降低其不愉快的程度。1995 年 Kolcaba 将促进患者舒适的实践上升到理论,提出了舒适护理理论的概念,认为舒适护理作为整体化护理艺术的过程和追求的结果。1998 年,萧丰富在广泛收集社会各界人士对护理工作反馈意见的基础上提出了舒适护理模式,又被称为"萧氏双 C 护理模式"(Comfort+Care),他认为护理工作者应该将患者的舒适体验作为工作关注的重点,应加强除了常规护理以外的舒适护理研究与实践,使患者在身体、心理、社会和精神等方面得到舒适的体验,这也有利于患者疾病的康复和快速回归日常的工作和生活中。舒适护理充分体现了"以人为本"的护理理念。"因需施护""因病施护"以及"因人施护"符合现代护理模式的转变,不但能够保证护理服务的系统性、连续性,还能够保证护理服务的完整性。

舒适护理主要可以分为两个层次:基本舒适护理及高级舒适护理。基本舒适护理是大家所熟悉的,指躯体的舒适感觉包括内在的舒适,如:没有痛苦、难受的感觉;外在的舒适,如:环境中的温度、湿度和光线等带来的舒适体验。高级舒适护理是指心理的舒适感觉,如:满足感、安全感和归属感等。高级舒适护理又可分为较容易的非侵入性高级护理,如物理因子、心理、社会和灵性等,及较难的侵入性高级舒适护理,如药物、麻醉等化学因子或针灸。舒适护理以提高生命质量为使命,已经成为护理研究的热点和最终目标。舒适护理要求护理工作者帮助患者达到舒适的四种状态:① 缩短,即尽全力帮助患者将不愉快的时间缩短,而且不能增加患者的不愉快,如缩短患者的病程或尽快接待患者减少其等待治疗的时间等;② 减少,即尽最大努力将不愉快的程度降低,但不增加患者不愉快的时间,如给患者进行穿刺时,严格遵守"两快一慢"的原则;③ 自在,即将不愉快完全消除,如帮助患者消除疾病重新达到健康状态;④ 超越,不仅将患者不愉快的状态完全消除,更令其有快乐、兴奋、活力十足和超越自在的感觉,如很多患者在疾病康复后和主治医生或护士保持联系。

舒适护理需要护理工作者在工作中要充分发挥主观能动性、预见性,及时发现导致患者不舒适的原因,并努力使患者达到最佳的舒适状态,在加快疾病康复的同时,也可以促进护理质量的提高和护理学科的发展。在进行舒适护理的过程中,要注意身心护理相结合,使患者有被关心、被重视的感觉,能及时解除患者痛苦。让患者对医护人员产生信任感,增加身体的舒适感和自我控制力,减轻焦虑情绪,在心理上获得安全感、满足感、归属感和舒适感。

肝硬化晚期易出现门静脉高压,使脾的回心血量在流入肝脏时受到阻碍,促使门静脉建立侧支循环,其中就包括食管胃底静脉曲张侧支循环。此种侧支循环极易破裂导致大出血,且往往起病急促,出血量大,病情凶险,出血死亡率甚至高达 40%~70%。食管胃底静脉曲张破裂出血患者易出现严重紧张、焦虑,甚至产生恐惧心理。负面情绪会加重出血,从而形成恶性循环。舒适护理干预通过了解患者不同需求及学习能力,制订针对性的护理策略,在改善环境、心理护理等各方面对患者进行改善,提高患者舒适程度,从而打破这种循环,缓解患者心理压力。

国内外研究表明,舒适护理能够推动优质护理服务的开展和深化,提升护理专业地位,能够提高护理质量及患者的满意度。其在一定程度上体现了人文精神,是马斯洛基本需要层次论的有效应用,丰富了整体护理的内涵,顺应了医学模式的转变。相对于国外,我国的舒适护理研究和应用有所欠缺,需要更多的护理研究者或临床工作者关注患者舒适护理,以推动护理发展。

五、榜样的力量

李桂美（女，1939—，第 34 届南丁格尔奖获得者）

主要事迹：李桂美，生于 1937 年，中共党员，青岛市第六人民医院原护士长，山东省首位国际护理界最高荣誉——南丁格尔奖章获得者。她创建了"李桂美护理小组"，收治艾滋病、狂犬病等重症传染患者，打造全院爱心王牌，并成立"李桂美志愿服务队"，播撒志愿精神。捐献奖金，设立"优秀护士基金"，激励年轻护士不断进取。先后被评为"全国先进工作者""全国三八红旗手"、全国模范护士等。李桂美几十年如一日以院为家，每年坚持 300 多个工作日，平均每天工作超过 13 个小时。为让同事回家过个团圆年，她曾连续 38 个除夕在病房里度过，为患者洗衣做饭，陪患者一起守候新年的钟声。曾收治照料 20 多位外籍患者，被称为"中国妈妈""国际母亲"；在传染病暴发时期，她曾创下带领 8 位护士收治 192 个患者的最高纪录。1993 年 6 月 16 日，李桂美被授予国际护理界最高荣誉"南丁格尔奖"。

滕丽萍　周　州

综合性能力训练　情景模拟案例(四)

能力提升目标
1. 能正确识别蛋白尿、水肿的症状。
2. 能根据蛋白尿、水肿的特点分析症状产生的原因。
3. 能熟练进行问诊。
4. 能正确进行有针对性的体格检查。
5. 能应用健康评估知识对病情变化进行综合分析。

一、思维训练准备

(一)模拟情景布置

肾病科病房,1名责任护士,1名34岁的新入院女性患者。责任护士需对该患者进行入院后的护理评估。

(二)各个场景中的用物、素材准备

听诊器、血压计、小毯子、洗手液、门诊病历、医嘱单、护理记录单、卷尺。

(三)角色准备

患者为标准化患者,责任护士负责问诊、护理体检。

二、思维训练内容

在不同的情景下,训练指导者提出问题,学生分成小组进行讨论、实操,然后由指导者进行点评。

(一)情景1训练

情景1

患者,女性,34岁。主诉:泡沫尿3月伴眼睑及下肢浮肿一周。

患者3月前发现尿中有泡沫,未引起重视,未到医院就诊。一周来发现眼睑及双下肢浮肿,并进行性加重伴乏力,到某医院门诊就诊,化验尿常规及肾功能后,拟诊为"肾病综合征",给予泼尼松、利尿剂等药物治疗,为进一步诊治收入院。发病以来,无尿频、尿急、尿痛,无发热、关节酸痛、口腔溃疡、面部或全身皮疹、骨骼疼痛等表现;精神、睡眠和饮食稍差,大便正常,体重增加约3 kg。既往否认高血压、心脏病、糖尿病和肝炎病史,无药物过敏史及外伤史。

标准化病人表述:"我从最开始发现小便有泡沫到现在,大概3个月了。一直也没管,但这周突然发现眼睛和腿都肿了,而且感觉干活越来越没劲儿。"

情景 1 问题

(1) 如何对患者进行问诊?

(2) 该患者主要症状是什么? 形成的原因是什么?

1. 问诊思维训练

(1) 问诊需要注意的三个步骤:第一步是开场白,在此步骤中,责任护士需要先自我介绍,简要说明问诊的内容和目的,并征得患者的配合。然后进行主体内容问诊,包括现病史和疾病相关的既往史、个人史和家族史等。最后,进行结束语,告知患者询问结束,后续如何处理。此外,需提醒患者若有异常情况可随时告知相关的医护人员。并对患者适当进行心理疏导,询问时注意转折语句。

(2) 本案例采用时间顺序对现病史进行问诊,在询问时应注重泡沫尿和水肿的原因分析。询问起病的原因,最初出现泡沫尿的时间,尿液的颜色、性状、量及频率,泡沫尿加重的时间及原因;水肿出现的时间,与泡沫尿的先后关系,水肿首发的部位及发展顺序、水肿的性质与程度,水肿部位的皮肤情况等。除了泡沫尿、水肿外,有无其他伴随症状,有无体重变化,有无因水肿而带来的活动与运动方面的影响等情况。对于该患者,护理人员尤其需关注患者的皮肤情况、每日液体出入量及饮食情况。在整个疾病发展过程中,还需询问诊治经过,患者服用的药物名称、剂量、效果以及停用的原因等。另外,需询问以往的病史和发作治疗情况,特别关注有无类似的情况发生。询问与发生肾病综合征有关的疾病史,如高血压、高血脂、糖尿病、系统性红斑狼疮、过敏性紫癜、肝炎等,以及是否服用具有肾功能损伤的药物或保健品等。

(3) 泡沫尿、水肿原因分析是本案例的难点,需引导学生回忆泡沫尿的常见病因。泡沫尿的本质即蛋白尿,注意区分不同程度蛋白尿所提示的疾病。回忆水肿的常见病因,不同病因水肿的临床特点,需注意肾炎性水肿和肾病性水肿的差异,提醒学生关注临床常见疾病引起水肿的特征性症状。

2. 主要症状分析思维训练 患者的主要症状是泡沫尿和水肿,引导学生分析症状产生的原因及病理生理基础,以更好地理解不同病因引起的蛋白尿及水肿的差别肾小球滤过膜因炎症、免疫、代谢等因素损伤后滤过膜孔径增大、断裂和(或)静电屏障作用减弱,血浆蛋白质特别是清蛋白滤出,超出近端肾小管重吸收能力而形成的蛋白尿。若肾小球损害较重,球蛋白及其他相对大分子质量蛋白滤出也可增加。大量清蛋白自尿中丢失、肝脏代偿性合成血浆蛋白不足、胃黏膜水肿致蛋白质摄入与吸收减少等因素导致低蛋白血症。低蛋白血症会导致血浆胶体渗透压下降,血液内液体进入组织间隙,产生水肿。肾灌注不足,激活肾—血管紧张素—醛固酮系统,抗利尿激素分泌增多,加重水钠潴留,加重水肿。以上即为本案例主要症状产生的可能机制,为肾小球性蛋白尿及肾源性水肿,因此水肿特点询问时应注意水肿起始部位、发展顺序及快慢程度、有无肾病的相关临床表现等。

(二)情景 2 训练

情景 2

    体格检查:

    T 36.5 ℃,P 92 次/分,R 20 次/分,Bp 110/65 mmHg。

    发育良好,营养中等,表情自若,自动体位,神志清楚,查体合作。皮肤黏膜未见出血点和黄染,全身浅表淋巴结无肿大。眼睑水肿,结膜无充血,巩膜无黄染,双侧瞳孔等大等圆,对光反射灵敏。胸廓无畸形,右下肺呼吸动度减弱、触诊语颤减弱、叩诊呈浊音、呼吸音稍低,左肺呼吸音清晰,双肺未闻及干湿啰音。心界无扩大,心率 92 次/分,律齐,各瓣膜区未闻及杂音。腹部呈蛙状,肝脾肋下未及,移动性浊音(+),胸部、腹部及四肢皮肤浮肿明显、呈凹陷性,下肢浮肿一直延及大腿,可触及双侧足背动脉。

    实验室检查:尿蛋白 5 g/L,24 h 尿蛋白定量 8.8 g;血生化:血浆白蛋白 14.6 g/L,甘油三酯 8.3 mmol/L,胆固醇 11.2 mmol/L,血肌酐 56 μmol/L,血尿素氮 7.3 mmol/L,血糖 5.3 mmol/L。IFANA(—),ENA(—),ds DNA(—),ANCA(—);HBsAg(—),HBsAb(—),HBcAb(—),HBeAg(—),HBeAb(—),HCV—Ab(—)。胸片:右下肺野出现外高内低密度增高影,提示右侧胸腔积液。

    B 超:大量腹腔积液;左侧肾脏 12.6 cm×6.6 cm,右侧 13.1 cm×5.4 cm,皮髓质分界清。

情景 2 问题

    (1)该患者体征和辅助检查有哪些阳性指标?说明什么问题?

    体格检查及辅助检查思维训练   体格检查时应注意水肿的性质、程度、分布情况的检查与分析。体格检查及辅助检查结果分析如下:

    (1)右下肺呼吸动度减弱、触诊语颤减弱、叩诊呈浊音、呼吸音稍低;胸片右下肺野出现外高内低密度增高影;提示右侧胸腔积液。

    (2)腹部呈蛙状,移动性浊音(+)和 B 超结果,显示大量腹腔积液。

    (3)胸部、腹部及四肢皮肤浮肿明显、呈凹陷性、下肢浮肿一直延及大腿,提示重度水肿。

    (4)尿蛋白 5 g/L,24 h 尿蛋白定量 8.8 g(>4 g),提示重度蛋白尿。血浆白蛋白 14.6 g/L(<35 g/L),提示低蛋白血症。甘油三酯 8.3 mmol/L(>2.26 mmol/L),胆固醇 11.2 mmol/L(>6.22 mmol/L),提示高脂血症。

    以上体征及辅助检查结果,进一步提示患者具有肾病综合征"三高一低"的典型临床表现,即水肿、蛋白尿、低蛋白血症、高脂血症。若要明确其病理类型,可行肾活检检查。

（三）情景 3 训练

情景 3

患者得知自己患有"肾病"后，情绪很是低落，而且对激素治疗很是抗拒，生怕自己的体型会发生很大的变化，害怕自己的丈夫会就此抛弃她，而且自己尚未生育，一切都使之悲观失望。

情景 3 问题

针对患者的心理变化，进行相关心理护理。

心理护理思维训练

本案例中，患者情绪低落、焦虑，对激素使用存在顾虑，抗拒使用激素治疗。护理人员应全面准确评估患者情况，实施个性化护理。首先，正确评估患者情况，包括不适症状、职业、文化、对患病的态度、对疾病的认识程度、家庭经济条件、社会支持系统等，在准确评估的基础上制订系统、有效的护理计划。运用良好的护理交流技巧，注意倾听患者的主诉，允许患者有适当的情绪宣泄，以防负面情绪暴发而影响身体健康。

其次，加强护患沟通，建立良好的护患关系，与患者建立良好的信任关系。积极主动与患者交谈，耐心倾听并解答患者提出的问题，经常给予鼓励和支持，使患者重新树立自信心，找到自我价值，以积极乐观的态度面对自己的疾病与健康状况。应用前向患者正确解释激素的副作用，应用后及时掌握患者服药后反应。告知患者应用激素治疗的重要性及必要性，用通俗易懂的语言向其讲解相关药理知识，消除患者顾虑，取得患者同意理解。如告知患者：激素治疗是目前医疗手段中常用的治疗方法。激素在体内由肾上腺皮质分泌，故称糖皮质激素，具有调节糖、脂肪和蛋白质的合成和代谢作用，还具有抑制免疫应答、抗炎、抗毒、抗休克、抗过敏的作用。激素的不良反应主要是因为长期大量使用和药量减少过快或突然停药引起，遵医嘱按时按量服药，及时复诊检查，一般停止药物后副作用带来的影响会逐渐消失。

最后，正确引导、鼓励患者使其坚定治疗信心，并且积极为患者提供社会支持。协助医生，帮助患者解除因副反应造成的躯体不适。对顽固拒绝治疗的患者在劝解无效后应请示医生。并且，努力取得家属的配合与家属合作，做好保护性医疗工作，同时应详尽地向家属介绍病情及治疗情况。并告知家属谈论话题不要常常集中在病情上，要以良好的情绪和积极的态度鼓励和支持患者，家庭成员要多理解患者。在患者情绪稳定、有条件的情况下，可给患者介绍病友或俱乐部，为患者提供更多社会支持。

三、护理思维训练

（一）护理诊断

1. 体液过多　与低蛋白血症致血浆胶体渗透压下降、水钠潴留等有关。

2. 焦虑　与本病的药物副作用、家庭支持不足有关。

3. 活动无耐力　与水肿引起的身体负荷增加有关。

4. 有皮肤完整性受损的危险　与皮肤水肿、低蛋白血症有关。

5. 有感染的危险　与机体抵抗力下降、应用激素和(或)免疫抑制剂有关。

6. 潜在并发症　感染、血栓及栓塞、急性肾损伤、心血管并发症

（二）护理措施

1. 一般护理　患者应卧床休息，以增加肾血流量和尿量、缓解水钠潴留。卧床休息时可抬高下肢，以增加静脉回流，减轻水肿。水肿减轻后，患者可起床活动，但应避免劳累。卧床时经常变换体位，用软垫支撑受压部位，预防水肿皮肤受挤压、摩擦或损伤。保持皮肤干燥、清洁。水肿部位皮肤变薄，嘱病人及家属勿过分用力洗擦，以避免皮肤破损后不易愈合。保持环境清洁，注意通风保暖，做好物品及空气的清洁消毒，减少探视人数。

2. 饮食护理　根据患者耐受能力和偏好，给予患者高热量、低脂、高维生素、低盐饮食。患者每天摄入的热量不应低于 135 kcal/(kg·d)，并补充多种维生素，多食用新鲜的蔬菜和水果。限制钠的摄入，予以少盐饮食，每天少于 3 g，避免进食腌制食品、罐头食品、啤酒、汽水、味精、豆腐干等含钠丰富的食物，并指导其使用醋和柠檬等增进食欲。同时限制水的摄入，重者应量出为入，每天液体摄入量不应超过前一天 24 h 尿量加 500 ml。少食用动物脂肪，食用富含不饱和脂肪酸的植物油和鱼油。不宜给予患者高蛋白饮食，应补充 0.8～1.0 g/(kg·d) 的优质蛋白食物，如牛奶、鸡蛋、鱼肉等，纠正贫血和低蛋白血症，以改善毛细血管通透性。此外应适当补充铁、钙等微量元素。

3. 用药护理　遵医嘱给予病人糖皮质激素或细胞毒性药物，观察用药疗效及不良反应。让病人及家属了解激素及细胞毒药物的治疗作用、用药方法、注意事项、副作用等，使患者及家人能积极配合治疗。使用激素时应嘱病人勿自行减量或停药，以免引起反跳的不良后果。长期使用利尿药时，应监测血清电解质和酸碱平衡情况，观察有无低钾血症、低钠血症、低氯性碱中毒。低钾血症可表现为肌无力、腹胀、恶心、呕吐以及心律失常。低钠血症可出现无力、恶心、肌痛性痉挛、嗜睡和意识淡漠。低氯性碱中毒表现为呼吸浅慢、手足抽搐、肌痉挛、烦躁。利尿过快可导致有效血容量不足，出现恶心、直立性低血压、口干、心悸等症状。此外，呋塞米等强效利尿药具有耳毒性，可引起耳鸣、眩晕以及听力丧失，应避免与链霉素等具有相同不良反应的氨基糖苷类抗生素同时使用。

4. 病情观察　观察生命体征，尤其是体温的变化，有无出现感染征象。注意血压变化，一旦血压下降、尿量减少时，应警惕循环衰竭或急性肾衰竭。记录 24 h 出入液量，密切监测尿量变化。观察身体各部位水肿的消长情况。查看皮肤有无红肿、破损和化脓等情况发生。观察胸腔积液、腹水变化情况以及有无心包积液。重视病人主诉，如有咯血、胸痛应考虑肺梗死，一侧肢体肿胀明显时应考虑该肢体有静脉血栓形成。定期给患者做血、尿检查。

5. 心理护理　对于出现过焦虑恐惧情绪的患者，加强观察，注重其心理以及行为变化。使患者和家属意识到良好心态有利于提高机体的抵抗力，增强适应能力，保持乐观心态，对疾病治疗充满信心。

（三）护理操作

常用注射法

【操作目的】

1. 皮内注射法 用于各种药物的过敏试验、预防接种、局部麻醉的起始步骤等。

2. 皮下注射法 用于预防接种、注入小剂量药物，且不宜口服而需在一定时间内发生药效时，也用于局部麻醉。

3. 肌内注射法 用于不能或不宜口服和静脉注射的药物，而要求比皮下注射更快发生疗效或者药量大的药物。

【评估】

1. 评估患者的病情，意识状况，三史（用药史、过敏史、家族史），患者的心理状态，合作程度，对给药计划的了解。

2. 评估患者注射部位皮肤及皮下组织的状况和肢体的活动能力。

3. 评估药物的质量、批号、有效期，注射用物的灭菌时间、质量。

4. 评估环境是否清洁、安静、明亮。

【准备】

1. 患者 了解注射的方法、注意事项及配合要点，取舒适体位并暴露注射部位。

2. 护士 衣帽整洁，修剪指甲，洗手，戴口罩。

3. 用物

(1) 治疗车上层：治疗盘内放注射器（皮内：1 ml 注射器；皮下：1 ml 注射器；肌内：2.5 ml 注射器）、药液、砂轮、弯盘、纱布、棉签、消毒液（络合碘、酒精）、治疗本、笔、注射卡，皮内做药物过敏试验需备 0.1‰盐酸肾上腺素和 2.5 ml 注射器。

(2) 治疗车下层：锐器盒、医疗垃圾桶、生活垃圾桶。

4. 环境 清洁、安静、光线适宜或有足够光照，必要时用屏风遮挡。

【护理操作】

1. 抽吸药液

(1) 根据医嘱选取药液并进行查对，检查注射器、针头。

(2) 吸药、排气、放妥、核对。

2. 核对患者及药物。

3. 协助患者取合适的体位，选择注射部位。

4. 消毒皮肤，待干（皮内用 75％乙醇消毒皮肤，皮下、肌内络合碘常规消毒）。

5. 二次核对，排尽空气。

6. 注射 一手固定注射皮肤，另一只手持注射器进针。

(1) 皮内注射：针头斜面向上，与皮肤呈 5°刺入皮内，平推；固定针栓，推药液 0.1 ml，形成皮丘；迅速拔针，勿按压针眼，20 min 后观察局部反应。

(2) 皮下注射：针头斜面向上，与皮肤呈 30°～40°快速将针梗的 1/3～2/3 刺入皮下；固定针栓，抽动活塞无回血；缓慢注射药液；注射毕，用无菌干棉签轻压针眼，迅速拔针，按压片刻，至不出血为止。

(3) 肌内注射：将针头迅速垂直 90°刺入针梗的 2/3 左右；固定针栓，抽动活塞无回血；缓慢注入药液，观察患者的反应；注射毕，用干棉签轻压针眼，快速拔针，按压片刻。

7. 查对药物。

8. 协助患者取舒适卧位,整理床单位。

9. 终末处理。

10. 洗手,记录。

【评价】

1. 严格执行无菌操作原则、注射原则以及查对制度。

2. 保证患者隐私,注意患者的保暖,无过度暴露。

3. 注射器型号选择合适,注射部位定位准确,注射剂量准确,正确掌握药液的注射速度。

4. 操作过程中做到无痛注射。紧张的患者,分散其注意力。注射时做到"两快一慢"即进针、拔针快,推药慢。注射刺激性较强的药物,选用细长针头,进针要深,且先注射刺激性较弱的药物。

【注意事项】

1. 严格执行查对制度和无菌操作原则。

2. 在为患者做药物过敏试验前,要准备好急救物品,以免发生意外。

3. 皮试前,仔细询问患者的药物过敏史、用药史、家族史。

4. 皮试不用碘酊、碘附消毒,进针角度以针尖斜面能全部进入皮内为宜,进针角度过大易将药液注入皮下,影响结果的观察和判断。拔出针头后嘱咐患者勿按揉,以免影响观察。

5. 药物过敏试验结果如为阳性反应,告知患者和家属不能再用该种药物,并记录在相应材料和系统上。

6. 对皮肤有刺激的药物,一般不做皮下注射。对长期皮下或肌内注射者,应建立轮流交替注射部位的计划,以免硬结发生,促进药物充分吸收。如长期注射部位有硬结时,可采取热敷、理疗等方法予以处理。

7. 对于过度消瘦或腹部皮下注射时,可捏起局部组织进针,适当减小穿刺角度,进针角度不宜超过 45°,以免刺入肌层。

8. 对 2 岁以下婴幼儿不宜选用臀大肌注射,因其臀大肌尚未发育好,注射时有损伤坐骨神经的危险,最好选择臀中肌和臀小肌注射。

9. 两种药物同时注射时,注意配伍禁忌。

10. 若针头折断,应先稳定患者情绪,并嘱患者保持原位不动,固定局部组织,以防断针移位,同时尽快用无菌血管钳夹住断端取出;如断端全部埋入肌肉,应速请外科医生处理。

四、知识拓展

延续性护理

1947 年,在美国联合委员会的一份研究报告中,最早提出了延续性护理的理念。报告中提出:当患者从医院或其他医疗机构转移到社区或家庭时,他们所接受的治疗和护理也应不间断地同步转移到社区或家庭。20 世纪 70 年代,随着医疗制度的革新,患者希望医护工作者能够在他们出院后继续提供持续的、协调的医疗服务,帮助他们完成疾病的后期康复。20 世纪 80 年代,随着疾病诊断治疗分类标准(DRG)的实施,患者的住院时间受到限制,越来越多的患者在疾病尚未完全痊愈时提前出院,转入社区或家庭继续治疗。出院后,由于患者自我护理能力低下,家属照护达不到预期目标等原因,许多患者会出现不同程度的病情恶化。随着出院患者对延续性护理的需求增加,在美国发展起来的一种新的护理模式——"Transitional Care",经过多年的理论与实践探索,国外形成了三个典型的延续护理模式:APN 延续性护理的质量—成本模式、护理主导的延续护理模式、以患者为中心居家医疗+延续护理模式。20 世纪 90 年代,"Transitional Care"这一模式引入我国后,香港将其翻译为"过渡期护理",内地则翻译为"延续性护理"。目前,大多数学者采用美国老年医学会(American Geriatrics Society)对延续性护理的定义:设计一系列的护理活动,以确保患者在不同健康照顾场所或不同层次健康照顾机构之间转移时,所接受的健康服务具有协调性和连续性。此定义中,患者的照顾场所不仅仅局限于医院,还包括了社区、家庭及其他长期护理机构。

2015 年美国以患者为中心的疗效研究所(The Patient-Centered Outcomes Research Institute,PCORI)赞助了 ACHIEVE 项目,目的是以医疗保险受益人为目标人群,通过循证方法,评估优化以患者为中心的延续性护理,来确定延续性护理的关键因素及护理内容。研究结果表明:患者用药管理、医务人员问责制度、护理的延续性、患者与照顾者的参与和教育,以及患者和照顾者的情感困扰都是延续性护理的关键要素。研究结果提倡:

① 在患者用药管理方面,提升医护人员识别高危病人的能力,使其能够预测患者常见延续性护理问题,并为患者规划解决方案。医护人员处理患者常见并存慢性病以及其他健康问题、社会支持问题,以预防住院后综合征的发生。在整个延续性护理过程中,将健康和社区服务与病人和照顾者的预期目标结合起来,制订以证据为基础的用药计划,尊重患者的选择权,为患者提供适当的健康信息和指导,丰富患者知识,增强患者信心。

② 在医务人员问责制度方面,要求医务人员全面、及时地履行各自职责。团队合作可以满足患者和照顾者的目标和偏好,以提供可靠的绩效改进参考。

③ 在保证护理延续性方面,对初级保健临床医生和专家、家庭护理或社区等服务进行跟踪,确保住院患者团队和社区医疗团队之间进行有效沟通,鼓励医疗团队成员与患者和照顾者建立信任、互惠和尊重的关系。

④ 在患者参与方面,要全面评估患者,以确定患者目标。在制订反映患者目标的护理计划时,要表现出对患者的尊重,将其作为合作伙伴。监测病人的目标实现进展,及时进行双向沟通,实现护理的连续性,并不断评估患者的参与程度。

⑤ 在照顾者参与方面,对照顾者进行全面评估,以确定照顾者人选,评估照顾者能力以及偏好。在制订反映照顾者目标的护理计划时,表现出对照顾者的尊重,将其作为合作伙伴。监测照顾者在实现照护目标方面的进展,并帮助患者满足其需求。及时进行双向沟通以保证护理的连续性,并不断评估照顾者的参与程度。

⑥ 在患者健康教育方面,评估和解决患者知识缺乏问题以及沟通交流问题。用准确、可行、易获取的方式向患者呈现健康信息,以确保患者能够理解健康信息的内容。

⑦ 在照顾者健康教育方面,让照顾者参与制订护理计划。尊重和重视照顾者对团队的贡献,提供适当的信息和培训,帮助照顾者获取知识和自信,并将照顾者与社区进行联系,以便其获得帮助。

⑧ 在改善患者和照顾者的情感困扰方面,认识到照顾者对照顾角色的共同担忧,包括担忧害怕伤害亲人等。促进早期识别和干预以解决情感困扰,选择并实施有效的策略,以帮助解决患者和照顾者的情感困扰。

"健康中国2030"中指出,"没有全民健康,就没有全民小康",将国民健康放置在前所未有的高度。《中国护理事业发展规划(2016—2020年)》指出:拓展护理服务领域,将加快社区护理发展和开展延续性护理服务作为主要任务。目前,全球发达国家及我国台湾、香港等地,对延续性护理极其重视,各医疗机构均建立了延续性护理服务中心。我国内陆各级医院也进行了不同程度的延续性护理建设,但由于各地医疗水平、政策体制、地理位置等多种因素差异,需要借鉴国际延续性护理模式,结合内地护理的实际情况,建设内陆特色的延续性护理模式。

五、榜样的力量

孙静霞(女,1914—2009,第35届南丁格尔奖)

主要事迹:1934年,孙静霞毕业于常州市真儒高级护士学校,后来在常州市武进医院任护士、护士长,因业绩显著,1938年出任常州市真儒高级护士学校校长兼武进医院护理部副主任(主任由美籍护士担任)。新中国成立后任常州市第一人民医院护理部主任。抗日战争期间,常州沦陷,日军占领了常州唯一的医院,孙静霞临危不惧,组织社会各阶层募捐;又亲自与日方交涉,要求把30名重危病人连床一起交给她带走,挽救了他们的生命。1948年,孙静霞赴美国爱姆丽医学院附属医院进行为期一年的护理专业学习,进修结束适逢新中国成立,美方极力挽留,但她和丈夫不为所动,一心一意想着报效祖国。1949年,他们乘坐了新中国成立后中美通航的第一艘轮船"戈登"号毅然回国。1992年比利时天主教鲁文大学在常州、沙市、洛阳联合举办"中国护士进修班",被特邀讲学,奔波于广州、常州、沙市、洛阳等地。她看到社会上老龄化问题严重,1993年组织一批已退休的医护工作者在常州口腔医院内创办了江苏省第一个"关怀病区"履行白衣战士的职责。由于她对护理事业的突出贡献,1995年获得了第35届南丁格尔奖,并受到江泽民同志的亲切接见。孙静霞同志一生都在践行着神圣的南丁格尔精神,正如南丁格尔用其一生诠释的那句:燃烧自己、照亮别人。2009年11月25日,孙静霞走完95年的人生路。但直到今天,她的精神仍然影响着常州第一人民院一代又一代的医护人员。

滕丽萍 孙郡

参考文献

[1] 陈永强. 导管相关性血流感染与中心静脉导管集束干预策略[J]. 中华护理杂志, 2009,44(10):889-891.

[2] Resar R, Pronovost P, Haraden C, et al. Using a bundle approach to improve ventilator care processes and reduce ventilator-associated pneumonia[J]. Joint Commission Journal on Quality and Patient Safety,2005,31(5):243-248.

[3] Winters B, Dorman T. Patient-safety and quality initiatives in the intensive-care unit[J]. Current Opinion in Anesthesiology,2006,19(2):140-145.

[4] Crocker C, Kinnear W. Weaning from ventilation:Does a care bundle approach work? [J]. Intensive and Critical Care Nursing,2008,24(3):180-186.

[5] 单君,朱健华,顾艳荭. 集束化护理理念及其临床应用的研究进展[J]. 护士进修杂志,2010,25(10):889-891.

[6] 陈雪华,郭剑虹,吴妙桓,等. 集束化护理在急性严重创伤患者中的应用研究[J]. 临床医学工程,2012,19(6):1000-1001.

[7] Watling G, Macdonnell S, Kasa S P B, et al. Combining care bundles:A potential hazard of sedation interruption and tight glucose control[J]. Anaesthesia,2010,61(10):1017-1018.

[8] O'Malley T A, Derr J F. Adopting care bundles and electronically transmitted quality measures[J]. Journal of AHIMA,2012,83(11):60-63.

[9] 郭延萍,陈建新. 护理干预对轻度认知功能损害老年患者认知功能的影响[J]. 中华护理杂志,2013,48(2):169-171.

[10] 韦可聪. 脑出血病因与部位关系的研究进展[J]. 当代医学,2016,22(4):11-12.

[11] 徐梅玉,梅映台,胡慧英,等. 综合护理干预对脑血管病康复的效果观察[J]. 护士进修杂志,2013,28(7):61-69.

[12] 王翠香,王桂香. 早期康复护理对脑出血患者术后神经功能恢复及生活质量的影响[J]. 中国现代医生,2015,53(5):151-153.

[13] 王凤芹. 对高血压脑出血患者进行健康教育及早期康复护理的效果观察[J]. 当代医药论丛,2014(9):91-92.

[14] 李沁. 认知干预和康复护理对高血压脑出血手术患者心理状态和生活质量的影响[J]. 中国煤炭工业医学杂志,2013,16(10):1739-1740.

[15] 曹述敏,陈德. 循证护理对高血压脑出血手术患者术后恢复的影响[J]. 实用临床医药杂志,2013,17(14):142-144.

[16] 刘庆,李永光. 血尿酸与急性脑梗死相关危险因素的临床研究[J]. 国际病理科学与临床杂志,2014,034(001):47-50.

[17] 张卫芳. 88 例高血压脑出血患者的康复护理模式研究[J]. 中国现代药物应用, 2011,7(24):212-213.

[18] 胡雁. 疼痛护理的循证实践[J]. 上海护理,2014,14(1):89-94.

[19] 刘俐,谢徐萍,李继平,等. 国内首次住院患者疼痛现状调查实施中的护理管理[J]. 中国疼痛医学杂志,2015,(8):630-632.

[20] Merboth M K, Barnason S. Managing pain:the fifth vital sign[J]. Nurs Clin North Am,2000,35(2):375-383.

[21] 赵继军,崔静. 护士在疼痛管理中的作用[J]. 中华护理杂志,2009(4):383-384.

[22] Kim Y S, Park J M, Moon Y S, et al. Assessment of pain in the elderly:A literature review[J]. National Medical Journal of India,2017,30(4):203-207.

[23] 黎晓艳,童莺歌,胡其英,等. 护士疼痛评估循证护理实践问卷的研制及信效度检验[J]. 护理学杂志,2018,33(6):46-48,51.

[24] 陈劼,张玉侠,顾莺,等. 3~12岁儿童术后疼痛评估的循证实践[J]. 护士进修杂志,2015,30(11):1020-1023.

[25] 黎晓艳,童莺歌,陈佳佳,等. 国外疼痛评估循证护理实践指南解读[J]. 护理学杂志,2017,32(16):14-17.

[26] 胡雁. 循证护理实践:护理学科发展的必然趋势[J]. 中国护理管理,2013,(1):3-5.

[27] Titler M G, Herr K, Brooks J M, et al. Translating research into practice intervention improves management of acute pain in older hip fracture patients[J]. Health Services Research,2010,44(1):264-287.

[28] Plauth M, et al. ESPEN Guidelines on parenteral nutrition:Hepatology[J]. Clin Nutr,2009. 28(4):436-444.

[29] Mitra, A and J Ahn, Liver. Disease in patients on total parenteral nutrition[J]. Clin Liver Dis,2017,21(4):687-695.

[30] Mitchell S E, et al. Care transitions from patient and caregiver perspectives[J]. Ann Fam Med,2018. 16(3):225-231.

[31] Mendes F R, et al. Continuity of care from the perspective of users[J]. Cien Saude Colet,2017. 22(3):841-853.

[32] Huitema A A, et al. The Spoke-Hub-and-Node model of integrated heart failure care[J]. Can J Cardiol,2018. 34(7):863-870.

[33] Howell K E, et al. Transition care continuity promotes long-term retention in adult care among young adults with sickle cell disease[J]. Pediatr Blood Cancer,2021,68(10):29209.

[34] Buchman A L. Total parenteral nutrition:Challenges and practice in the cirrhotic patient[J]. Transplant Proc,2006,38(6):1659-1663.

[35] 李梦瑶,王红春. 轴辐式物流网络研究综述[J]. 物流技术,2018. 37(09):1-5.

[36] 裴娇茹,方丽,蒋思琼. 小儿哮喘糖皮质激素雾化吸入治疗的家庭管理进展[J].上海护理,2017,17(4):75-78.

[37] 谢威洋,杨旭明. 一句话掌握临床心电图解读要点:"律和率,轴和肌,房室传导波段期"[J]. 实用心电学杂志,2016,25(6):433-436.

[38] 付敏,张艳伟. 冠状动脉粥样硬化性心脏病支架植入术后的护理[J]. 透析与人工器官,2021,32(1):45-47.